全国高职高专临床医学专业"十三五"规划教材

（供临床医学、预防医学、口腔医学专业用）

全科医学导论

主　　编　乔学斌　李济平

副主编　邓雪松　李云涛　周卫凤　方立亿

编　　者　（以姓氏笔画为序）

　　　　　方立亿（山东医学高等专科学校）

　　　　　邓　艳（安庆医药高等专科学校）

　　　　　邓雪松（重庆三峡医药高等专科学校）

　　　　　乔学斌（江苏医药职业学院）

　　　　　许　兰（江苏医药职业学院）

　　　　　李云涛（南京医科大学第二附属医院）

　　　　　李济平（安庆医药高等专科学校）

　　　　　宋文春（盐城市第三人民医院）

　　　　　范腾阳（遵义医学院）

　　　　　罗　群（南京市鼓楼区宝塔桥社区卫生服务中心）

　　　　　周卫凤（安徽医学高等专科学校）

编写秘书　史卫红（江苏医药职业学院）

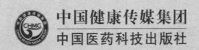

中国健康传媒集团

中国医药科技出版社

内 容 提 要

　　本教材为"全国高职高专临床医学专业'十三五'规划教材"之一,系根据本套教材总体编写指导思想和原则要求,结合临床医学专业培养目标和本课程教学目标、内容与任务要求编写而成。在广泛调研的基础上,本教材编写内容力求对接基层岗位需求、执业助理医师考试大纲要求和助理全科医生培养标准,同时跟踪国内外全科医学学科发展。本教材共十一章,全面介绍了全科医学的基本概念、基本理论及全科医疗服务的基本原则和国内外全科医学教育概况,以人为中心、以家庭为单位、以社区为范围、以问题为导向、以预防为先导的健康照顾,全科医疗健康档案的建立与管理,以及医学人文在全科医疗中的运用、慢性非传染性疾病管理、全科医疗的安全管理等内容,并从中精选出全科医学社区实训内容。各章节均通过案例分析法导入相关内容教学,力求培养学生全科医学临床诊疗思维,贯穿以人为中心的"生物-心理-社会"医学模式。章后设置"习题",书后附"参考文献",便于学生复习和深入学习。

　　本教材为书网融合教材,即纸质教材有机融合电子教材、教学配套资源(PPT、微课等)、题库系统、数字化教学服务(在线教学、在线作业、在线考试)。教学资源丰富多彩。本教材将更加精炼实用,更富有特色,亦必更符合基层全科医生培养需求。本教材主要供高职高专临床医学专业师生使用,也可作为预防医学、口腔医学专业及医药类其他专业参考教材。

图书在版编目(CIP)数据

　　全科医学导论/乔学斌,李济平主编 . —北京:中国医药科技出版社,2018.8

　　全国高职高专临床医学专业"十三五"规划教材

　　ISBN 978-7-5214-0107-3

　　Ⅰ.①全…　Ⅱ.①乔…　②李…　Ⅲ.①家庭医学-高等职业教育-教材　Ⅳ.①R4

　　中国版本图书馆 CIP 数据核字(2018)第 060691 号

美术编辑　陈君杞
版式设计　南博文化

出版　**中国健康传媒集团** | 中国医药科技出版社
地址　北京市海淀区文慧园北路甲 22 号
邮编　100082
电话　发行:010-62227427　邮购:010-62236938
网址　www.cmstp.com
规格　889×1194mm　1/16
印张　13¾
字数　292 千字
版次　2018 年 8 月第 1 版
印次　2022 年 7 月第 4 次印刷
印刷　北京市密东印刷有限公司
经销　全国各地新华书店
书号　ISBN 978-7-5214-0107-3
定价　**32.00 元**

获取新书信息、投稿、为图书纠错,请扫码联系我们。

数字化教材编委会

主　　编　乔学斌　李济平

副 主 编　史卫红　李云涛　周卫凤　方立亿

编　　者　（以姓氏笔画为序）

方立亿（山东医学高等专科学校）

史卫红（江苏医药职业学院）

邓　艳（安庆医药高等专科学校）

邓雪松（重庆三峡医药高等专科学校）

乔学斌（江苏医药职业学院）

许　兰（江苏医药职业学院）

李云涛（南京医科大学第二附属医院）

李济平（安庆医药高等专科学校）

宋文春（盐城市第三人民医院）

范腾阳（遵义医学院）

罗　群（南京市鼓楼区宝塔桥社区卫生服务中心）

周卫凤（安徽医学高等专科学校）

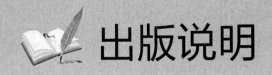

出版说明

为贯彻落实国务院办公厅《关于深化医教协同进一步推进医学教育改革与发展的意见》（〔2017〕63号）等有关文件精神，不断推动职业教育教学改革，推进信息技术与医学教育融合，加强医学人才培养，使职业教育切实对接岗位需求，教材内容与形式及呈现方式更加切合现代职业教育需求，适应"3+2"等多种临床医学专科教育人才培养模式改革要求，大力提升临床医学人才培养水平和教育教学质量，培养满足基层医疗卫生服务要求的临床医学专业人才，在教育部、国家卫生健康委员会、国家药品监督管理局的支持下，在本套教材建设指导委员会和评审委员会顾问、华中科技大学同济医学院文历阳教授，主任委员、厦门医学院王斌教授等专家的指导和顶层设计下，中国健康传媒集团·中国医药科技出版社组织全国80余所以高职高专院校及其附属医疗机构为主体的，近300名专家、教师历时近1年精心编撰了"全国高职高专临床医学专业'十三五'规划教材"，该套教材即将付梓出版。

本套教材包括高职高专临床医学专业理论课程主干教材共计20门，主要供全国高职高专临床医学专业教学使用，也可供预防医学、口腔医学等专业教学使用。

本套教材定位清晰、特色鲜明，主要体现在以下方面。

一、紧扣培养目标，满足培养基层医生需要

本套教材的编写，始终坚持"去学科、从目标"的指导思想，淡化学科意识，遵从高职高专临床医学专业培养目标要求，对接职业标准和岗位要求，培养从事基层医疗卫生服务工作（预防、保健、诊断、治疗、康复、健康管理）的高素质实用型医学专门人才，并适应"3+2"等多种临床医学专科教育人才培养模式改革要求。教材内容从理论知识的深度、广度和技术操作、技能训练等方面充分体现了上述要求，特色鲜明。

二、密切联系应用，强化培养岗位胜任能力

本套教材理论知识、方法、技术等与基层医疗卫生服务实际紧密联系，体现教材的先进性和适用性，满足"早临床、多临床、反复临床"的培养要求。教材正文中插入编写模块（课堂互动、案例讨论等），起到边读边想、边读边悟、边读边练，做到理论知识与基层医疗实践应用结合，为学生"早临床、多临床、

反复临床"创造学习条件，提升岗位胜任能力。

三、人文融合医学，注重培养人文关怀素养

本套教材公共基础课、医学基础课、临床专业课、人文社科课教材内容选择，面向基层（乡镇、村）、全科导向（全科医疗、全民健康），紧紧围绕基层医生岗位（基本医疗卫生服务、基本公共卫生服务）对知识、能力和素养的基本要求。在强化培养学生病情观察能力和应急处置能力的同时，注重学生职业素养的训练和养成，体现人文关怀。

四、对接考纲，满足医师资格考试要求

本套教材中，涉及执业助理医师资格考试相关课程教材的内容紧密对接执业助理医师资格考试大纲，并插入了执业助理医师资格考试"考点提示"，有助于学生复习考试，提升考试通过率。

五、书网融合，使教与学更便捷、更轻松

全套教材为书网融合教材，即纸质教材与数字教材、配套教学资源、题库系统、数字化教学服务有机融合。通过"一书一码"的强关联，为读者提供全免费增值服务。按教材封底的提示激活教材后，读者可通过 PC、手机阅读电子教材和配套课程资源（PPT、微课、视频、动画、图片、文本等），并可在线进行同步练习，实时反馈答案和解析。同时，读者也可以直接扫描书中二维码，阅读与教材内容关联的课程资源（"扫码学一学"，轻松学习 PPT 课件；"扫码看一看"，即刻浏览微课、视频等教学资源；"扫码练一练"，随时做题检测学习效果），从而丰富学习体验，使学习更便捷。教师可通过 PC 在线创建课程，与学生互动，开展在线课程内容定制、布置和批改作业、在线组织考试、讨论与答疑等教学活动；学生通过 PC、手机均可实现在线作业、在线考试，提升学习效率，使教与学更轻松。此外，平台尚有数据分析、教学诊断等功能，可为教学研究与管理提供技术和数据支撑。

编写出版本套高质量教材，得到了全国知名专家的精心指导和各有关院校领导与编者的大力支持，在此一并表示衷心感谢。出版发行本套教材，希望受到广大师生欢迎，并在教学中积极使用本套教材和提出宝贵意见，以便修订完善。让我们共同打造精品教材，为促进我国高职高专临床医学专业教育教学改革和人才培养做出积极贡献。

中国医药科技出版社

2018 年 5 月

全国高职高专临床医学专业"十三五"规划教材

建设指导委员会

刘圆月（益阳医学高等专科学校）

江秀娟（重庆三峡医药高等专科学校）

孙　静（漯河医学高等专科学校）

苏衍萍［山东第一医科大学（山东省医学科学院）］

杨林娴（楚雄医药高等专科学校）

杨留才（江苏医药职业学院）

杨智昉（上海健康医学院）

李士根（济宁医学院）

李济平（安庆医药高等专科学校）

张加林（楚雄医药高等专科学校）

张兴平（毕节医学高等专科学校）

张爱荣（安庆医药高等专科学校）

陈云华（长沙卫生职业学院）

罗红波（遵义医药高等专科学校）

周少林（江苏医药职业学院）

周鸿艳（厦门医学院）

庞　津（天津医学高等专科学校）

郝军燕（江苏医药职业学院）

秦红兵（江苏医药职业学院）

徐宛玲（漯河医学高等专科学校）

海宇修（曲靖医学高等专科学校）

黄　海（江苏医药职业学院）

崔明辰（漯河医学高等专科学校）

康红钰（漯河医学高等专科学校）

商战平［山东第一医科大学（山东省医学科学院）］

韩中保（江苏医药职业学院）

韩扣兰（江苏医药职业学院）

蔡晓霞（红河卫生职业学院）

全国高职高专临床医学专业"十三五"规划教材

评审委员会

顾　　　问　文历阳（华中科技大学同济医学院）

主 任 委 员　王　斌（厦门医学院）

副主任委员　（以姓氏笔画为序）

　　　　　　王福青（漯河医学高等专科学校）

　　　　　　刘　毅（益阳医学高等专科学校）

　　　　　　金连海（吉林医药学院）

　　　　　　胡旭琴（遵义医药高等专科学校）

　　　　　　胡忠亚（安庆医药高等专科学校）

委　　　员　（以姓氏笔画为序）

　　　　　　许有华（天津医学高等专科学校）

　　　　　　吴彩琴（许昌学院）

　　　　　　肖智勇（重庆三峡医药高等专科学校）

　　　　　　张亚铭（安徽省安庆市立医院）

　　　　　　潘雪梅（遵义医药高等专科学校）

本教材系根据教育部高职高专临床医学专业人才培养目标和教学标准，在开展科学调研基础上，借鉴同类教材建设经验，坚持"三基、五性、三特定"的原则精心组织编写而成。本教材的编写特色和改革思路着重体现在"新""实""精"三个方面。

一是力求体现教材内容新。本教材及时充实我国加强全科医学发展的新政策、新举措，跟踪国内外全科医学发展的新动态、新知识，体现出"三注重"。注重紧贴基层岗位要求，内容上新增全科医生的健康团队、家庭医生签约服务、慢性非传染性疾病管理与全科医疗的安全管理等；注重全科医疗中诊疗思维培养，各章内容通过临床案例分析导入，利用全科医学理论展开分析，加深对全科医学的理解，培养全科诊疗思维；注重强化医学人文精神培养，重视全科医疗中的医患沟通、医学伦理和法规问题，把医学人文与全科医疗实践紧密结合。

二是力求体现教材内容实。教材内容充分体现"三对接"，即紧密对接基层岗位任务需求、对接执业助理医师考试大纲要求、对接助理全科医师培养标准，力求体现教材内容与基层岗位匹配性、实用性和执业要求的一致性，强化全科医学基本理论、基本知识、基本技能，促进全科诊疗思维和医学人文素养培养。

三是力求体现教材内容精。教材紧贴基层全科医疗实际，精选出与基层全科医疗实践紧密结合的六方面主要临床实训内容。同时对于以往教材中通常出现的冗长的文字表述进行精减，重复的教学内容进行有效整合，所有的案例、知识链接和习题等均经过精选。

衷心感谢各位编者的辛勤劳动！特别感谢中华医学会全科医学分会副主任委员周亚夫教授、中国医师协会全科医生教育培训专家委员会副主任委员占伊扬教授、首批国家卫生计生委认定全科医师规范化培训基地主任季国忠教授和全科医师规范化培训社区基地副主任罗群副主任医师等专家在本教材编写、审定过程中给予的精心指导和大力支持！

由于编者的知识、能力所限，虽经努力，本教材仍有不够完善之处，有待完善提高。我们将虚心接受建议，为更好地做好基层全科人才培养和为从事基层全科医疗一线工作的同志们提供更多更好的服务而继续努力。

编　者

2018 年 3 月

第一章　绪论 ·· 1

第一节　全科医学概述 ·· 1

一、全科医学的定义及学科特点 ·· 1

二、全科医学服务的范畴 ·· 2

三、全科医学的基本原则 ·· 3

第二节　全科医学发展简史 ··· 4

一、全科医学的发展历程 ·· 4

二、全科医学在中国的发展 ·· 5

第三节　全科医学教育 ·· 7

一、国外全科医学教育概况 ·· 7

二、国内全科医学教育概况 ·· 9

第四节　全科医疗 ·· 10

一、全科医疗的定义 ·· 10

二、全科医疗的服务对象与内容 ··· 11

三、全科医疗与专科医疗的区别和联系 ·· 11

四、全科医疗与卫生保健系统 ·· 12

第五节　全科医生 ·· 13

一、全科医生的定义 ·· 13

二、全科医生的角色 ·· 13

三、全科医生应具备的素质 ·· 14

第二章　以人为中心的健康照顾 ··· 17

第一节　概述 ·· 17

一、以疾病为中心的照顾模式 ·· 18

二、以人为中心的照顾模式 ·· 18

第二节　以人为中心的照顾原则 ··· 19

一、关注患者的宏观和微观世界 ··· 19

二、进入患者的世界 ·· 19

三、全科医生的"患者"范畴 ··· 20

四、以人为中心的诊疗原则 ··· 21

第三节 全科医生的应诊任务 ·· 22

一、全科医生应诊中的主要任务 ··· 22

二、全科医疗的问诊方式 ··· 28

三、以患者为中心的接诊模式 ··· 28

第四节 全科医生的临床思维 ·· 29

一、全面收集临床资料 ··· 29

二、临床判断 ··· 32

第五节 全科医生的健康团队 ·· 35

一、全科医生的自我关怀 ··· 35

二、"医疗之家"与"疾病治疗团队" ··· 36

第三章 以家庭为单位的健康照顾 ·· 40

第一节 家庭的定义、结构与功能 ·· 40

一、家庭的定义 ·· 40

二、家庭的结构 ·· 40

三、家庭的功能 ·· 41

第二节 家庭与健康 ··· 42

一、家庭资源 ··· 42

二、家庭生活压力事件 ··· 43

三、家庭对健康的影响 ··· 43

四、家庭生活周期的健康照顾及重点 ··· 44

第三节 家庭评估 ··· 46

一、家庭评估的定义 ·· 46

二、家庭评估的内容 ·· 46

三、家庭评估的方法及其应用 ··· 47

第四章 以社区为范围的健康照顾 ·· 52

第一节 社区及社区健康问题 ··· 52

一、社区的定义及要素 ··· 52

二、社区影响健康的因素 ··· 54

第二节 社区诊断 ··· 59

一、社区诊断的定义 ·· 59

二、社区诊断的目的、意义及内容 ·· 60

第三节 社区诊断的步骤 ··· 61

一、社区诊断的工作流程 ··· 61

二、社区诊断的实际意义 ··· 66

三、社区诊断案例示例 ··· 67
第四节　以社区为定向的基层医疗 ······································· 68
一、以社区为定向的基层医疗的定义及基本要素 ······················ 68
二、以社区为定向的基层医疗的实施与发展等级 ······················ 69
三、全科医生在以社区为定向的基层医疗中的作用 ··················· 71

第五章　以问题为导向的健康照顾 ································· 74
第一节　概述 ··· 74
一、社区常见健康问题的种类和特点 ·································· 74
二、以问题为导向的个体健康照顾和群体健康照顾 ················ 78
三、实施以问题为导向的健康照顾的意义 ··························· 80
第二节　基于以问题为导向的健康照顾的哲学思考 ············ 81
一、疾病症状与疾病本质的含义及相互关系 ······················· 81
二、疾病症状与疾病本质在疾病诊断和治疗中的意义 ············· 82
第三节　常见健康问题的诊断策略和处理原则 ··················· 84
一、常见健康问题的诊断策略 ·· 84
二、以问题为导向的健康照顾的处理原则 ··························· 86
第四节　实施以问题为导向的健康照顾 ····························· 88
一、以问题为导向的健康照顾强调问题本质的发现 ················ 88
二、全科医生以问题为导向的健康照顾的技能 ······················ 88
三、全科医生在实施以问题为导向的健康照顾中的优势 ·········· 89

第六章　以预防为先导的健康照顾 ································· 92
第一节　概述 ··· 92
一、预防为主原则与四级预防的策略 ·································· 92
二、全科医生的预防医学观念 ·· 94
三、全科医生在预防服务中的优势 ···································· 95
第二节　社区居民疾病的预防与控制 ································· 96
一、社区卫生服务机构的疾病预防与控制 ··························· 96
二、健康教育与健康促进 ··· 97
三、社区居民的自我保健 ··· 104
第三节　临床预防服务 ··· 106
一、临床预防的定义 ··· 106
二、开展临床预防医学服务的意义 ···································· 106
三、临床预防服务实施的原则 ·· 107
四、临床预防的内容和方法 ··· 107

第七章　全科医疗健康档案的建立与管理 ···················· 112
第一节　概述 ··· 112

一、健康档案的基本定义与形式 112

二、建立健康档案的目的与意义 113

三、建立健康档案时应遵循的原则 114

第二节　城乡居民健康档案的内容 114

一、个人健康档案 115

二、家庭健康档案 124

第三节　社区居民健康档案的管理与应用 126

一、健康档案的建立过程 126

二、健康档案的归档与保管 127

三、健康档案的应用 129

第八章　慢性非传染性疾病的管理 132

第一节　呼吸系统常见慢性病管理 132

一、呼吸系统疾病概述 132

二、全科医生在呼吸系统疾病预防中的作用 133

三、全科医学中呼吸系统疾病诊治与管理 134

第二节　心脑血管疾病管理 139

一、常见心脑血管慢性疾病概述 139

二、全科医生在心脑血管系统疾病预防中的作用 139

三、全科医学中心脑血管系统疾病诊治与管理 141

第三节　糖尿病管理 146

一、糖尿病概述 146

二、全科医生在糖尿病预防中的作用 148

三、全科医学中糖尿病诊治与管理 150

第九章　医学人文在全科医学中的运用 155

第一节　全科医疗中的医患关系与人际沟通 155

一、医患关系及其基础 155

二、医患关系的作用及影响因素 156

三、沟通是建立良好医患关系的主要途径 157

第二节　全科医疗中的伦理学问题 160

一、医学伦理学的基本原则 160

二、全科医疗中常见的伦理学问题 163

第三节　全科医疗中的法律问题 166

一、卫生法律与法规 166

二、医疗事故及处理程序 167

三、社区卫生服务功能与全科医疗执业 171

第十章　全科医疗质量、资源及安全管理 174

第一节　概述 174

一、全科医疗质量的概念 ··· 174
二、全科医疗质量的特点 ··· 174
三、全科医疗质量的组成要素 ·· 175
第二节 全科医疗质量管理 ·· 176
一、全科医疗质量管理内容 ·· 176
二、全科医疗质量管理方法 ·· 178
三、全科医疗质量评价指标 ·· 180
第三节 全科医疗资源管理 ·· 181
一、全科医疗人力资源 ·· 181
二、全科医疗机构的药品管理 ·· 183
三、全科医疗的管理制度 ··· 183
第四节 全科医疗安全管理 ·· 183
一、全科医疗安全影响的主要因素 ·· 184
二、全科医疗安全的管理制度 ·· 184
三、全科医疗安全管理的具体措施 ·· 184

实训 ·· 187
实训一 全科医疗服务 ··· 187
项目一 全科医疗服务模式及服务内容 ··· 187
项目二 家庭医生签约式服务 ·· 188
实训二 全科医生应诊模式见习 ·· 189
实训三 家庭访视 ··· 190
项目一 家庭访视与家庭评估 ·· 190
项目二 产后访视 ··· 191
项目三 老年保健与家庭访视 ·· 193
实训四 社区健康教育 ··· 194
实训五 全科医疗健康档案的建立 ·· 195
项目一 个人和家庭健康档案的建立 ·· 195
项目二 SOAP 病历 ·· 197
实训六 社区高血压和糖尿病管理 ·· 198

参考答案 ·· 201

参考文献 ·· 202

第一章　绪　论

第一节　全科医学概述

全科医学（general medicine）起源于 18 世纪的欧美地区，正式建立于 20 世纪 60 年代的美国。它是在西方国家通科医生长期诊疗实践的基础上，结合了现代生物医学、行为科学、社会科学、心理学等学科的最新研究成果，来指导全科医生从事基层医疗卫生服务的知识和技能体系。经过 50 多年的发展，全科医学逐渐形成和完善了学科体系，在医疗保健中发挥越来越重要的作用。20 世纪 80 年代后期，全科医学的有关概念由世界全科医师/家庭医师学会引入我国，经过近 30 年的研究探索与实践，目前全科医学学科在我国卫生保健系统中的定位已经确立，从国务院、国家卫生计生委、教育部到各地方的卫生行政部门和教育部门，对全科医学的学科发展和人才队伍建设都在不断地给予相关的政策支持，高质量的全科医生队伍正在逐渐建立，基于以患者为中心的基层全科医疗服务逐渐得到认可和肯定，学科进入快速发展时期。本章将就全科医学的定义、全科医学学科的特点、全科医学发展的历史等内容进行介绍。

一、全科医学的定义及学科特点

（一）全科医学定义

全科医学又称家庭医学（family medicine），是一个面向个人、家庭与社区，整合临床医学、预防医学、康复医学以及人文社会学科相关内容于一体的综合性医学专业学科，其范围涵盖了各种年龄、性别、各个器官系统以及各类疾病，属于临床二级学科。其主旨是强调以人为中心、以家庭为单位、以社区为范围、以整体健康的维护与促进为方向的长期综合性、负责式照顾，并将个体与群体健康照顾融为一体。

全科医学学科体系建立的基础包括以下三个方面：一是通过长期的通科医疗实践积累起来的经验；二是从其他医学学科中整合而来的知识与技能；三是通过全科医学的专业研

究发展起来的属于自己独特的观念与态度、知识和技术。

（二）全科医学学科特点

全科医学学科内容丰富，涉及范围广，有自己独特的知识技能体系，主要体现在以下几个方面。

1. 服务内容 全科医学是一门综合性医学专业学科。它不仅涉及内、外、妇、儿等专科的服务内容，还涉及心理学、行为科学、预防医学、医学哲学等学科领域的服务内容。与其他临床专科明显不同的是，全科医学的学科范围宽而浅，在一定深度上横向发展，并根据服务对象的健康需求，将各门相关知识、技能有机地融合为一体，向患者提供综合性服务；而其他临床专科都是在一定的领域范围内不断地向纵深方向发展，向患者提供的服务范围较窄。

2. 服务模式 全科医学学科经过几十年的发展与完善，形成了自己非常独特的医学观、方法论以及系统的学科理论，在理解并解决人群和患者的健康问题上，提供以人为中心的健康照顾，填补了高度专科化的生物医学的不足，全科医学把医学看成一个整体，从生理、心理、社会等多方面将照顾对象作为一个不可分割的整体人的特性，对其健康问题实施综合性的全面服务，即全人照顾的模式。

3. 学科知识体系 从学科的知识体系上来看，全科医学是一门独立的临床二级学科，其知识体系包括总论和各论两个部分。总论部分主要介绍全科医学的观念、方法论和基本原则等。各论部分主要介绍社区中常见健康问题的诊断、处理与评价的方法和技术等。

全科医学学科的知识和技能体系在整合了各临床专科的知识技能的同时，还与社会医学、社区医学、行为科学、预防医学、流行病学、卫生统计学、医学伦理学、心理学、哲学及法学等学科知识有机结合，根据服务对象的需求，基于整体的医学观和系统性理论，以健康为中心，发展创造新的知识与技能，长期连续地向患者提供综合性服务。

4. 临床思维方式 从临床思维方式上看，与传统经验医学不同，全科医学是以现代医学的成果即系统论和整体论的方法来解释发生在患者身上的局部和整体变化，注重患者及其健康问题的背景和关系。它的哲学方法是具有科学基础的整体论，同时也注重将循证医学的研究结果应用于全科医生的诊疗实践，如全科医生在临床决策中，要求考虑循证依据。

综上所述，全科医学的特点可以概括为用系统论和整体论的方法来理解和解决患者的健康问题或疾病，重视患者健康问题发生、发展的背景资料的收集与应用；采取生物-心理-社会医学模式来具体地服务于患者；遵照以健康为中心、以人为本、以家庭为单位、以社区为范围，以预防为导向的学科理念、方法与技术服务于患者；服务内容以社区居民的需要与需求为导向，服务内容和知识技能朝着宽泛的方向发展，服务的提供讲究成本效益和成本效果；强调多学科知识技能的整合和多学科在照顾患者过程中的合作。

二、全科医学服务的范畴

（一）全科医学服务的对象

全科医学学科的特点，决定了其服务对象的范围与其他临床医学专科不同。全科医学服务的对象有以下三类。

1. 健康人 对健康的人进行全方位的健康维护和健康促进，通过一级预防服务实现健康人更健康、不生病的目标。

2. 有健康危险因素的人　根据人的年龄和性别特点、家族史、工作环境、生活经历、家庭生活周期所处的特定阶段等，对人的健康危险因素进行评估，并积极地通过有效的预防医学服务措施，降低危险因素，促进人的健康。

3. 患病的人　任何临床医学专业学科的医生都要针对特定的疾病对患者进行诊断、治疗和康复，全科医学学科也不例外，也要对患者进行有针对性的医疗处理、照顾和康复。但是，全科医学中患者的概念更加宽泛，服务中涉及的健康问题也更加宽泛。

（二）全科医学服务的疾病和健康问题

美国家庭医师协会（AAFP）对全科医学的定义为"全科医学的服务范围涵盖了所有年龄、性别、每一个器官系统的每一种疾病"。这就意味着，全科医学的学科知识和技能体系要能够解决人们常见的各种健康问题和疾病，包括生理、精神心理和影响健康的社会相关问题。基层医疗中全科医学服务中的健康问题和疾病是具有特殊性的，如①患者的健康问题涉及多个器官和系统；②患者的健康问题（易激惹、多汗、身心障碍相关的问题等）无法用"生理疾病"来定义；③需要提供长期的、连续性、综合性照顾的慢性病患者；④活动受限的老年患者和临终患者及有其他特别需要的患者等。全科医生在服务中，根据全科医学的理论和服务原则对相应的疾患进行处理，强调"以患者为中心"的多学科合作，通过转诊和会诊来完成对各类疾病和患者的照顾，满足患者的需求。

三、全科医学的基本原则

（一）基础医疗保健

全科医疗是以门诊为主体的第一线医疗照顾，即居民为其健康问题寻求卫生服务最先接触、最常利用的医疗保健部门的专业服务，也称为首诊服务。基层医疗是整个医疗保健系统的门户和基础，全科医生是这个门户的"守门人"。全科医疗能够以相对简单、低廉而有效的手段解决社区大部分居民的健康问题，并根据需要安排患者及时进入其他级别或类型的医疗机构享受医疗保健服务。

（二）人性化照顾

全科医疗将患者看作有个性有感情的人，重视人胜于重视病，重视伦理胜于病理，重视预防胜于治病；尊重人的权利和个性，维护服务对象的整个健康，视服务对象为重要的合作伙伴，从"整体人"的生活质量的角度全面考虑其生理、心理、社会需求并加以解决；以人格化的服务调动患者的主动性，使之积极参与健康维护和疾病控制的过程。

（三）综合性照顾

全科医疗不分性别和年龄，不分器官和科别，强调人是一个整体，人体的内部环境和外界环境相互关系，始终处于动态平衡的状态。因此全科医疗特别重视机体与环境的关系、生理与心理的关系，以及各个器官脏器的互相联系及影响，重视疾病的连带性和整体调适，以系统论和整体性方法为主导思想，对个人及家庭提供完整的医疗保健。

（四）持续性照顾

全科医疗对人的一生负起了全程的医疗照顾，它根据人的不同生命阶段剖析其生理和疾病的特点，进行前瞻性的预防和照顾，无论任何健康问题总是要追踪到底，不论是哪种疾病，通过不同的方式（转诊、住院、专科咨询等），要尽到全程负责，是一种从生到死的整个人生周期的陪伴性医疗照顾。

扫码"看一看"

（五）协调性照顾

全科医疗立足于社区，距离居民居住地点最近，就诊不受时间、地点和科别的限制，无论是躯体、心理还是人际关系的问题，都能得到便捷和周到的服务，并且必要时还可以动用社区资源为患者排忧解难，或转诊到专科或上一级医院。这些都是全科医疗的工作范围，不单是只解决疾病问题，全科医疗将其范围扩大到解决与疾病相关的一切困难，如经济、护理照顾等问题，充分显示了全科医疗面向大众的可及性和与各级各类机构共同协作式的医疗服务。

（六）可及性照顾

以门诊为主体和第一线医疗照顾，是可及的、方便的基层医疗照顾，即公众为其健康问题寻求卫生服务时最先接触、最先利用的医疗保健部门的专业服务，也称首诊服务，其特点为价格低廉且有效。

（七）个体-群体一体化的照顾

每个人的健康与疾病都与其社会背景、社区文化和家庭因素相关，因此世界卫生组织（WHO）指出，健康是从个人、家庭和社区开始的，全科医疗不仅要面向前来就诊的个体患者，还要考虑其背后的群体对象，即家庭、社区与个人之间的互动关系。

（八）以生物-心理-社会模式为诊治理论基础

全科医学所特有的整体论、系统论的思维方式突破了传统的专科医学对待疾病的狭窄的还原论方法，强调把患者看作社会和自然系统中的一部分，从身体、心理、社会等因素来观察、认识和处理健康问题。

（九）以预防为导向的团队合作性照顾

全科医疗注重并实施"生命周期保健"，根据服务对象生命周期的不同阶段中可能存在的危险因素和健康问题，提供一、二、三级预防。全科医生从事的预防工作多属于临床预防，即将预防保健作为日常医疗活动的重要组成部分，将每次与服务对象的接触视为提供预防保健的良机，为个体患者及其家庭随时随地提供个体化的预防服务。另外，全科医学及其团队向居民提供规范化的周期性健康检查。

第二节　全科医学发展简史

一、全科医学的发展历程

从世界医学发展的历史来看，全科医学是在近代通科医疗的基础上发展起来的，其发展历程大致包括三个阶段。

（一）通科医疗时代

全科医学是在通科医疗的基础上发展起来的。19世纪20年代以前，世界各国医疗是不分科的。在欧美，起源于18世纪的通科医疗（general practice，GP），是指受过一般的医学训练但不分科的基层医生所提供的医疗服务，这类基层医生称为通科医生（general practitioners，GPs）。当时正式执业的医师中约80%是通科医生，尽管当时医疗水平不高，但他们生活在社区居民之中，能解决患者及其家庭的一般健康问题，受到居民的尊敬，在社区享有很高的威望。一直到19世纪末，通科医生仍占据西方医学的主导地位。

扫码"看一看"

（二）通科医疗的衰落与医学专科化的兴起

19 世纪末，化学、物理学、生物学、解剖学、生理学及细菌学等基础学科的迅速发展，为医学教育建立在科学的基础之上奠定了基础。由于医学知识的迅速膨胀，医疗技术的系统化发展和药品种类的增多，医疗重点从社区转向医院，导致临床医疗实践的分化，专科医疗开始发展。从 19 世纪 70 年代起，美国建立医疗法规，医生业务水平的要求提高。且随着当时美国的医学教育发展较快，全美大约有 160 所医学院校。创建于 1890 年的 Johns Hopkins 医学院设立了 4 年制本科学位教育，在其附属医院里，按专科临床教学，并将教学、研究和临床实践相结合。1910 年，美国著名教育学家 Abraham Flexner 应美国医学会和卡耐基基金会的邀请，对约 100 所医学院校进行现状调查，并发表了一篇具有历史意义的考察报告——《加强生物医学教育》，高度肯定和热情推荐 Johns Hopkins 医学院的做法。该报告极力主张加强生物医学的研究和教学。由于这一报告的影响，从此各医学院校根据专科重新组织教学，通科医疗明显趋向于专科化，并逐渐影响到整个世界。推进了医院专科化和医学科研机构的发展过程，随着诊治手段的高科技化，更使专科医疗服务达到了空前的繁荣。20 世纪以来，特别是第二次世界大战后，科学技术的进步，促使医学迅猛发展，人们深信依靠高科技能解决人类的一切病痛。由此，造成了人们对医院和专科医生的崇拜，而社区中的通科医生受到冷落，通科医疗逐渐萎缩。到 20 世纪 40 年代末，仅有不到 20% 的医生在社区工作。

（三）通科医疗的复兴——全科医学产生

随着专科化的过度发展，其服务模式的内在缺陷也越来越引起人们的关注。而在通科医生队伍萎缩的同时，社会对通科医生的需求却在不断增长。当然，通科医生本身也没有停止对命运的抗争。1947 年，美国通科医疗学会（AAGP）成立，1971 年更名为美国家庭医师协会（AAFP）。学会关心和代表通科医生，提出了"家庭医学"和"家庭医生"两个专业术语，力求通过家庭医生提供的具有鲜明特征的一种新的医疗服务模式为医学界和民众所接受。

1969 年，美国成立了家庭医疗专科学会（ABFP），通常人们将其作为全科医学学科正式建立的标志。1972 年，世界家庭医生组织（WONCA）在澳大利亚墨尔本正式成立，学会热情为世界各国全科医生提供学术和信息交流的讲坛，发展全科医学学术组织。WONCA 以其出色的活动大大促进了全科医学在世界各地的发展。

二、全科医学在中国的发展

（一）全科医学在中国的发展历史

1. 全科医学的引入 全科医学的概念在 20 世纪 80 年代后期引入中国大陆地区。1986—1988 年，世界家庭医生组织的主要领导和一些来自欧美国家以及我国香港、台湾地区的全科/家庭医生陆续来我国大陆访问，介绍了全科医学/家庭医学。1989 年 11 月在北京召开了第一届国际全科医学学术会议，同年成立了北京全科医学会，在首都医科大学成立了国内首家全科医师培训中心，第二年加入了 WONCA 作为准会员。1993 年 11 月，中华医学会全科医学分会成立，并召开了第二届北京国际全科医学学术研讨会。至此，全科医学作为一个新型临床学科在我国正式建立。

20 世纪 90 年代初全国首届全科医学教育与服务现场研究会在浙江金华召开。此后，首批本科、专科、中专等层次的全科医生分别由首都医科大学、原浙江医科大学、金华卫校开始培养。1994 年，上海医科大学附属中山医院成立全科医学科。1995 年 8 月 10 日，中华医学会全科医学分会正式成为 WONCA 成员。1996 年首都医科大学成立了全科医学教研室。从 1993 年全科医学正式在我国建立至 1997 年以前，全科医学在我国的发展仅限于在局部地区的试点研究，尚未在全国广泛展开。从总体上来看，这一时期的全科医学仍处于概念传播和理论探讨阶段。

2. 全科医学的发展 当前，我国正值深化医药卫生体制改革的关键时期，全科医学面临着巨大的市场需求。我国的卫生事业正面临着人口老龄化的问题，老年病、慢性病日益增多，卫生资源的分布利用不合理，同时伴随着人们对卫生服务的要求越来越高，医疗费用的上涨与人类总体健康改善之间的成本效益矛盾日渐突出。2003 年严重急性呼吸综合征（SARS）、2004 年禽流感、2009 年甲型 H1N1 流感又给人们带来加强社区预防、提高人群健康意识的警示，这些都表明全科医学是医学模式发展的必然结果。世界卫生组织早已提出：居民 80% 以上的健康问题可以在基层解决，而最好的解决办法就是发展全科医学，培养合格的全科医生，切实有效地推进"分级诊疗"制度的落实。

2009 年通过医学界和基层医疗机构的努力，全科医学终于获得了政府相关部门的支持，一系列的政策和文件相继出台。2009 年 3 月 17 日通过的《中共中央国务院关于深化医药卫生体制改革的意见》提出，要通过发展全科医学解决老龄化社会带来的严峻的老年人口保健医护照顾问题。为此，国家相关部门联合印发了《以全科医生为重点的基层医疗卫生队伍建设规划》，明确到 2020 年，通过各种途径培养 30 万名全科医生，逐步形成一支数量适宜、质量较高、结构合理、适应基本医疗卫生制度需要的基层医疗队伍。

2011 年 7 月国务院公布了《国务院关于建立全科医生制度的指导意见》，到 2020 年，我国将初步建立起充满生机和活力的全科医生制度，基本实现城乡每万名居民有 2~3 名合格的全科医生，基本适应人民群众基本医疗卫生服务需求。

2017 年，国务院出台《关于改革完善全科医生培养与使用激励机制的意见》，提出全科医生培养的工作目标：到 2030 年，城乡每万名居民拥有 5 名合格的全科医生，全科医生队伍基本满足健康中国建设需求。

总之，全科医学的发展机遇是难得的、前景是良好的。在医改这个大变革时代，我国应加强全科医学学科建设，吸引一批高素质人才，解放思想，更新观念，抓住机遇，大胆探索，勇于实践，促进我国全科医学事业蓬勃发展。

（二）现代中国全科医学产生的基础

1. 人口的迅速增长和老龄化进程的加快 第二次世界大战后，社会稳定和生活水平提高，人群疾病发病率和死亡率大幅下降，世界人口数量迅速增加。人口过剩使生活空间过度拥挤，成为危害公众健康的重要问题。人口老龄化是当今世界的重大社会问题，老龄化一方面带来了老年人自身健康方面的问题，另一方面亦带来一些社会经济问题。因此，人口过多和老龄化必然影响到卫生服务的供需变化，加剧了卫生服务供需之间的矛盾。

2. 疾病谱和死因谱变化 20 世纪初，各国传染病、寄生虫病、呼吸系统及消化系统感染性疾病以及营养不良症等的发病率和死亡率很高。到 20 世纪中叶，由于社会的进步，生物医学防治手段的发展与公共卫生的普及，以及营养状态的普遍改善，传染病和营养不良症在疾病谱和死因谱上的顺位逐渐下降，并为慢性退行性疾病、不良生活方式及行为所致的慢性非传染性疾病所取代。

3. 医学模式的转变和健康概念的扩展　医学模式是在不同历史阶段和医学科学水平上，观察和处理医学问题的思想与方法，是对人类健康与疾病总体的特点和本质的概括，其核心是医学观。医学模式在不同的历史阶段是不一样的。在古代，从最初人类对于疾病只能乞求神灵的保佑，人类在与疾病的斗争中阴阳五行学说就是当时朴素医学观的代表。16 世纪以后医学获得迅速发展，人们从生物体系、生态学观点去认识和控制疾病，取得了巨大成功。然而 20 世纪 40 年代以后，疾病谱和死因谱发生了显著变化，单纯生物医学模式已不能适应这一变化，由此生物-心理-社会医学模式被提出，并为人们所接受。新医学模式的产生，对医疗服务模式也产生了很大的影响。

4. 卫生经济学压力和卫生改革的需要　首先是世界各国普遍存在卫生资源分布的不均衡，城市远远多于农村。这种不平衡，给区域卫生规划、医院实行分级医疗、卫生资源的合理配置和使用带来诸多问题。其次，是医疗卫生服务享用不合理。我国有相当一部分的贫困人口不能得到很好的医疗服务，而另一方面亦存在着过度使用医疗服务和严重浪费的问题。再次，是医药费用上升过快。医药费用的迅速增长使政府、单位和个人难以承受。医疗手段的高科技化、医疗的服务模式的过度专科化、不规范的药物营销和使用，是医疗费用猛涨的主要原因。这些卫生经济学方面的压力，都迫切需要深化改革，从卫生服务体系、服务模式等根本问题上寻求出路。

（三）以"健康为中心"的卫生方针推动中国全科医学的发展

推进健康中国建设，要坚持走中国特色卫生与健康发展道路。走好这条路，要坚持正确的卫生与健康工作方针。2016 年召开的全国卫生与健康大会上，提出新时期我国卫生与健康工作新方针：以基层为重点，以改革创新为动力，预防为主，中西医并重，将健康融入所有政策，人民共建共享。新时期我国卫生与健康工作新方针更加强调我国卫生和健康工作还必须坚持以基层为重点，不断提升基层卫生与健康工作质量，这必将要更加重视基层的全科医疗工作，必将推动我国的全科医学的发展。

第三节　全科医学教育

一、国外全科医学教育概况

全科医学教育培训体系在欧美国家已经存在了近 50 年。目前很多国家都建立了国家级的全科医师规范化培训项目，并有严格的全科医学人才标准与考核制度。

国外全科医学教育形式主要为三种，包括：医学本科生的全科医学教育、毕业后全科医学教育和全科医学继续教育。在不同国家和地区全科医学的培训项目的具体内容和方式并不完全一致，但主体框架基本相同，即项目包括了医院内科室轮转和全科医疗门诊实习两个主要部分。全科医学教育的总目标兼顾了医德、医术和医业三个方面，其特定教学目标则根据不同教育阶段而不同。

（一）医学本科生的全科医学教育

在美国、英国、加拿大、澳大利亚、新加坡和以色列等许多国家，几乎所有的医学院校都设有各种形式的全科医学教学部门，并在医学生中开设全科医学的相关课程。全科医

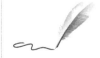

学的教学在医学院中的开展，带动了全科医学住院医师训练项目的进一步发展和实施，从而也使得进入社区执业的全科医生数量增加，促进了社区卫生服务和全科医疗服务的发展。

1. 教育的目标 医学本科生全科医学教育的目标，并不是培养一名合格的全科医生，而是尽量使所有的医学生都了解全科医学的基本理论、观念及其核心知识与技能；培养他们对全科医学的兴趣，希望他们毕业后能选择全科医学作为自己的终身职业。因此，即使医学生毕业后不选择进入全科医学住院医师培训项目，这一阶段的培训对他们仍然有益。

2. 培训时限 医学院校中开展全科医学教育的时限各国不等，一般 4~6 周，开设的形式各异。如澳大利亚将全科医学教育作为连续性的课程对本科生开设，学生在不同学期内可到城市全科医疗诊所见习、到农村医院了解常见健康问题的诊疗情况、在大学里听相关的理论课程等。

3. 培训内容与方式 医学生中开展的全科医学教育的内容各异，但多集中在全科医学的基本概念与基本理论、临床思维、医患关系与人际沟通技巧等。对医学生开展的全科医学教育的形式分为必修课程和选修课程，不同国家或地区开设的阶段不同，但多数国家放在临床实习阶段开设，教学的方式多选择在全科医疗诊所见习或实习，如此可以使学生实际体会到全科医学学科的真正内涵。

（二）全科医学住院医师培训

全科医学住院医师培训又称为全科医学的毕业后教育，有些国家又称为全科医学的专业培训，是指医学生完成高等院校的本科教育后，接受的全科医学专业培训。全科医学住院医师培训是全科医学教育的核心，也是全科医师培养的关键环节。在全科医学教育体系建设比较成熟的国家，都开展了此项培训。它多由大学的全科医学系负责组织实施。训练场所包括能够训练临床诊疗技能的大型综合性医院和能够训练全科医学诊疗思维和社区群体照顾的社区全科医诊疗所或医疗中心。

1. 培训的目标 全科医学住院医师训练的总目标，是通过培训造就出"德、才、能"三者兼备、具有较强的基层岗位胜任力的全科医生，以照顾患者及解决其家庭大部分的健康问题，满足社区居民的医疗保健需求。其具体目标包括：与应诊相关的各种知识、技能和态度；与服务的具体情境相关的目标，包括考虑个人的社区环境、医疗资源和服务体系的利用、医疗服务的成本效益原则等；与服务的组织相关的目标；与职业价值观和性质相关的目标，包括医学的态度、价值观和责任等；与全科医生业务发展相关的目标，包括终身学习能力、自我评价能力、参与适当的教学和研究、医学信息的批判性思维等。

2. 培训时限 各国不等，一般 3~5 年，其中美国、英国、澳大利亚均为 3 年，以色列为 4 年，加拿大则为 2 年。

3. 培训方式与内容

（1）培训方式 分为医院各科轮转，一般占总学时的 2/3；社区全科医疗诊所实习，一般在医院各科轮转后安排，也可与医院各科室轮转有所交叉，一般占总学时的 1/3；长期穿插性小组讨论或学习，它贯穿在整个住院医师训练项目的过程中，通常每周 1 或 2 个半天，地点多在社区诊所，主持学习的老师多以全科医生为主，并辅以其他学科的教师共同带教。

（2）培训的内容 主要包括诊疗各种疾病和健康问题的各种知识和技能；与诊疗健康

问题相关的人文社会科学知识和技能；全科医学学科特殊的服务态度与职业价值观；科学研究的技能；与个人职业生涯相关的能力培养，包括终身学习能力、自我评价能力、批判性思维能力等。

在全科医学住院医师训练项目的各阶段都有相应的目标和要求，学习结束、达到要求并通过专科学会考试者，方可获得毕业证书与全科专科医师学会会员资格。

（三）专科会员资格教育

全科医学住院医师培训结束后达到要求并通过专科学会考试者，可获得毕业证书与全科专科医师会员资格，方可开业行医。美国家庭医疗专科委员会（ABFM）规定：对于已获得家庭医学专科医生资格的家庭医生，要求每 6 年必须参加美国家庭医师委员会（ABFP）的专业资格再认定考试，通过后才能注册执业，以此督促全科医生终身学习，保持高水平的全科医疗服务。

（四）全科医生的继续教育

为促使全科医生始终能够担当得起照顾居民健康的责任，国外在全科医生资格再认定程序中对其参加继续教育项目有严格的科目规定和学分要求。如 ABFM 规定：对于已获得家庭医学专科医生资格的家庭医生，要求每 3 年必须修够 150 学分，方可参加资格认证考试。英国、澳大利亚、加拿大等国家的继续医学教育一般由全科医师学会负责组织实施，形式各异，包括一些单独为全科医生设立的全科医学继续医学教育项目，参加国际、国内的学术会议、各种专题讲座、研讨会、科研活动、住院医师带教、网上学习等。

在全科医生的住院医师培训中，行为科学、人文社会科学的内容大大超过了专科医生；流行病学观点与方法也得到突出的强调。某些特定专业，如老年医学、精神医学、急诊医学、临床营养学、运动医学、皮肤科学、康复医学和替代医学等，由于其在社区卫生服务中的重要作用，而成为广大全科医生热门的继续医学教育的备选科目。

（五）硕士学位教育

在美国、加拿大、新加坡、马来西亚等国家，已经开展了全科医学硕士学位教育。其教育目标多集中在培训学科骨干和全科医学的师资，提高科研能力。加拿大全科医学硕士的教育目标主要是培训师资和学科骨干，在项目结束时不要求所有的学生都做科研课题，项目中最多强调是教学能力和领导团队的能力。

二、国内全科医学教育概况

（一）医学院校在校生的全科医学教育

在高等医学院校医学专业中设立全科医学有关的必修课和选修课，使医学生了解全科医学思想、内容及全科医生的工作任务和方式，并为将来成为全科医师打好基础。

（二）全科医生规范化培训

高等院校医学生本科毕业后，经过规范化的全科医学培训，取得全科医师规范化培训合格证书，是住院医师培养的一种形式。这是适应我国卫生事业发展需求，为"强基层"培养合格的全科医生的有效举措。

（三）全科医生岗位培训

从事或即将从事社区卫生服务工作的执业医师，特别是长期在基层工作的医生，采取脱产或半脱产的方式进行全科医生岗位培训，经省（自治区、直辖市）统一组织考试合格，获得全科医师岗位培训合格证书。

（四）全科医生骨干培训

针对社区卫生服务机构中现从事医疗工作的注册执业医师，并同时具有大专及以上学历、主治医师及以上职称或五年及以上高年资医师，采取全脱产的集中培训方式、理论讲授与实践相结合的教学方法进行培训。培训时间共 8 个月，分三个阶段进行，其中理论培训 1 个月，临床科室轮转培训 6 个月，社区实践 1 个月。

（五）全科医生继续医学教育

对具有中级及以上专业技术职务的全科医生，按照原卫生部颁发的《关于发展全科医学教育的意见》中的有关规定，采取多种形式，开展以学习新知识、新理论、新方法和新技术为主要内容的继续医学教育。加强全科医生经常性和针对性、实用性强的继续医学教育；加强对全科医生继续医学教育的考核，将参加继续医学教育情况作为全科医生岗位聘用、技术职务晋升和执业资格再注册的重要因素。

（六）全科医学专业研究生教育

根据《国务院关于建立全科医生制度的指导意见》，中国将进一步加强临床医学研究生培养能力建设，逐步扩大全科方向的临床医学专业学位研究生招生规模。意见要求改革临床医学（全科方向）专业学位研究生教育。新招收的临床医学专业学位研究生（全科方向）要按照全科医生规范化培养的要求进行培养。要适应全科医生岗位需求，进一步加强临床医学研究生培养能力建设，逐步扩大全科方向的临床医学专业学位研究生招生规模。

第四节　全科医疗

一、全科医疗的定义

全科医疗是利用全科医学的思维和方法，为人群提供健康保健服务的一种方法或形式。美国家庭（全科）医师学会 1984 年的定义指出"全科医疗是整合生物医学、行为和社会科学的专科，其知识和技术的核心源自于传统的开业医师和以家庭为范畴的独特领域，而非以患者的年龄、性别或器官系统的疾病来分科"。

简单来说，全科医疗是以生物-心理-社会医学模式为指导，向个人、家庭、社区提供以家庭为单位，具有可及性、持续性、综合性、协调性，集防、治、保、康一体的基层医疗保健服务。

全科医疗有其独特的知识、技能和理念，强调以人为中心，将患者置于其家庭背景和社区环境之中，强调运用家庭力量、人际关系、咨询以及心理治疗等多方面的知识技能处理医疗问题。

全科医疗有其独特的问诊过程，通过有效的沟通使医生和患者逐渐建立起积极的医患关系，强调医患关系的建立与维护。

全科医疗的最大特点是强调对服务对象的"长期负责式照顾"，这种持续性的医疗服务意味着其关注中心是服务对象这个整体的人，而非仅仅是其所患的病，并对其长期健康负有管理责任。全科医生通过与服务对象建立某种契约关系，就应随时关注他们的身心健康，对服务对象的各种健康需求做出及时评价和反应。

二、全科医疗的服务对象与内容

（一）全科医疗的服务对象

全科医疗面向的是社区所有居民，不分年龄、性别、健康与否及疾病类型，理论上说，全科医生不能拒绝其责任范围内任何人的医疗服务要求。而实际工作中，社区的妇女、儿童、老人、残疾人与慢性病患者等常常是全科医疗的重点服务人群。

（二）服务内容

1995年世界卫生组织与世界家庭医生组织的一份合作文件指出："任何国家的医疗保健体制都应转为以基础保健为主。"全科医疗提供的服务是所有居民都需要的，能够解决大部分健康需求，包括以下内容。

（1）社区各种常见病、多发病的医疗及适宜的会诊和转诊。

（2）急、危、重患者的院前急救、转诊与出院后管理。

（3）社区健康人群与高危人群的健康管理，包括疾病预防、周期性健康检查与咨询。

（4）社区慢性病患者的系统管理。

（5）根据需要提供居家照顾及其他家庭服务。

（6）社区重点人群保健（包括老人、妇女、儿童、残疾人等）。

（7）人群与个人健康教育。

（8）提供基本的精神心理卫生服务（包括初步的心理咨询与治疗）。

（9）医疗与伤残的社区康复。

（10）计划生育技术指导。

（11）社区卫生服务信息系统的建立与管理。

（12）通过团队合作执行家庭护理、卫生防疫、社区初级卫生保健任务等。

三、全科医疗与专科医疗的区别和联系

全科医疗与专科医疗作为医疗卫生服务的两种模式，共同存在，互补互助，有着一定的区别与联系。

（一）全科医疗与专科医疗的区别

1. 服务宗旨与职责 专科医疗和全科医疗负责健康与疾病发展的不同阶段。全科医疗负责健康时期、疾病早期乃至经专科诊疗后无法治愈的各种病患的长期照顾，其宗旨关注的中心是人而不是病，无论其服务对象有无疾病或病患，全科医疗都要为其提供令人满意的照顾。专科医疗负责疾病形成以后一段时期的诊断，其宗旨是根据科学对人体生命与疾病本质的研究成果来认识与对抗疾病，并因此而承担深入研究病因、病理等微观机制的责任，其责任局限于医学科学认识与实践的范围。全科医生类似于"医学服务者"与"管理者"，其工作遵循"照顾"的模式，其责任既涉及医学科学，又涉及与这种服务相关的各个专业领域（包括医学以外的行为科学、社会学、人类学、伦理学、文学、艺术等）。全科医疗对于患者的管理责任是无止境的，只要患者信任并与医生签约，医生就应关照其健康问题而无论时间、地点；患者回家以后是否继续保持遵医行为，其家庭或社区环境是否有利于患者治疗与康复，仍应属于医生的管理范围。

2. 服务内容与方式 专科医疗处于卫生服务的金字塔的上部，处理的多为生物医学上的重病，往往需要动用昂贵的医疗资源，以解决少数人的疑难问题。其方式为各个不同专

科的高新技术。全科医疗处于卫生服务的金字塔底层，处理的多为常见健康问题，其利用最多的是社区和家庭的卫生资源，以低廉的成本维护大多数民众的健康，并干预各种无法被专科医疗治愈的慢性疾患及其导致的功能性问题。由于这些问题往往涉及服务对象的生活方式、社会角色与健康信念，其服务方式是通过团队合作进行"一体化"的全方位管理。在全科医疗服务团队中，患者应是医护人员得力的合作伙伴，是社区/家庭健康管理目标制定与实施的积极主体之一。

全科医疗与专科医疗的最大区别在于前者遵循"照顾"模式，服务对象固定，往往是医生找患者，以人为本。从生物、心理、社会三个层面照顾患者，涉及家庭和社区，需要协调健康保健工作的各个方面；后者沿用"科学"模式，治疗只关注系统、器官、细胞，医生只对疾病负责，无关患者家庭或社区。

（二）全科医疗与专科医疗的联系

1. 各司其职 全科医疗主要由基层医疗机构承担，通过以全科医生为核心的团队合作方式，建立和完善社区基础保健服务功能；综合性大医院提供的专科医疗服务着重于解决重病、疑难杂症，聚集大量高水平专科医生和先进医疗设施，致力于医学技术的高科技研究，两者分工不同，各司其职，有利于最大程度发挥医疗资源的利用效益，减少医疗浪费。

2. 紧密合作 一方面全科医生主要致力于解决社区居民的常见健康问题，对于重病、疑难杂症要及时会诊、转诊，协调患者获得必要的专科服务，两者相互合作，从宏观上保证了医疗服务的连贯性和完整性；另一方面，全科医生收集到的疾病早期信息有助于专科医生对疾病的深入研究，而专科医生提供的最新医学知识和医疗技术有助于提高全科医生医疗服务水平。

四、全科医疗与卫生保健系统

全科医疗的五大基本特征（可及性、持续性、综合性、协调性、以家庭为单位）与初级卫生保健的基本特点和基层医疗卫生事业的基本要求完全吻合。因此，全科医疗被世界卫生组织称为"最经济、最适宜"的医疗卫生保健服务模式。

（一）全科医疗在卫生保健体系中的地位与作用

各国实践经验与大量研究证实，以全科医疗为核心的基础保健与卫生系统绩效、成本、效果、质量呈正相关，对提高医疗卫生质量和改善患者健康结果有着明确的意义。世界家庭医生组织于2011年提出，全科医疗应当是人们最先接触的医疗保健系统，对居民的可及性是开放和无限制的；提供协调性服务并与其他专业人员合作，有效利用卫生资源；建立以人为中心的，适合个体、家庭和社区的医患关系；采用独特的问诊过程，通过有效沟通，与患者建立长期的医患关系；将连续性服务作为患者的一种健康需要，承担起为患者提供连续性服务的责任；同时管理患者所出现的急、慢性疾病；在未分化疾病的早期阶段处理患者的病痛；通过恰当有效的干预促进健康；对社区健康承担特定责任；根据患者的身体、心理-社会和文化等因素处理其健康问题。

（二）全科医疗与社区卫生服务

社区卫生服务是在国家相关机构的共同参与下，以社区卫生服务单位为主导，以全科医生为骨干，在社区层次上充分、合理使用社区资源和适宜技术，通过社区医疗与宣教结合，解决社区居民健康卫生问题的一种医疗服务形式，是全科医疗的主要表现形式，而对于社区卫生服务来说，全科医疗又是最适合的医疗模式。

第五节　全科医生

一、全科医生的定义

全科医生又称家庭医生，是毕业后经全科医学教育/全科医学住院医师培训合格后，在基层开展全科医疗卫生服务的临床医生。

全科医生能够为患者个体及其家庭成员以及社区居民提供优质、方便、经济有效、全方位的健康管理。其服务对象涵盖不同性别、年龄的人，其服务内容涉及生理、心理、社会各层面的健康问题；能在所有与健康相关的问题上，为每个服务对象当好健康代理人，被称为居民健康的"守门人"。

全科医生对于患者不仅是诊疗者，还是"管理者""协调者""咨询者"和"教育者"；其工作遵循"照顾"的模式，其责任既涉及医学科学，又涉及与这种服务相关的各个专业领域，其最高价值既有科学性，又顾及服务对象的满意度，即充分体现了医学的艺术性方面。

知识链接

2005 年，世界家庭医师组织欧洲工作组（WONCA Europe）将全科医生的核心能力定义为具有全科医学特征的全科医生专有的知识和技能，这种能力是全科医学住院医师所独有的、优异的、适合基层医生保健需求的和具有竞争优势的知识和技能。并且还将定义以图像化的形式绘成一棵 WONCA 树。WONCA 树的树根由 3 个基本要素组成：背景，代表全科医生所处的社区状况，包括文化背景、经济、医疗系统及规章条例；科学，代表以严谨和探究的精神行医，并不断进修和改善专业素质；态度，取决于全科医生的素养。

二、全科医生的角色

全科医生从事全科医疗过程中，作为基层医疗服务团队的核心力量，必须具备与社会需求相适应的良好素质，明确自己的角色及需要履行的任务。

（一）面对患者与家庭

1. 临床医生　全科医生首先是临床医生、医学专业人员，负责社区常见病、多发病的诊疗，在功能健全、分工合理的医疗保健体系中，全科医生是居民进入医疗系统的守门人，负责基层首诊，在双向转诊、急慢分治、上下联动中起好桥梁作用。

2. 健康教育者　利用各种机会和形式，对服务对象随时进行全面性、科学性、针对性的健康教育，并对教育效果进行评估。同时还承担对医学生、住院医生、护士等医务人员进行全科医学的教育与培训工作。

3. 健康咨询者　为社区居民提供健康与疾病的咨询服务，聆听与体会患者的感受，通过有技巧的沟通与服务对象建立信任关系，对各种有关问题提供详细的解释和资料，指导服务对象进行自我保健。

4. 健康维护者　全科医生要负责居民健康的全面维护，促进健康生活方式的形成；对重点人群定期开展健康体检，早期发现并干预健康危险因素，维护服务对象的利益。

5. 卫生服务协调者　由于全科医生是居民进入医疗系统的守门人和桥梁，自然有责任根据对象的不同需要，提供或安排适当的医疗卫生资源，动员包括家庭、社区及各有关医疗保健的资源，以便更好地服务于患者或家庭。

（二）面对医疗保健与保险部门

1. 团队管理者　作为基础医疗卫生服务团队的核心人物，在日常医疗保健工作中管理好人、财、物，协调好医护、医患关系，以及与社区社会各方面的关系；组织团队成员的业务发展、审计和继续教育活动，保证服务质量和学术水平。

2. 守门人　全科医生是医疗卫生资源的"守门人"，要严格依据有关规章制度和公正原则、成本-效益原则从事医疗卫生活动，把守卫生资源和医疗保险"门户"，帮助患者获得医疗卫生资源的同时，协调卫生资源的合理使用。

（三）面对社会

全科医生作为社区健康维护的领袖人物，组织各项健康促进活动，与社区和家庭建立亲密无间的人际关系，推动健康的社区环境与家庭环境的建立和维护。动员和组织社区各方面积极因素，协助建立与管理社区健康网络，利用各种场合做好健康促进、疾病预防和全面健康管理工作；建立与管理社区健康信息网络，运用各类形式的健康档案资料协助做好疾病监测和卫生统计工作。

三、全科医生应具备的素质

全科医生需要对社区和家庭中各类服务对象的基本卫生服务需求有全面而透彻的研究与把握，注意其个性、家庭、生活方式和社会环境，从宽广的背景上考察健康和疾病及其相互关系，在社区条件下做出适当的评价和干预。为此，全科医生必须对服务对象的卫生服务需求和各门相关学科的发展保持高度的敏感性与开放性，从而能全方位汲取营养，在理论与实践的结合中不断完善自身。这要求全科医生具有较高的个人素质，主要包括以下四个方面。

（一）浓厚的人文情怀

全科医疗是以人为本的照顾，全科医生必须对患者有高度的同情心和责任感。"救死扶伤，实行革命人道主义"和"全心全意为人民服务"是广大医务工作者的医德规范基本要求。

（二）出色的业务能力

全科医生应具有把服务对象作为一个整体人看待和服务的意识，既善于处理暂时性的健康问题，又能对慢性病患者、高危人群与健康人提供持续的医疗保健服务，医学各学科中的基本专业知识和基本技能对于胜任全科医疗工作都是不可缺少的。

（三）良好的管理能力

全科医生工作涉及患者、家庭与社区健康管理，以及社区卫生服务团队管理等。因此，全科医生必须具有一个强者的自信心、自控力和决断力，敢于独立承担责任，并善于控制局面。在集体环境中具有协调意识，合作精神和足够的灵活性、包容性，从而成为团队的核心，与各方面保持和谐的人际关系。

（四）执着的科学精神

必须严谨、敏锐、孜孜不倦地对待业务工作，抓紧任何继续医学教育的机会。能运用循证医学方法，批判性地评价新知识和信息，并将其结合于日常服务实践中，善于通过自学质量保证活动、学习评价自身技能与行为等，不断获得自我发展。

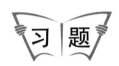
本章小结

全科医学又称家庭医学，是一个面向个人、家庭与社区，整合临床医学、预防医学、康复医学以及人文社会学科相关内容于一体的综合性医学专业学科，为临床二级学科。我们在本章中应重点在理解全科医学基本原则的基础上，明确全科医生是通过全科医学教育培训，能利用全科医学的思维和方法，为人群提供健康保健服务的全科医疗的主体，全科医疗与专科医疗间有区别也有联系，各司其职、紧密合作。

重点提示：全科医疗的概念；全科医疗的服务模式、基本特征和原则；全科医疗与专科医疗的区别与联系；全科医生的概念。

习 题

一、选择题

【A1/A2 型题】

1. 中华医学会全科医学分会成立于

    A. 1992 年   B. 1993 年   C. 1994 年   D. 1995 年   E. 1996 年

2. 全科医学是第一线医疗照顾，是以

    A. 门诊为主体   B. 上门服务为主体

    C. 病房为主体   D. 流动性服务为主体

    E. 预防服务为主体

3. 下列哪项不是人性化照顾的基本内容

    A. 从"整体人"生活质量的角度全面考虑服务对象需求

    B. 熟悉服务对象的生活、工作和社会背景

    C. 只按常规的诊断和治疗标准提供服务

    D. 了解服务对象的个性类型

    E. 调动服务对象的积极性使之积极参与健康维护

4. 全科医学"持续性照顾"体现在

    A. 全科医生对社区中所有人的生老病死负有全部责任

    B. 全科医生在患者生病的过程中均陪伴在患者床边

    C. 对患者的所有健康问题都要由全科医生亲手处理

    D. 对人生各阶段以及从健康到疾病的各阶段都负有健康管理责任

    E. 如果全科医生调动工作，就应该将自己的患者带走

5. 关于全科医疗和专科医疗的区别和联系，描述不正确的是

    A. 服从管理   B. 互补互利

C. "接力棒"式服务　　　　D. 双向转诊

E. 各司其职

6. 全科医疗的服务对象包括

A. 患者　　　　　　　　　B. 患者和亚健康人群

C. 亚健康和健康人群　　　D. 健康人群

E. 患者、亚健康和健康人群

7. 社区卫生服务中的基本医疗的理想形式是

A. 急诊医疗　B. 全科医疗　C. 内科服务　D. 儿科服务　E. 外科服务

8. 全科医生的素质要求为

A. 强烈的人文情感　　　　B. 娴熟的业务技能

C. 出色的管理能力　　　　D. 执着的科学精神

E. 以上都对

二、思考题

1. 全科医学的基本原则有哪些？

2. 全科医疗与专科医疗有哪些区别与联系？

3. 全科医生有哪些角色？

扫码"练一练"

（李济平　邓　艳）

第二章　以人为中心的健康照顾

第一节　概　述

案例讨论

[案例] 患者，男，52岁，工人。高血压史10余年，服用2种降压药物，但服药不规律，血压控制在150/90mmHg左右。吸烟20支/天。近1年来出现过数次胸闷、心前区不适，至大医院门诊和急症就诊。心电图提示ST段压低，T波倒置，提示心肌缺血。超声心动图提示左室壁增厚。

专科医生：诊断为冠心病，予以硝酸甘油、阿司匹林和丹参治疗，一直规律服药。近半年来胸闷发作次数增多，血压也上升至160/95mmHg左右。心脏专科医师建议患者住院行冠状动脉造影，判断是否需要放置支架，并增加1种降压药物。

全科医生：详细询问患者胸闷和血压控制情况，同时还询问了患者的工作、家庭和睡眠等情况。了解到患者性格内向，近半年来出现睡眠差，担心、焦虑。全科医生鼓励患者倾诉他所担心的事情，给予患者以心理疏导，主要让患者倾诉其内心感受，给予支持、鼓励，劝其戒烟，给予适当的缓解焦虑的药物，同时让患者做到坚持规律服药。数周后，经过上述治疗患者血压降至正常，睡眠改善，焦虑情绪缓解，胸痛发作次数明显减少。

[讨论]

1. 请评价专科医生和全科医生服务模式的区别。

2. 结合案例阐述以人为中心的健康照顾模式的特点。

一、以疾病为中心的照顾模式

疾病和患者是两个完全不同而又密切相关的概念，是医生职责的两个中心范畴，患者不仅仅是疾病的载体，患者除了有疾病的生物学特征外，还具有人的社会学特征，因此疾病和患者在医生的心目中具有不同的分量。纵观医学发展历史发现，医生对患者（或健康人）的照顾存在着两种不同的模式，即以疾病为中心的照顾模式和以人为中心的照顾模式。

医学发展的早期，由于缺乏有效的治疗手段，医生（治疗者）更关注患者的感受与背景，东西方国家都是如此。"以疾病为中心的照顾模式"是近代生物医学模式的产物，在医学历史上曾占据过主导地位。这种照顾模式着重于认识和分析特定疾病的病理问题及病理生理学过程，着重于以疾病为中心来解释患者的健康问题，并且依赖高度技术化的诊断和治疗手段去处理患者生理上的症状和体征，而对患者心理、社会功能及情感需要方面的问题关注不够，忽略了患者的心理和社会方面的需求，是1种典型的"只见疾病，不见患者"的不完善的照顾模式。

以疾病为中心的照顾模式在历史上也曾起到过重要的积极作用，这种模式接受生物医学模式指导，以处理疾病症状和体征为主，照顾目的比较单纯；处理疾病问题时采用的主导方法是基于科学还原论的高新技术方法；疾病的处理结果可得到有效科学方法的确认；高度技术化的诊疗手段可使许多急、危重症得到有效救治。

但随着医学模式的转变，人们也发现以疾病为中心的照顾模式存在一些重要缺陷。首先，这种模式只注重疾病，忽略了健康照顾的整体性，对患者的健康照顾，只局限于处理生理症状和体征，忽略了心理和社会功能方面问题的处理，难以满足患者的需求；其次，这种对疾病的热衷和对患者的冷漠，致使医患关系疏远，患者依从性降低；再次，在这种模式中，医师的思维局限于生理疾病，强调症状、体征和实验室检查的客观意义，而忽略了患者的人格、个人经历、经济情况、家庭和社会支持等因素，这种局限封闭的思维方式必然导致促进健康的干预措施达不到应有的效果。另外，以疾病为中心的照顾模式也忽略了对健康人群、亚健康人群的照顾。

二、以人为中心的照顾模式

以人为中心的健康照顾模式20世纪50年代末在西方国家出现，60年代基本完善。随着社会的发展，人们需要一种人性化的、能使人的健康得到全面照顾的医学模式——以人为中心的照顾模式，亦称为以人为本的健康照顾。

以人为中心的照顾模式是在生物-心理-社会医学模式的指导下发展起来的，是一种重视人胜于重视疾病的健康照顾模式，它从生理、心理和社会三方面去完整地认识和处理人的健康问题，它将人看作一个既具有生物属性又具有社会属性的"完整的整体人"，它将患者看作有个性、有情感的人，而不仅仅是疾病的载体，这种以人为中心的照顾模式，其照顾目的不仅是为了要寻找出有病的器官，更重要的是维护服务对象的生理、心理和社会三方面的整体健康，并满足患者生理、心理和社会三方面的需求。为实现这一目的，医生必须具备整体思维，全面考虑其生理、心理和社会需求并加以解决，必须将服务对象视为重要的合作伙伴，以人格化、高度情感化的服务调动患者的主动性，使之积极参与其自身健康维护和疾病控制的过程，从而达到良好的服务效果。

第二节 以人为中心的照顾原则

全科医学的健康照顾模式是"以人为中心的照顾"。"以人为中心的照顾"是生物-心理-社会医学模式的要求，也是人们健康需求不断增长的必然结果。

一、关注患者的宏观和微观世界

生物-心理-社会医学模式认为人的生命通过与周围环境（宏观世界）的相互作用和系统内部（微观世界）的调控能力来维持健康状态。宏观世界包括了人与家庭、社区、文化、社会、国家和生态环境之间的关系，属于心理学、社会学、经济学、伦理学和人类学的范畴，是复杂的、难以量化的世界。微观世界包括了人与其机体的系统、器官、组织、细胞和生物的大分子的关系，是属于生命科学的范畴，常常可以精确量化。所以，医学除了关注疾病这一生命科学领域所研究的微观世界，还要关注人文社会科学等领域所研究的人的宏观世界（图2-1）。

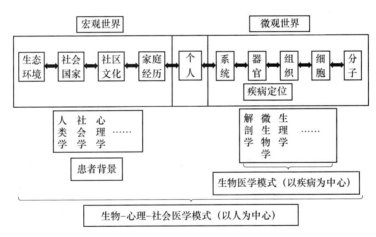

图 2-1 患者的宏观世界和微观世界

二、进入患者的世界

生物医学模式是建立在生物科学基础上，反映病因、宿主和自然环境变化规律的医学观和方法论。在这种医学模式下，医生以是否有生物医学的疾病来评价与患者有关的健康问题以及问题是否严重。而生物-心理-社会医学模式是以人的整体健康为最终目标，疾病是患者的一部分而并非全部，患者的需求和期望与疾病同等重要。全科医生在向患者提供以人为中心的健康照顾时就需要进入患者的世界，了解患者的宏观和微观世界，同时了解患者的个性。首先，患者是一个身心统一的整体，是具有生理功能和心理活动的生物体，其精神和躯体是不可分割的，是生命活动中相互依赖、相互影响的两个方面，共同调节着机体的健康。因此，全科医生不仅需要了解患者的病理生理过程，还需要了解患者的心理过程。其次，具有独特个性的患者还有完整的社会背景，这些将对人的健康产生影响。因此，不了解患者的个性、背景和关系就不可能完整地认识患者，也就无法全面了解和理解患者的健康问题,更不用说解决这些问题了。全科医生要了解患者所患的疾病,更要了解所患疾病的患者。进入患者的世界,了解患者的个性,是以人为中心的健康照顾的基础。从本章案例中我们可以发现,专科医生以疾病为中心和以医生为中心的态度,漠视了患者的需求和期望而导致医疗活动的失败。而全科医生采取以患者为中心的态度,通过对话与交流,了解患者的背景,进入患者的内心世界,发挥其主观能动性,从而达到促进健康、提高生命质量的目的。

在这一过程中,全科医生不是作为一个旁观者或指挥者,而是作为与患者处于平等地位的医患互动整体的一部分而发挥自身的作用,是维护人的整体健康和提高人的生命质量的艺术家。

三、全科医生的"患者"范畴

英语中与生病有关的词汇,最常用的是 disease、illness、sickness。现代医学心理学、医学社会学等学科通过与人类生病有关情况的研究,将这三个词汇区分开来。

"disease"译为"疾病",为医学术语,指可以通过体格检查、实验室检查或其他特殊检查判明的人体生物学上的异常情况。

"illness"译为"病患",即有病的感觉,指一个人的自我感觉和判断,他有不适的感觉,可能同时存在疾病,也可能仅仅是心理与社会方面的失调。

"sickness"译为"患病",是指一个人的一种社会状态,即他人(社会)知道此人处于不健康状态。本人可能有病,也可能是装病。

一个人可能有明显的病患,如胸闷、心悸,但却查不出是什么疾病。他如果因此告诉别人,就被认为是"患病"了,被别人视为患者。如一个人有严重的疾病,如肺癌,但在早期,并没有不适,即无"病患",因而未就医,别人也不知情,因此别人不知道他患病,一旦病情进展,出现症状(病患)而就医,确诊为肺癌(疾病),那么他就患病了。所以,这三种情况可以单独存在、同时存在或交替存在。

"以疾病为中心"的模式充分强调了 disease(疾病)的地位,却不重视 illness(病患)和 sickness(患病)这两种情况。而"以患者为中心"(或以人为本)的模式,则强调要对三者同等对待。全科医生应具备三种眼光:用显微镜检查患者身体器官上可能存在的病灶;用肉眼审视面前的患者,了解其患病的体验;还要用望远镜观察患者的身后,了解其社会情境(背景)情况。这样,就把医生的全方位或立体性思维方式表达出来了,并将这种思维模式与患者的多种需求联系在一起(图 2-2)。

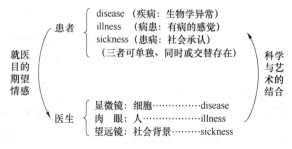

图 2-2 患者的三种需求和医生的三种眼光

四、以人为中心的诊疗原则

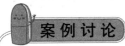

（续）

[**案例**] 全科医生在与王先生的谈话中发现他所在的企业效益不好，面临倒闭，儿子正在读书，妻子是一个下岗工人，还有一个卧病在床的母亲需要他来赡养照顾。他的经济压力很大。他知道高血压应该长期用药，但以往专科医生开的药多数价格比较贵，血压一旦降下来，他就把药停了。医生还发现了他有高盐饮食的问题。这次就诊原因是他在听说高血压有诸如脑卒中、心脏病等并发症的发生后思想负担很重，很想把血压控制住。

该全科医生获得了上述信息并做了体格检查后，做了以下几件事。

1. 表示理解王先生的处境，并表示愿意尽力帮助他和他的家人。给予患者以心理疏导，主要让患者倾诉其内心感受，给予支持、鼓励，低盐饮食，建议适量运动。

2. 用比较通俗易懂的语言给王先生讲解了关于高血压的一些医学知识，强调坚持规律服药的重要性。血压控制好，能够延缓并发症的发生。

3. 针对他的具体情况，选择了两种价格较便宜的降压药。

4. 预约了下一次复诊的时间，并邀请他的妻子和他一同到诊所来。

[**讨论**]

全科医生关注的核心是什么？

患者是一个整体，不是一架需要修理的机器或药物反应的容器，也不是各器官、系统或躯体与心理、社会等部分的简单相加，以人为中心则需要考虑人的生活质量，将其作为和疾病同等重要的另一个因素予以考虑。

专科医生多接受基层医生转诊的疑难危重患者，他们作为医学权威，任务是救死扶伤、为基层医生释疑解惑。他们采用以疾病为中心的诊疗方法，是可以被患者及家属理解、接受的。但作为基层的全科医生，他们面对的多数是常见病、多发病、慢性病以及健康人群。这就决定了全科医生必须对人负责，而不仅仅是对疾病负责。由于全科医生所接纳的服务对象包括患者、亚健康和健康人群，不同的人群有不同的医疗需要，全科医生就必须根据服务对象的不同需要提供服务。

1. 无疾病或亚健康状态时　理解人的病患与苦恼，并提供相应的健康咨询、预防保健、关系协调、生活方式改善等整体性照顾。

2. 疾病早期，尚未分化时　医生应能识别问题，早查早治，提供预防性干预，使"健康—疾病"的进程逆转。

3. 疾病（特别是慢性病）确诊后　积极治疗，减少并发症和后遗症，避免残障，提供康复和临终关怀。医生应充分了解患者的患病体验，以及患者的生活态度与价值观，经过医患互动，双方商定其带病健康生存的最佳平衡状态，并制订长期管理计划，提高患者管理质量。

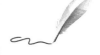

4. 疾病终末期　随着人类社会的进步和医学的发展，人们对生活质量的重视以及对"优生"和"优死"认识的深入，临终关怀越来越受到社会的重视。疾病终末期的临终关怀是对临终患者及家属提供生理、心理、社会的全方位的支持和照顾，以治疗为辅，心理安慰、生活护理和临床护理为主，不以延长临终者生存时间为重。目的是尽可能确保临终患者在生命最后阶段的生活质量，缓解临终患者的病痛，维护其生命的尊严，使患者舒适安宁地度过人生最后旅程，同时使家属的身心健康得到维护和增强。

因此，全科医生要为患者及家庭提供综合性、整体性、持续性和人性化的卫生服务模式。

扫码"看一看"

第三节　全科医生的应诊任务

一、全科医生应诊中的主要任务

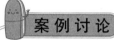

案例讨论

[案例] 刘先生，42 岁，搬运工。因咳嗽伴有鼻塞、头痛、乏力等症状 3 天而就诊。他说："我昨天没上班，我需要开一个病假单给老板看。我的工作很累，压力也很大，我真想借生病的机会好好休息一下，但我妻子下岗，唯一的女儿患红斑狼疮，她的病情最近有恶化趋势，为了给她治病也为了挣钱养家不得不尽快恢复工作。"他认为自己得了"感冒"，要求医生给他开些抗生素。

个人史：吸烟 20 年，平均每天吸烟 30 支，喜欢吃咸菜，少量饮酒。

家族史：父母均健在，母亲患有高血压，父亲患有心脏病。

体格检查：T 37.2℃，P 80 次/分，R 12 次/分，BP 160/100mmHg。面颊发红，鼓室膜正常，扁桃体不大，额骨及上颌骨没有触痛。心、肺、腹查体未见明显异常。

[讨论]

这位患者来就医，全科医生在应诊中应该为他做些什么？

全科医疗是一种以门诊服务为主的服务模式，全科医生在门诊服务中的应诊任务与专科医疗略有区别。具体说来，全科医生在应诊中的主要任务有确认和处理处理现患问题、对服务对象进行连续性管理、提供预防性照顾、改善就医遵医行为四项。

案例中医生用刘先生能理解的语言给他解释了，普通感冒绝大多数是由病毒感染引起，病程具有自限性，而抗生素是针对细菌感染的治疗，目前并非细菌感染，抗生素作用不大。

——疾病的解释，了解看法

医生：目前建议您多喝白开水。刘先生：但我希望能够赶快好起来，能有办法吗？医生：可以适当用一些改善鼻塞、头痛症状的药物，但是对胃肠道有刺激，症状缓解后需马上停药，您看可以吗？刘先生：好的，我胃肠平时没有什么不适。

——协商达成共识

全科医生为刘先生测了 2 次血压，每次都是 160/95mmHg，医生建议每天测量 2 次血压，保持 2 周。刘先生同意了，于是每天早晨上班和傍晚下班回家的路上，就顺便来测血压。结果显示他的平均血压是早晨 170/105mmHg，下午 160/100mmHg，虽然他目前仍没有什么自觉症状，但也开始注意自己的血压问题。

全科医生为刘先生及其家庭提供具体的有关高血压的教育，并与他们讨论通过戒烟和减轻精神压力、改变生活方式来减少危险因素。

医生帮助刘先生及其家庭决定是否现在就开始服用抗高血压药。这次就诊后，刘先生同意服用噻嗪类药物，并同意有关减少摄盐、戒烟和锻炼的建议，并决定降低体重，争取达到正常体重。

刘先生和医生一起确立了将血压控制在 120/80mmHg 的目标。同时，一起监测生活方式的改变对他血压的影响，全科医生向刘先生提供了一些书面的有关高血压以及对高血压进行复查的重要材料。

（一）确认和处理现患问题

全科医生应诊中的首要任务是确认和处理现患问题，现患问题主要是指患者近期所感觉到的身体不适或怀疑患上了某种疾病。现患问题一般是患者前来就医的主要原因，全科医生在应诊中就要正确分析、认识和处理患者的现患问题，这是门诊服务的核心任务。全科医生在确认和处理现患问题时，不仅要靠生物医学知识去认识、诊断患者的疾病性质和严重程度，而且还要从心理、社会等多角度和多层面去剖析患者的就诊原因及就医背景，以充分体现"以人为中心的健康照顾"特点。具体要做好以下几方面工作。

1. 了解患者的个性特点　全科医生在面对患者时，应首先了解患者是一个什么样的人，要熟悉他们的背景资料，如患者的社会背景、社区背景、家庭背景、个人背景等，只有深入全面地了解了患者的有关背景资料，才能真正地了解前来就医的患者，与患者建立起一种朋友式的和谐医患关系。

2. 了解患者的就医背景　患者都是在一定的背景下前来就医的，只有了解患者的就医背景，才能真正理解患者的主诉和现患问题的性质，才能发现产生这些问题的真正原因，才能找到真正的问题。

需要了解的就医背景主要有：①患者为什么来就诊？为什么在这一特定时刻来就诊？患者就医取向的诸多因素，医生都应有所了解，患者是否就医受疾病的性质和严重程度、个体的类型与价值观念、家庭和社会背景、家庭资源及卫生服务模式等多种因素的影响，如有了疾患并不一定都去就医；②患者有哪些需要？全科医生要善于发现和理解患者的情感和需要，并有针对性地采取各种措施和方法给予适宜的、最大限度的满足；③患者期望医生为他做些什么？了解患者的需要以后，医生就可以在尊重患者意愿的基础上，了解患者要求医生为他做些什么。患者前来就诊总是带着对医生的期望而来的，他们总是希望医生能最大限度地满足他们的需要。包括需要治疗、预防和保健，抑或是需要健康教育，这些均需由医生与患者及其家属共同协商做出决策。

可采用开放式问诊方法了解患者的就医背景。开放式问诊不同于封闭式问诊，在医疗实践中接诊患者时，如果医生把注意力集中于所假设的疾病上时，就会采用封闭式的问诊，如医生会问："你感到头痛不痛？""夜里咳嗽吗？""是否有腹痛？"等，此为封闭式问诊方式。医生在采用封闭式问诊方式询问患者时，常集中于患者所患的疾病上，常有明确的询问对象和目的，患者的回答也只能是选择式的和封闭式的，而非开放式的，如上所述医生所问的问题，患者的回答只能是痛或不痛、咳嗽或不咳嗽、有或没有等，患者缺少充分回忆和倾诉疾患的机会。封闭式问诊方式有时会给患者带来一些误导，使患者把对疾病的回忆仅仅局限在医生感兴趣的问题上，从而会漏掉一些重要的其他线索，并且封闭式问诊也忽略了患者的主观情感需要和需求。

"以人为中心的健康照顾"不提倡这种存有缺陷的封闭式问诊方式，主张医生要用开放式问诊。所谓开放式问诊就是要求医生把注意力集中于了解患者，要完整地了解患者，就是既要了解患者所患的疾病，也要了解患者的心理、社会及就医背景等各方面情况。开放式问诊是对患者的开放式引导，医生要耐心倾听患者的诉说，不宜轻易打断患者的陈述，从患者的诉说中搜寻出蛛丝马迹，发现线索，找出问题所在。开放式的引导往往没有明确地询问目标和对象，只是提出一个话题作为引子，让患者自己去感觉和体会，发表自己的意见和看法，并加以充分发挥，开放式问诊在时间允许的情况下，医生并不去打断患者的诉说和思路，而是让患者围绕疾患充分地去想象和倾诉，当然有时也可给予适当的引导，以避免患者的诉说离题太远或占用时间太多。

开放式问诊常用于以下几个方面：①了解患者疾患或问题的产生过程。医生可以问："您能告诉我问题是怎样发生的吗？"②了解疾患或问题所涉及的范围。医生可以这样问："您觉得这个问题可能会与哪些因素有关系呢？"③了解患者的健康观、价值观及疾病因果观等思想观念。医生有时会问："您觉得这个问题很严重吗？""您觉得这个问题是怎么回事呢？"等。④了解患者的需要、需求及对医生的期望。这时医生可以这样问："您希望我能为您做点什么？""您最迫切需要解决的问题是什么？"

在医生与患者沟通交流中，最重要的是了解患者想要什么，了解患者的需求，这是赢得患者满意的前提。

先问开放式问题："我有什么能帮您的吗？""哪里不舒服呀？"

后问封闭式问题："您最近吃药了吗？""您觉得这药效果怎么样？"

先问客观事实性问题："您最近一次心电图检查是什么时候？"

后问主观看法性问题："您觉得这种药吃后效果怎么样？"

先反应式聆听：鼓励患者信息流露

后感觉式聆听：聚焦有利信息

但是，有一些提问方式于获取信息毫无帮助，应该避免。引导性问题通常暗示了一定的答案。

——"关于这一点你没问题，是吧?"

——"你也认为这是最好的解决办法吧?"

——"你已经做过手术了，是吧?"

——"今天感觉好些了吧?"

语言表达，医生可以使用如下句式。

——"我知道这对于你来说并不容易。"

——"我知道你并不希望听到这条消息。"

——"我很抱歉，你必须接受这种治疗。"

另一种回应形式是针对患者的反应。

——"你看起来已经考虑清楚了。"

——"很多人和你的感受是一样的。"

为了有效地与患者形成共情，医生可以注意以下技巧。

当医生说："我想听听你的看法……"时，患者马上会产生向你打开心扉的冲动。

当医生说："我了解你的感觉……"时，患者马上会有泪奔的冲动。

当医生说："我理解你的观点……"时，患者马上会有相见恨晚的感觉。

当医生说："我能否这样理解你的意思……"时，患者马上会有遇到知己的感觉。

如果医生能用眼睛注视着患者，说出上面这几句话，患者马上会觉得"天使"在人间了……

为了有效地与患者形成共情，医生要注意以下禁忌。

当医生总是"嗯……啊……哦……"时，患者马上会认为医生其实不想听而对医生关闭心门。

当医生总是"我知道了……你别说了……"时，患者马上会有委屈、心酸、堵心。

当医生总是"我告诉你……你听我的……"时，患者马上会觉得医生不愿耐心倾听、居高临下，患者甚至觉得医生看不起他，后悔挂了医生的号。

当医生说上面这些话时还不看患者，患者马上会怀念心中的"白衣天使"……

3. 分析现患问题的性质　全科医生要从系统论、整体论角度去考虑分析患者的现患问题，运用医学心理学、社会医学及社会学等知识去判断认定，具体说来，全科医生确认患者现患问题时的思维方式应以生物-心理-社会医学模式为指导（图2-3）。

4. 处理现患问题　在生物-心理-社会医学模式指导下，全科医生确认了现患问题的性

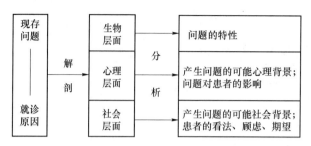

图 2-3　全科医生确认现患问题的思维方式

质及有关心理社会背景之后，针对患者的具体情况和现患问题的特性制定一个科学合理的处理计划和实施方案。需遵循生物-心理-社会医学模式，从系统论、整体论角度出发，完整地处理现患问题。全科医生所制定的现患问题处理方案既包括生物医学疾病方面的治疗和预防措施，又包括了心理抚慰、社会功能矫治与康复等措施。同时全科医生应注意在以下几方面加强与患者的沟通：①向患者详细解释，说明病情，并向患者表示同情，理解患者的痛苦，给予患者心理抚慰；②解释所制定的处理方案，征求患者对处理方案的意见和看法，尊重患者的意见和看法；③处理方案要与患者沟通及交换意见，必要时做深入细致的解释说服，最终与患者达成共识，并根据具体情况及患者的态度适当调整处理方案；④启发患者的主观能动性，争取患者的自主性，鼓励患者承担起健康自我管理的责任，让患者充分参与处理方案的制订、修改与实施过程。

由于全科医生对现患问题的处理是整体性的、系统性的，并不是单纯从疾病角度出发，不忽略对患者的心理需求和社会功能方面的照顾，所以在确认和处理现患问题时，患者的依从性、遵医率及对全科医生的信任度和满意度都是非常高的。

（二）对服务对象进行连续性管理

"以人为中心的健康照顾"强调连续性管理。连续性管理就是指在时间上的不间断性管理，乃至对服务对象一生的管理。管理的任务既包括对现患问题的管理，也包括对人的心理、社会各方面的管理，具体来说即对服务对象生物、心理、社会三方面的管理。其中，以对现患问题的管理为重点。

在确认现患问题并制定实施处理方案之后，全科医生应对现患问题实施连续性管理。连续性管理主要体现在：一是对患者行为生活方式的管理，尤其是与现患问题关系密切的行为生活方式的管理，如以原发性高血压为主的现患问题，全科医生在完成及时的高血压诊断治疗的同时，应教育劝解患者及其家人控制或减少对食盐的摄入。二是患者心理状态的管理，不良心理状态是现患问题的重要因素之一，也是长期连续性管理的主要内容，如原发性高血压患者应教育其保持愉快、轻松、和谐的心态；三是注重社会功能方面的长期管理，如因现患问题引起的患者的休工、休学、社会或家庭角色功能的缺失等方面的管理。

有些现患问题尤其是慢性病并非一次短暂的诊治或处理即能解决所有问题，需要长期的、连续性的管理。这种连续性的管理可以覆盖患者的各个生活时期，也可以贯穿于患者的一生。

（三）提供预防性照顾

案例讨论

[**案例**] 一个40岁的妇女对医生说，她的父亲死于心肌梗死，母亲血压很高，哥哥最近又发生了急性心肌梗死。她认为自己属于一个"冠心病家族"，非常担心她本人和她的儿子也会发生心肌梗死。如果她就诊心内科医生，这个专科医生会给她做详细的心内科检查，然后告诉她：到目前为止，没发现有冠心病，建议定期复查。应该说，心内科医生的做法是对的。但是并不能消除她心中的"冠心病家族"阴影。

全科医生首先详细了解她的个人和家庭情况，进行一般性查体和必要的辅助检查，然后给予耐心解释，说明冠心病虽然与遗传有关，但更重要的是后天因素。所谓"冠心病家族"，可能意味着同一家族成员中存在某些相同的性格和生活习惯。例如，饮食脂肪和盐摄入量偏高，不喜欢运动，工作很努力、要强、较真，性格上有点小心眼，过分计较得失，不善于化解心理压力等。引导患者努力消除这些危险因素，就能使发生冠心病的可能性明显降低。结果：患者坦率表示确实存在医生指出的这些问题，可以纠正。

[讨论]

1. 上述全科医生和其他专科医生问诊方面的根本差别在哪里？

2. 全科医生将患者"宿命论"的担忧转变为纠正生活方式上存在的问题，有何意义？

"以人为中心的健康照顾"注重提供预防性照顾。"预防为主"是医疗卫生服务的重要指导方针，也是与疾病做斗争的最为明智的策略。全科医生在诊治患者、为患者提供服务的各个环节都应体现"预防为主"。尤其是一些慢性病，如高血压、心脑血管疾病、恶性肿瘤及意外伤害等疾病，其预防的意义更为重大，预防效果也更为理想。全科医生应发挥自身预防优势，将疾病的预防贯穿渗透到健康照顾的整个过程。

探索的全科问诊的标准操作程序（SOP），贯彻"全人、全家、全区、全面、全程"的理念，从规范介绍自己的医生身份及正确称呼对方着手，对全部问诊过程进行规范化、标准化的实践和探索。与专科医师问诊的明显区别在于，要全面关注服务对象的日常生活方式、行为习惯、家庭关系、生活环境、气候变化、人际关系、工作压力等因素对其健康影响，充分体现出个性化、全方位、立体式、动态性的健康照护模式。

（四）改善就医遵医行为

全科医生对服务对象现患问题的处理、连续性管理及预防性照顾，都是在患者适当求医、遵医的基础上实施并产生效果的。如果医生为患者制定了科学合理的处理和实施方案，但由于患者求医和遵医行为不当，不能与医生协调配合，那么医生与患者对健康的共同期望同样会成为泡影。因此，"以人为中心的健康照顾"对于患者的求医行为、遵医行为格外关注，全科医生应想方设法提高患者的遵医率，纠正其不良求医行为，以保证医疗服务的质量。

常见的影响患者求医行为及遵医行为的因素主要有：患者的思想意识、价值观，尤其是健康观、健康因果观；患者的心理状态，如对疾病的敏感度；患者的经济条件与经济能力；当地医疗服务资源的多少、服务模式与水平；对医生的信任感等。

提高遵医行为的方法：①改善服务态度，赢得患者的信任，这是提高遵医行为的关键；②强化患者对医嘱的理解、记忆和执行；③抓住治疗的主要矛盾，尽量减少用药；④改善医患关系，调动患者的主动参与治疗；⑤重视患者心理因素，有针对性地提高患者的遵医行为。

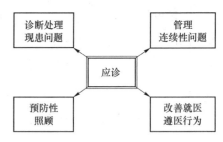

图 2-4　全科医生在应诊中的任务

Stott 和 Davis 于 1979 年将上述内容归纳为 4 点：①确认并处理现患问题；②管理连续性问题；③适时提供预防性照顾；④改善患者的就医遵医行为。即全科医生在应诊中的 4 项主要任务（图 2-4）。以人为中心的原则贯穿于整个医疗照顾过程中，这 4 项任务更体现了全科医疗的主旨：为人们提供基本的、个体化的、持续的、全面综合的医疗服务。

二、全科医疗的问诊方式

全科医疗是集医疗、预防、保健、康复、健康教育及计划生育技术服务指导为一体的，全科医生作为团队的核心成员工作任务较重，不同的患者又有其特殊的心理和社会背景，全科医生需要一个简明且系统的问诊方式，以便迅速达到患者心理、社会问题的核心。全科医生常采用的是 BATHE 问诊方法。

B（background）——背景，了解患者可能的心理或社会因素。

A（affect）——情感，了解患者的情绪状态。

T（trouble）——烦恼，了解问题对患者的影响程度。

H（handling）——处理，了解患者的自我管理能力。

E（empathy）——移情，对患者的不幸表示理解和同情，从而使其感受到医生对他的支持。

通过这样的问诊，全科医生能很快了解患者的来访背景并及时给予安慰、支持。用很简朴而普通的言语帮助医生走近患者，让患者对医生敞开心扉，并使医疗服务变得更为有效。

三、以患者为中心的接诊模式

1983 年 Berlin 和 Fowkes 共同提出 LEARN 模式，目的在于避免因不同文化背景及社会地位、医生与患者对于疾病及其症状的解释模式存在差异而无法建立良好的医患沟通，进而影响疾病的诊断、治疗效果及依从性，或引发医疗纠纷等。此模式更加尊重患者本身对疾病的认知与理解，重视患者的表达与对疾病处置的看法，应用于全科医疗的接诊过程中更能体现以患者为中心的健康照顾理念。

所谓 LEARN 模式，就是整个接诊过程需经过 5 个步骤：①全科医生要先站在患者的角度倾听（listen），收集患者所有的健康问题及其对健康问题的认知或理解；②详细收集所有可供疾病诊治的资料后，医生需向患者及其家属解释（explain）对上述健康问题的诊断或看法；③在说明病情后，要容许（acknowledge）患者有机会参与讨论，沟通彼此对病情的看法，使医患双方对健康问题的看法趋向一致；④医生按所达成的共识提出对患者最佳或最合适的健康教育、检查及治疗建议（recommend）；⑤如患者对检查及治疗建议存在疑惑，需要与患者进一步协商（negotiate），最后，确定医患双方皆可接受的方案。

第四节　全科医生的临床思维

扫码"看一看"

面对一个具体的患者时，全科医生与其他的专科医生一样，最基本的任务之一就是判断患者的疾患。作为全科医生，应采用以患者为中心的诊疗模式，其中渗透了生物-心理-社会医学模式方法，因其学科的原则和特色，它比其他的专科医生涉及的范围更广泛，较少使用高新技术，需要更多地强调临床资料的收集和临床思维或判断能力。以患者为中心的临床判断是建立在生物-心理-社会医学模式的基础之上的，采用归纳演绎的诊断思维方法，结合临床流行病学知识的运用处理疾患。

一、全面收集临床资料

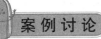

案例讨论

［案例］患者，男，56 岁，因"反复胸痛 1 个月"就诊。患者自述 1 周前开始，晚上躺下后觉胸痛，部位为胸骨两侧（约第 4 肋间），疼痛间断发作，每次持续 1~2 小时。常吐白黏液，量多，无咳嗽，精神食欲尚可。无头晕、头痛等其他不适，大小便正常。当地诊所疑诊冠心病，建议转我院查心肌酶、心电图、胸片。来诊时无胸痛。既往无慢性疾病史。查体：BP 144/84mmHg，P 75 次/分。双肺呼吸音清，未闻及干湿啰音。HR 75 次/分，心音清晰，各瓣膜听诊区未闻及病理性杂音。腹部膨隆，腹软，无压痛，移动性浊音阴性。余无特殊发现。

［讨论］

1. 初步诊断为何种疾病？

2. 需进一步做何检查？

（一）病史的采集、体格检查和实验室检查在临床判断中的作用

病史的采集在临床诊断中的作用十分突出，病史是患者就医的直接原因，也是诊断的重要依据。

体格检查是采集病史的继续，与采集病史相比，体格检查获得的资料能够比较客观地反映病情，并可以补充病史资料的不足，还可以印证采集病史获得的资料。但是，体格检查也有局限性，它仅能反映患者就诊时的体征，而不能反映疾病的发展进程和动态表现，而各种常规检查和特殊检查，对初步印象的验证和临床判断的形成具有极大的帮助，并且深化了医生的认识水平，增加了临床思维的新线索。

在全科医疗中经常会遇到复杂的难以区别的症状，而且缺乏伴随的体征。因此，如果全科医生掌握了询问病史的技巧，全面地了解问题的产生原因与发展过程，将有利于疾患

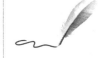

的诊断和疾病的鉴别。根据病情将病史、体格检查和实验室检查三者互相配合、综合运用，做出分析和诊断。

1. 明确病因 胸痛是发生在胸廓与胸腔部位的疼痛，其病因繁杂，涉及多个器官和系统，病情程度轻重不一。面对主诉胸痛就诊的患者，首要任务是快速地查看患者生命体征，简要收集临床病史，判别是否存在危险性或者具有潜在危险性，以决策是否需要立即对患者实施抢救，对于生命体征异常的胸痛患者，包括：神志不清和（或）意识丧失、面色苍白、大汗及四肢厥冷、低血压［血压<90/60mmHg（1mmHg=0.133kpa）］、呼吸急促或困难、低氧血症（SpO$_2$<90%），提示为高危患者，需马上紧急处理。在抢救同时，积极明确病因。对于无上述高危临床特征的胸痛患者，需警惕可能潜在的危险性。

对生命体征稳定的胸痛患者，详细的病史询问是病因诊断的基石。大多数情况下，结合临床病史、体格检查以及特定的辅助检查，可以准确判断患者胸痛原因。需要强调的是，临床医师面对每例胸痛患者，均需优先排查致命性胸痛。

2. 详细问诊 ①胸痛的起病情况：胸痛从何时开始，有何诱因，如起病前有无剧烈运动以及外伤等。②胸痛的特点：胸痛的部位、性质、持续时间、加重或缓解因素。如典型的稳定型心绞痛是在胸骨体后的压榨性疼痛，持续数分钟至十余分钟，可因运动而加重，休息或舌下含服硝酸甘油后可缓解；胃食管反流病引起的胸痛是在胸骨下方的灼热性疼痛，持续10分钟至1小时，在饭后躺下时会加重症状，给予制酸剂可帮助缓解症状。③胸痛的伴随症状：许多疾病除胸痛外，常伴有其他症状，在诊断上具有一定价值，如气管、支气管、胸膜疾病所致胸痛常伴咳嗽；食管疾病所致的胸痛常伴吞咽困难；肺结核、肺栓塞、原发性肺癌的胸痛伴有咯血。④诊治经过：已行哪些检查，治疗经过，用药及疗效。⑤既往病史：既往有无冠心病、高血压、高脂血症、动脉硬化或糖尿病等病史以及治疗情况控制好坏。近期有无手术史或长期卧床等。

3. 诊断流程（图2-5）

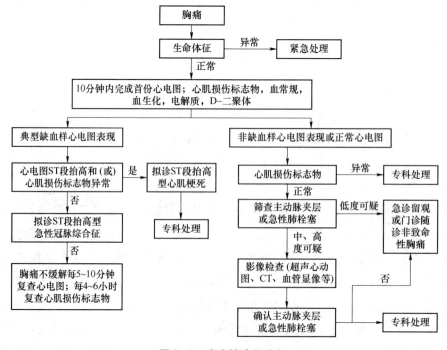

图2-5 胸痛的诊断流程

（二）全科医生对心理社会资料的收集

 案例讨论

[案例] 患者：医生，你好。

医生：请坐。

患者：我的报告怎么样？

医生：你的胃镜报告很正常，连幽门螺杆菌也没有啊，完全没有问题。

患者：怎么会呢？我的胃经常痛，我看会不会是其他问题，没查出来？

医生：哦……我看出你很担心。

患者：是的，医生。不如你安排我做 B 超吧，要么做个 CT 和检查癌症指标。

医生：根据医疗记录，你半年前才做了一个腹部的 B 超，报告是正常的。你现在是不是遇到什么问题了？

患者：我最近在做研究论文，有时熬夜，有时忘记吃饭。

医生：你真是一个敬业的人，但是要注意饮食规律、清淡。为什么要查癌症指标呢？

患者：我的爸爸 1 年前肝癌去世了，我担心我的身体会像他一样。

……………

[讨论]

1. 患者为什么要来就诊？

2. 患者的需求是什么？为什么？

（注：此案例摘自香港家庭医学学院医患沟通技能训练．2016．）

全科医生除了全面收集临床资料如病史、体格检查和必要的实验室检查以外，关注"病患"的体验与"疾病"同等甚至更加重要，而且会影响到患者的生物学疾病。对心理、社会问题的探究可给以患者为中心的医生提供许多潜在的线索。

Mc Whinney 曾经指出，关注患者的心理、社会方面问题是最重要的：关注患者的期望、感受及与该疾患相伴随的恐惧；我们应采用开放性问题来询问。例如，你对自己的病最担心的是什么？最近是什么原因使你有这个要求？对心理社会问题的探究将有利于全科医生扩大思路，使之能从容面对各种复杂问题的患者。这类资料一般包括患者的个人、家庭和社会背景。

1. 个人资料 当全科医生面对一个患者时，首先要了解除了我们熟知的"一般情况"以外，还需要了解：患者为什么要来？患者对问题的看法怎样？患者的要求是什么？

现实中，有许多出现严重症状的人并没有来就诊，而又有许多只有轻微症状的人来就诊，因此促使患者就诊的原因不仅仅是疾病的严重性，它更涉及患者对症状的理解以及功能障碍对患者的影响和意义。可能的原因很多，如出于诊断的需要、出于治疗的需要、出于支持的需要、出于职业的需要等。由于患者就医原因的复杂性与多样性，全科医生应保持开放的思路，以便最大限度地满足患者的需要。同样，全科医生也只有采取开放式而不是封闭式的问诊方法，才可能了解到患者真正的就医原因。

其一是疾病因果观：指患者对自身疾病的因果看法，是患者解释自己健康问题的理论依据，它受到个人文化、个性、家庭、宗教和社会背景等因素的影响。就诊时，患者常常根据自己的疾病因果观来叙述病史，而忽视其他问题。医生若不了解这一点，就无法正确理解患者陈述问题的方式以及症状的真实意义，容易漏掉一些重要的资料。患者的疾病因果观不一定是正确的，尤其是文化层次较低者。其二是健康信念模式：是人们对自身健康的价值观念，反映了人们对自身健康的关心程度。珍惜健康的人常因轻微的症状就诊，而忽视健康价值的人却常常延迟就诊，健康信念模式与求医行为直接相关。医生在制定处理计划时需要涉及患者的健康信念问题。其三是患者的期望——医生如何满足需求：患者对医生的期望除了解决其客观存在的问题之外，还有其主观方面的需求；而医生如何满足患者的期望，则取决于医生对其主观需求的判断。

全科医生只有通过开放式问诊，关注患者的情感、背景、烦恼、期望，使患者产生信任感，才能与患者建立固定的良好关系。这种关系也将有助于发现患者对疾病的认知和自我管理能力，确保能满足患者的需求，更好地服务于患者。

2. 家庭背景 对患者家庭背景的了解和分析，是全科医生临床判断的重要组成部分，也是全科医疗的原则和特色之一。通过绘制"家系图"（genogram），了解家庭结构并评价其功能，以及家庭各个角色之间的相互关系和相互作用，判断患者疾患的发生、发展和预后与其家庭之间是否存在着联系，以便通过家庭评估，利用家庭的内外资源进行必要的协调指导，使其对患者问题的解决起到积极的作用。

3. 社会背景 人具有双重属性，一是自然属性，二是社会属性。全科医生不仅要考虑人的自然属性，而且还要考虑人的社会属性，每个患者都有自己特定的社会地位、社会角色和社会关系，全科医生应研究社会背景对人体健康的影响及其规律，消除直接或间接地影响人体健康的因素（如社区、工作、学习、恋爱、荣誉、理想、前途以及情绪等因素）。反之，患病也将会使者原有的社会背景发生一定的变化。对某些患者来说，这种变化可能有利：如一个受群体或社会歧视的孩子，患病需要使其得到比平时更多的关怀；而对另一些患者来说，患病将使其丧失原有角色的优势（如晋升、就业、升迁、社会关系等），并对角色改变和转换不能适应，可能会加重病情。因此，全科医生需要通过有效的途径去了解患者的社会背景，将有利于了解"疾患"的体验，加深临床判断。

二、临床判断

（一）诊断思维的类型

诊断思维一般包括以下几种类型：模型辨认、归纳法和假说-演绎方法。

1. 模型辨认 对与已知"疾患"的图像或模型相符合的患者问题的判断，可以仅靠观察患者即可得出诊断，这种方法对医生判断患者的疾病十分有用，但只有在患者的病史、查体或实验室检查结果典型，符合唯一的疾病模型时，才能使用这种方法。因此其应用是很有限的，同时，经常使用这种方法的医生，有可能以教科书对特定疾病概率的描述代替该疾病在特定患者身上的真实发生率，而且一旦做出诊断很难会改变判断。

2. 归纳法或穷尽推理 这种方法不管患者的主诉，主要强调医生全面、详细的病史询问，并结合认真体格检查和实验室检查，对所收集的病情资料进行细致的、一成不变的系统回顾，然后收集所有的阳性发现进行归纳推理，得出最后可能的诊断。在此过程得出最终结论之前不提出任何假设，实际上，这种方法多用于医学生的教学，它可以锻炼学生采集患者资料的技能，但因其效率低并往往流于形式，在日常临床诊疗中应用较少。

3. 假说-演绎方法 这种方法包括两步：第一步，从患者的最初病情资料中快速形成一系列可能的诊断假说；第二步，从这些假说中推出应进行的临床和实验室检查项目并实施，根据检查结果对系列假说逐一进行排除，最后得出最大可能性的诊断结果。

这种方法的第一步实际上是"猜想"：医生将自己的临床知识和经验与患者病情的相似之处进行类比猜测，形成一系列候选的假说，有经验者往往能提出较多且接近事实的假说继而进行第二步，根据这些假说推论出一系列可操作的检验内容，如进一步的病史、症状和体征以及实验室检查，然后根据结果逐项鉴别、确认或排除。

在推理过程中仍需要运用归纳法，而是作为归纳假说演绎推理的检验结果。医生运用假说引导病史采集和查体，使之能够深入、有目的地进行，以便能在短时间内达到较为集中而可靠的诊断。这种方法的有效性和高效率使其成为临床医生最常用的诊断策略。

（二）临床判断的基本过程

首先，医生往往会进行模型辨认并形成诊断，但若不能辨认成功，医生则会对问题的性质形成一个初始的意向，并沿着这个思路去收集资料，并形成几个诊断假设来解释这一意向。然后将这些假设按照疾病发生率、严重性和可治疗性来排列优先顺序，对疾病发生率不很高但有较严重后果的疾病，其排列顺序需要提前，例如对一个腹痛的孩子，即使阑尾炎的概率大大低于胃肠炎，但由于考虑到其严重性和可治性，阑尾炎还是该排在第一位——没有医生愿意在阑尾炎问题上误诊，所以常把它作为第一个要排除的问题。此外不能忽视严重的问题，如心肌梗死对于40岁以上的胸痛患者，宫外孕对于下腹痛或非月经期阴道出血的育龄妇女，脑膜炎对于婴儿，肺栓塞对于急性气促的成年人等，都是虽然少见但却必须要进行鉴别诊断的疾病，此类假说不可遗漏。

医生需要进一步以向患者询问的方式来检验假设，有经验的医生会运用与其前面形成的假说有关的开放性问题进一步收集资料，针对各个假设来检查患者的症状，直到医生发现哪些症状集中在一个假设上为止，这样，医生可以进一步缩小视野，用一些特异的问题来确认或否定先前选择的这一假设，这些问题对诊断假设具有最大的鉴别力。例如，如果医生怀疑患者的胸痛是由心肌缺血引起，医生就要询问其症状与劳累的关系；如果医生怀疑其胸痛是因反流性食管炎所致，就会询问症状与姿势的关系。特别要提醒那些缺乏经验者，不要过早地把问题特异地集中到某一个假设上，而应"由宽到窄"逐渐进行，最后再"敲定"诊断，这样可以避免因过早地把问题局限而漏诊。

然后医生往往会"扫描"式地询问患者的背景问题：既往史、个人和家庭背景、社会交往和职业史，以及吸烟、饮酒、进食、睡眠和锻炼习惯，最后为系统回顾。

查体完成后，结合收集的资料和假设推理的过程，医生如能证实一个或几个诊断假设，便形成了诊断，但往往有时医生可以排除一些假设，却得不到足够的关键性资料来确认初始假设。在这种情况下，医生需要再把视野放大，把另外一些假设考虑进去，对这些假设做修改后重新确定先后顺序并进行检验。这一循环过程将继续进行，直到医生确认了一个或几个诊断，或接受其中的部分诊断作为试验性诊断为止。

接下来就是做出诊疗计划决定，此时经常可以引出与诊疗计划相关的更多资料，并叮嘱患者按时随访。在随访阶段，由于患者提供了更多的资料，医生据以建立处理计划的诊

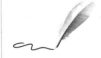

断假设会得到证实；如果仍未证实，则再开始修改假设并检验之。由于全科医疗面对健康问题的早期性和多样性，医生有时到了随访阶段还不得不接受一个试验性诊断，而无法获得确定的诊断结果。

尽管上述假说-演绎方法是一种高效率和有效的临床诊断策略，但因其对于假设和检查项目的数目不加限制，有可能导致医疗资源的过度利用。为了适应守门人角色的要求，全科医生的临床思维是一种有限制的假说-演绎过程。全科医生必须掌握卫生经济学的成本效益原则，即利用低成本的诊疗手段获取最大的健康效果和经济效益，因此，物理诊断技术在全科医疗中得到最充分的应用。对于其他任何诊疗技术，全科医生都应在评价其技术效果的同时，考虑它究竟能给患者带来什么实际好处，其成本能否被患者及医疗保险部门所承受，社会效果如何等问题，因此常常制定一些有效的临床技术指南（诊疗规范）对基层医生的行为加以引导和限制。此外，医生还可根据当时当地特定人群某种问题的流行病学概率，以及各种检查项目的灵敏度和特异度等，来缩小诊断假设与检查的范围，从而能够在短时间内以最少的资源获得较为可靠的临床判断。

（三）临床流行病学——概率方法在临床判断中的作用

在临床判断过程中，医生需要思考一系列的问题，诸如：①在此情况下，患者可能是什么问题？②应该选择什么检验方法？③对于检验结果如何判断？这三类问题贯穿假说形成、排列和检验的全部过程。在回答这些问题时，除了考虑病的严重性与可治性以外，概率是主要的判断依据。

当医生接触患者时，从患者那里获得的信息使其下意识地排列着诊断假设，各个假设的概率随着资料信息的增加而有可能发生变化。

例如，一位59岁男性患者就诊于某位医生。

患者说："医生，我咳嗽得好厉害呀！"

医生想："感冒为85%，慢性支气管炎为10%，肺癌为5%。"

患者说："我咳嗽时有痰，有时还带血丝，我从15岁起就抽烟，每天要抽2包。"

医生想："感冒为20%，慢性支气管炎为60%，肺癌为20%。"

患者说："从3个月前开始，我咳嗽得越来越厉害了，而且人瘦了30斤。"

医生想："感冒<1%，慢性支气管炎为10%，肺癌为89%。"

这位医生实际上就是使用的概率方法，根据病史、症状或症候群与特定疾病的关系判断患者每一种疾病的可能概率。医生是在没有意识的情况下使用了概率推理法，当问诊结束时，医生心里已经大概形成了几种假说，开始做鉴别诊断。

许多医生都认为实验室检查是100%的准确，这是一种误解。事实上，所有的检验结果会因为特定的人类体质有差异，如高血压诊疗指南东西方国家是有差异的。检查值都有一个分布的范围，在此范围内我们认为是"正常"的，否则就是"异常"的。然而，这种范围的划分是根据统计学确定的，所以真实的人体总会有些例外：有些患者的数值在正常范围内，有些健康人的数值反而是"异常"的，同样症状和体征也会"因人而异"，使用概率方法显然可以增加临床判断的合理性。医生对该方法研究给予应有的重视，减少其工作中的盲目性。

由于全科医生的工作兼顾个体与群体，熟悉社区居民的疾病患病率和家庭背景，因此流行病学概率方法应该成为十分方便而有效的临床判断工具之一。医生可根据社区与家庭的背景多方收集资料，并根据病史、查体和实验室检查的结果，以流行病学的方法得出最可能的判断，制订处理计划，并予以追踪和不断修正，运用流行病学方法还能帮助全科医生随时从个别患者发现人群的疫情，从而将临床医学与社区疾病监测有机地结合。

知识拓展

古希腊先哲希波克拉底曾说过"了解你的患者是什么样的人，比了解他们患了什么样的病要重要得多"。全科医生必须提供首诊服务；协调性服务与患者维护；连续性服务；以患者为中心的服务并关注就医背景；密切的医患关系；基于患病率、发病率进行临床决策；早期未分化健康问题的处理；急性和慢性健康问题的处理；促进与维护服务对象的健康；对社区健康尽责；生物-心理-社会问题，文化和现存问题。全科医生是基层医疗的核心，全科医生的素养是 WONCA 树的树根，只有坚实的根，才能支撑起一棵茂盛的树；全科医生的核心能力是 WONCA 树的树干，只有普遍运用并熟练掌握，才能孕育苗壮的树干；全科医生的特质是 WONCA 树的树叶，其特质可为基层医疗系统注入生命，长出盈盈绿叶，并结出累累果实。

第五节　全科医生的健康团队

持续的、以健康为导向的关系是"医疗之家"又称为"健康之家"建立的基础，这是一种人际氛围。以患者为中心的"医疗之家"通过健康团队的形式将各领域的专业人员集中在一起，为满足社会的健康需求而共同工作。医疗团队带头人需要经常自我反省，这可以使其在工作中保持愉悦，继而保证医疗团队的工作质量。"医疗之家"致力于引导积极的生活方式，从而对公众健康产生巨大影响，这就是行为环境。鼓励患者可以与之互动，并保证信息传递准确的一种方式，这种方式更容易让人理解，它尊重并促进患者有能力作出决定。患者在内在因素和特定环境下作出决定，但同时受到诸多外在因素影响，如文化、家庭、同事、工作及医疗费用等。在医疗之家创建一个积极的治疗环境（包括内在的、人与人之间的、行为的及外在的）将有助于促进其向更加积极的方面发展。

一、全科医生的自我关怀

自我关怀的重要性：爱别人，首先要爱自己。如同 Cassell 所说："实际上医生治疗疾病的所有力量均源自医生的自我掌控。"因此，真正的初级治疗也应包括医生对自己的照料。超过 60% 的临床医生有"精疲力竭"的症状，这与情绪透支、失去人格（视患者如物品）、同情心减弱及失去工作的意义有关。

精疲力竭时所丢失的各种特质是促进健康及治疗病患的重要因素。若一个健康团队的领导者自身就是精疲力竭的，"健康之家"就不会健康。当医生们生活方式健康时，他们将更可能教育患者认识到该行为的重要性，并更积极地促使患者向这种正确行为方式转变。每一个全科医生都会从有关个人健康平衡的自我反省中受益。这个行为可能时时受到挑战，需要重视及掌控。

多数初级治疗医师倾向于通过保持稳定持久的治疗关系来改变人们的生活。当工作环境的需求使得维持这种关系的负担加重时，压力、筋疲力尽就会接踵而来。此时的补救方法是与患者面对面，让"意义"这一以治疗为导向的初级治疗方法将每位患者当作一个具有特殊身体、情感及精神需求的特定个体，并留出时间及精力来应对这些需求。照顾到这些个性化需求的治疗要求医生全身心的投入，从而减轻彼此的痛苦。这个"注重意义"的方法已经被证实能够促进身体健康及改善以患者为中心的治疗中医生的态度。这就需要医生们在"医疗之家"中坐下来耐心倾听患者的心声。

二、"医疗之家"与"疾病治疗团队"

（一）健康团队

在以医生为中心的一对一就诊模式中，限制了患者获得就诊的机会，而以健康为导向的医疗就是要求初级治疗医师参与的治疗超越前种模式。未来的家庭医生将领导创建一个能提供多方面治疗的专业团队。这就需要团队探视、电话随访及信息技术的参与，目标应是建立一个积极的、合作性的、以满足患者要求为目的的团队，而不仅仅是参照治疗指南。团队在工作中，医生需要了解多学科的、各学科间的及跨学科的团队模式间的差异（表2-1）。传统多学科团队通常注重疾病的本身状态并局限于某一个特定的组织器官。在这样的多学科团队中，临床医生单独工作，交流及合作很少。那些团队模式更倾向于孤立地注重身体的某个部位或系统，而没有意识到它们问题的相关性。建立一个健康组织机构的共同目标能够让各学科共同创立某个学科之间的团队，进而得到新的解决问题的深刻见解。当新的见解形成后，这个各学科间的团队将会发展成跨学科团队，团队中的成员将创造新的促进健康的方法。

表 2-1　学科团队的定义

专用名词	定义
多学科的团队	叠加性的：由超过2名来自于不同医学学科的专业人员组成，共同服务同一位患者、同一种患者或临床问题，但提供的治疗彼此间是独立的。例如，一患者同时就诊于一位初级治疗医师和一位物理治疗师，尽管这位初级治疗医师可能同时查阅物理治疗师的记录或报告，但两个学科往往是不相关的
多学科间的团队	互相合作的：针对同一位患者、同一类患者或临床问题的一个不断发展的整体治疗团队。团队成员们创立同事间的关系、拥有共同的目标、共同制订决策。他们互相沟通、支持，同时质疑彼此的观点看法，根据患者的不同需要，协商制订健康促进策略
跨学科的团队	功能整体：医生们彼此学习，在这个过程中超越传统学科的界限，产生新的知识。通常情况下，专业间的分差越大（认识论间的差距如工程学及人文学科方面的），解决问题新的方式的见解越可能创立

（二）谁来组织建立健康团队

谁来组织建立健康团队？全科医生了解其所服务人群及其特定的健康需要。这一了解将明确哪个专业的人员能最好地实现健康促进。例如，建立一个维持肌肉骨骼（背部）健康为导向的团队的流程（表2-2）。

表 2-2　以健康为导向的团队创立工作表

（以维护背部健康为例）

任务	行动
所在社区的健康需求	维护背部健康

续表

任务	行动
根据健康需求确定需要的专业	1. 按摩医师 2. 物理治疗师 3. 心理学家/心理治疗师 4. 健康教练
描述团队的目标/任务	鼓励患者，学习如何实现背部功能和健康的理想恢复
为这个健康计划命名	背部健康计划
建立团队成员之间的联系	团队成员初次会面确定计划的目标/任务以及需要相互作用的方式。定期会面讨论团队建设的需要以及患者因素的相互作用
认同团队的沟通方式	利用传真或电子邮件进行团队间的工作分配，交换新发现以及讨论
随访并促进维持性	患者需要定期到医疗之家约见健康教练/护士，来保持良好的生活行为方式

健康团队所注重的问题不同于疾病治疗团队，但两者有较多明显的重合。一个健康之家需要包括一个服务于糖尿病患者的营养学家。这样的团队组成能够为糖尿病前期人群及超重的青少年提供咨询建议，进而通过改变生活方式选择来阻止疾病的发生。

（三）健康服务团队模式

健康团队的模式是以多种方式来创立一个以健康为导向的团队，这个方式取决于患者的需要、团队成员的能力、医院的规模、策略规划、管理者及临床工作人员的支持程度。这种团队可以由各种规模的医院来发起，从大的复杂的机构到小的乡镇卫生院或村卫生室均可，并可采用多种形式。例如，一个团队可以仅包括一名家庭医生及两位健康教练或医学助手。这个小型团队可将诊所就诊扩展至包括就诊前、就诊后及就诊中交流沟通。他们通过这些沟通机会来了解患者的需要并建立合适的治疗策略。健康团队的共同任务是最大限度地改善患者的生活质量，如果这个团队愿意共同努力发现症状的原因，其共同目标自然会走向疾病的治愈。

一个高效团队的最重要的因素是相互间的信任——相信彼此会在治疗及过程改进方面起到各自特定的作用。成为一个高效的团队，需要谦虚的态度及充裕的时间，并需要精确调整及改进质量。尽管如此，医生们可以在适合实践的任何领域开展工作（表2-2），作用亦会拓展至其他领域。

本章小结

以人为中心的健康照顾是指以生物-心理-社会医学模式为指导，注重对人的整体健康的关注，重视人的生物、心理、社会各个层面的问题，满足个体及群体的整体健康需要与需求，而不只是关注"疾病"。本章重点应理解生物-心理-社会医学模式，并贯穿于以人为中心健康照顾应诊的全过程。明确全科医生应诊的主要任务及全科临床思维的特点。理解以健康为导向的团队一起创建合理的治疗环境运作"医疗之家"，为患者提供多元化的协作服务，实现向健康转化和患者个性化的健康目标的意义。

重点提示：以人为中心的生物-心理-社会医学模式的思维方式和服务意识，在临床思维的应诊过程中，时刻关注患者的宏观和微观世界；以生物、心理、社会层面"全方位"的思维模式满足患者的需求。

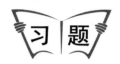

习题

一、选择题

【A1/A2 型题】

1. 医生用心倾听患者诉说，引导问句时一般采用哪种引导方式
   A. 封闭式　　B. 开放式　　　C. 渐进深入式　　D. 迂回式　　　E. 间断式

2. 以人为中心的接诊模式中"病患"是指
   A. 生物学指标　　　　　B. 个人的情感与体验
   C. 社会人的认识　　　　D. 他人的体验
   E. 以问题为中心

3. 全科医生的诊疗模式是
   A. 以疾病为中心　　　　　B. 以家庭为中心
   C. 以社区为中心　　　　　D. 以患者为中心
   E. 以问题为中心

4. 下列哪项不是全科医生应诊的主要任务
   A. 确认并处理现患问题　　B. 提供机会性预防
   C. 改善患者的就医和遵医行为　D. 对家庭功能进行常规评价
   E. 管理连续性问题

5. 增强患者遵医行为的因素是
   A. 对用药方法误解　　　　B. 经济上难以承受
   C. 无经济问题　　　　　　D. 缺少家庭支持
   E. 对医生的信任感不足

6. 患者对医生的期望不包括的是
   A. 需要医生为之解除病痛　　B. 需要医生提供其他方面的帮助
   C. 要求与医生有情感交流　　D. 医生的权威和命令
   E. 需要医生的支持和理解

7. 开放式问诊 BATHE 问诊法的内容
   A. 关注患者的背景、情感、认知　B. 关注患者的疾病
   C. 医生主导患者用药　　　　　　D. 医生诱导患者模式
   E. 不需要患者的参与

8. 关于 LEARN 模式的接诊过程描述正确的是
   A. 能让患者充分理解并接受疾病的诊疗过程
   B. 关注患者的疾病
   C. 理解患者的就医行为
   D. 主要为医生对疾病负责

E. 医生主导方案

二、思考题

1. 全科医生如何才能为患者提供以人为本的健康照顾?

2. 全科医生在应诊时的主要任务是什么?

3. 全科医生的临床思维要点是什么?

4. 全科医生的健康团队的含义是什么?

扫码"练一练"

（乔学斌　史卫红）

第三章　以家庭为单位的健康照顾

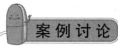

学习目标

1. **掌握**　家庭的定义、家庭的结构、家庭的功能、家庭对健康的影响、家庭生活周期的健康照顾及其特点。

2. **熟悉**　家庭的权利结构、家庭资源、家庭生活事件、家庭危机、家庭评估的内容。

3. 具备以家庭为单位的健康照顾的服务理念；能够分析影响家庭成员健康的因素；能够开展家庭访视；能够运用家系图、家庭圈、家庭关怀度指数量表进行家庭评估。

第一节　家庭的定义、结构与功能

案例讨论

[**案例**] 张某，男，7岁。4个月来多次突发腹痛，皆由父母陪同要求全科医生予以急诊处理，然而所有的物理诊断和实验室及影像学检查均无阳性发现。经医生与其父母的深入交谈（采集病史）发现几年前曾发生类似腹痛数次，近2个月该儿童腹痛均发生于父母激烈争吵之时，而该儿童腹痛的突发使其父母的争吵暂时停止。

[**讨论**]

谁是真正的患者？

一、家庭的定义

家庭是社会的基本结构和功能单位。传统观念认为，家庭是在同一处居住，靠血缘、婚姻或收养关系联系在一起，由两个或更多人组成的社会基本单位。但随着社会的发展，家庭的关系远远超出了单纯的血缘、婚姻或收养关系，家庭的定义也发生了一定的变化，目前比较公认的家庭定义是家庭是一种重要的关系，是由一个或多个有密切血缘、婚姻、收养或朋友关系的个体组成的社会团体中最小的基本单位，是家庭成员共同生活、彼此依赖的场所。

二、家庭的结构

（一）家庭的外部结构

家庭可分为核心家庭、主干家庭、联合家庭和其他家庭。

核心家庭是指由父母与未婚子女组成的家庭，也包括无子女夫妇和养父母及其养子女组成的家庭。核心家庭是我国现阶段最典型的家庭类型。核心家庭类型的优点是家庭成员少，规模小、家庭关系简单、家庭内部只有一个权力中心，缺点是相对缺少家庭资源、家

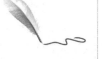

扫码"看一看"

庭关系存在亲密与脆弱的双重性。

主干家庭是由一对已婚子女同其父母、未婚子女或未婚兄弟姐妹构成的家庭，包括父和（或）母和一对已婚子女及其孩子所组成的家庭，以及一对夫妇同其未婚兄弟姐妹所组成的家庭。

联合家庭是由至少两对或两对以上同代夫妇及其未婚子女组成的家庭，包括由父母和几对已婚子女及孙子女构成的家庭，两对以上已婚兄弟姐妹组成的家庭等。

主干家庭和联合家庭也统称为扩展家庭。扩展家庭的缺点是家庭成员众多，家庭关系较为复杂，易发生各种家庭内部矛盾，但其优点也比较明显，家庭内外资源相对较多，有利于克服家庭危机。

其他家庭包括单身家庭、单亲家庭、重组家庭、丁克家庭、同居家庭、空巢家庭、同性恋家庭、少年家庭、群居家庭等。随着社会发展，家庭形式日益增多。这些家庭虽然形式多样，但都具备家庭的主要特征，执行着家庭的主要功能。

（二）家庭的内部结构

家庭的内部结构包括家庭角色、家庭沟通交流方式、家庭权利结构和家庭价值观四个方面。

1. 家庭角色　是指家庭成员在家庭中的特定身份，反映其在家庭中的相对位置和与其他成员之间的相互关系。需要注意的是，一个家庭成员往往同时存在几种角色，如母亲角色，可能还是女儿、妻子等其他的角色，家庭成员对各个角色的期望值不同。另外，家庭角色会不断变化，如婚前单纯的女儿角色在结婚后就同时承担女儿、妻子、儿媳甚至母亲的角色。

2. 沟通交流方式　家庭沟通交流是指家庭成员之间相互交换情感、思想、需要和愿望等各种个人信息的过程。沟通方式包括语言沟通和非语言沟通两种主要形式。沟通内容包括情感性沟通和机械性沟通。良好而有效的沟通交流有助于增进家庭成员之间的相互了解，能够及时发现家庭矛盾并解决家庭问题，有利于家庭成员之间建立亲密的关系，维持家庭的稳定。

3. 家庭权利结构　权利结构是指一个家庭成员影响家庭和其他成员的能力，反映了谁是家庭的决策者以及在作出决定时家庭成员的相互作用的方式。家庭权利结构可分为传统权威型、工具权威型、情感权威型和分享权威型。传统权威型是指由家庭所在的社会文化传统规定所形成的权威，如传统上父亲当家作主的形式；工具权威型是指负责供给家庭的人是家庭的权威；情感权威型是家庭感情生活中起决定作用的人担当决策者；分享权威型是指家庭成员之间分享权力和责任，共同商议做出决定的一种形式。分享权威型的民主程度较高，值得推崇。

4. 家庭价值观　家庭成员在长期共同生活中或相同的文化背景下所形成的一种家庭判断是非的标准以及对某件事情所持的态度。家庭价值观可影响家庭角色的分配方式和执行方式，同时还影响家庭的健康观、疾病观和对外界各种干预的反应方式。

三、家庭的功能

1. 满足情感需要　家庭成员通过情感和血缘联系在一起，相互之间通过有效沟通、相互支持、相互关爱、共同生活和娱乐等多种形式满足爱与被爱的需要。情感功能是形成和

扫码"看一看"

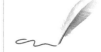

维持家庭的重要基础，家庭成员归属感与安全感的建立、爱的培植和表现、品德和情操的养成都离不开家庭。

2. 赋予成员地位 父母的合法婚姻本身就给予了子女一个合法的地位。

3. 经济支持 家庭通过提供和分配经济资源，以满足家庭成员对衣、食、住、行等多方面的生活需要。

4. 生殖与性需要的调节 生养子女、繁衍后代是家庭的一项基本功能，只有基于这个功能，人类社会才能不断延续和得以发展。家庭同时还满足了人对性的需要，具有调节和控制性行为的功能，有助于稳定社会关系。

5. 社会化功能 社会化是个体通过社会交往和学习社会角色而把自己融入群体中的过程。家庭具有将其成员培养成合格的社会成员的社会功能。家庭是孩子社会化的主要场所之一，家庭为孩子提供最初和最基本的社会教育，帮助其完成社会化，家庭还影响家庭成员有关社会的知识、态度、信念和行为的形成。

6. 抚养和赡养家庭成员 家庭具有抚养子女和赡养老人的功能，通过抚养和赡养功能，保证人类和社会得以延续。

第二节　家庭与健康

一、家庭资源

家庭资源是家庭为了维持其基本功能，应付压力事件和危机状态所需要的物质和精神上的支持。家庭资源可分为家庭内资源和家庭外资源。患者及其家庭成员在其发展过程中遇到各种压力事件或疾病时，需要在其家庭内或家庭外寻求各种支持和帮助，这就是在寻求和利用家庭的内外资源。

（一）家庭内资源

家庭内资源一般包括以下几个方面。

经济支持：指家庭对成员提供的各种金钱和财物的支持。

维护支持：指家庭对其成员名誉、地位、权力和健康的维护和支持。

医疗处理：指为家人提供及安排医疗照顾。

结构支持：指家庭住所或设施的改变，以适应患病成员需求。

（二）家庭外资源

家庭外资源一般包括以下几个方面。

社会资源：指亲朋好友及社会团体的关怀与支持。

经济资源：指来自家庭之外的收入、赞助、保险、福利等。

文化资源：指文化、传统、习俗教育等方面的支持。

宗教资源：指来自宗教信仰、宗教团体的支持。

教育资源：指教育制度、方式、水平等。

环境资源：指居所的环境、社区设施、公共环境等。

医疗资源：指医疗保健机构、卫生保健制度及卫生服务的可及性、可用性。

二、家庭生活压力事件

（一）家庭压力事件

家庭既提供生活资源的来源，也是压力事件的重要来源。一般把生活压力事件分为家庭生活压力事件、个人生活压力事件、工作生活压力事件和经济生活压力事件四类（表3-1）。

表3-1　生活压力事件评分

家庭生活压力事件	评分	个人生活压力事件	评分	工作生活压力事件	评分	经济生活压力事件	评分
丧偶	100	坐牢	63	失业	47	经济地位变化	38
离婚	73	受伤或生病	53	退休	45	借贷大笔款项	31
夫妻分居	65	性生活不协调	39	调整工作	39	取消抵押或贷款	30
直系亲属死亡	63	亲友去世	37	改变工作行业	36	少量抵押和贷款	17
结婚	50	触犯刑法	29	工作责任改变	29		
复婚	45	取得杰出成就	28	与上司闹矛盾	23		
家庭成员生病	44	开始或结束学校教育	26	工作时间或条件改变	20		
怀孕	40	生活条件的改变	25				
新家庭成员诞生	39	改变个人的习惯	24				
一般家庭纠纷	35	迁居	20				
儿女长大离家	29	转学	20				
妻子开始或停止工作	26	娱乐方式的改变	19				
家庭成员居住条件改变	15	宗教活动的改变	19				
		社会活动的改变	18				
		改变睡眠习惯	16				
		饮食习惯改变	15				
		休假	13				
		过重大节日	12				
		轻度违法	11				

（二）家庭危机

生活压力事件作用于个人和家庭时，会导致两者调适不良，出现功能障碍或进入病态。家庭对压力事件的认知程度以及应付压力事件的家庭资源的多少，决定了家庭对压力的调适能力。若家庭资源充足，家庭可通过良好的调适，恢复到原来的平衡状态或达到一个新的平衡，若家庭内、外资源不足或缺乏时，家庭则可能陷入危机状态，即家庭危机。

三、家庭对健康的影响

（一）遗传方面的影响

每个人的健康都会受到家族遗传基因的影响，尤其是一些遗传性疾病和与遗传有关的疾病，如21-三体综合征（唐氏综合征）。

（二）儿童生长发育与社会化的影响

儿童的生理、心理、精神、社会等各方面的发展和成熟都跟家庭有关，如幼年经历家庭变故的儿童易出现各种心理问题和人格缺陷。

（三）家庭环境和生活方式的影响

家庭成员共同生活在同一个小环境内，通过相互影响，往往形成相似的生活方式。良好的家庭环境和生活方式可以减少感染性病原体在家庭的滋生与传播，增强家庭成员的抗病能力，促进身体健康。有研究表明，高盐饮食往往有一定的家庭倾向。

（四）对疾病恢复的影响

家庭为患者提供经济资助和心理支持，对慢性病和伤残的治疗和康复影响很大。许多疾病的治疗和康复过程中，家人的配合与监督，如糖尿病患者血糖的控制常常需要家庭其他成员在饮食上的支持与配合。

（五）对成人发病率和死亡率的影响

家庭的婚姻情况和家庭压力事件不仅影响成人疾病的发生和死亡率，还会影响到家庭及患者对医疗服务的利用程度。

四、家庭生活周期的健康照顾及重点

（一）家庭生活周期的概念

家庭生活周期是指家庭从诞生到消亡的过程。一般人为地将其划分为 8 个阶段，即新婚期、第一个孩子出生、有学龄前儿童、有学龄儿童、有青少年、孩子离家创业、空巢期和退休期。

（二）家庭生活周期常见的健康问题

在家庭生活周期的每个阶段，家庭都面临不同的发展任务，需要家庭成员共同面对，良好的家庭能有效解决各阶段的发展任务，而不良的家庭就不易解决在各发展阶段中出现的矛盾，甚至演变成为家庭发展中的危机，影响家庭成员的健康（表3-2）。

表3-2　家庭生活周期及面临的主要问题

阶段	定义	可能面临的问题	保健重点
1. 新婚期	男女结合	双方适应及沟通 性生活协调 计划生育问题	婚前健康检查 性生活指导 计划生育指导 心理咨询
2. 第一个孩子出生	最大孩子 0~30个月	父母角色的适应 经济压力问题 照顾幼儿的压力 母亲产后恢复	母乳喂养 哺乳期性指导 新生儿喂养 预防接种 婴幼儿营养与发育
3. 有学龄前儿童	最大孩子 30个月~6岁	儿童身心发育 孩子与父母部分分离	合理营养 监测和促进生长发育 疾病防治 形成良好的习惯 防止意外事故
4. 有学龄儿童	最大孩子 6~13岁	儿童身心发展 上学问题	学龄前期儿童的保健 引导儿童正确应对学习压力 合理进行社会化

续表

阶段	定义	可能面临的问题	保健重点
5. 有青少年	最大孩子 13 岁~离家	教育与沟通 性问题及与异性交往和恋爱	防止意外事故 健康生活指导 青春期教育和性教育 防止早婚和早恋
6. 孩子离家创业	最大孩子离家~ 最小孩子离家	与子女关系变为成人间的关系 父母逐渐有孤独感	心理咨询 消除孤独感 定期体检 更年期保健
7. 空巢期	父母独处至退休	恢复仅夫妻两人生活 重新适应婚姻关系 计划退休后的生活 计划与新家庭成员的关系	防止药物成瘾 意外事故防范 定期体检 改变不健康的生活方式
8. 退休期	退休至死亡	经济及生活依赖性增高 面临老年病、衰老、丧偶、死亡	慢性病防治 孤独心理照顾 提高生活自理能力 提高社会生活能力 丧偶期照顾 临终关怀

（三）家庭签约式服务

1. 家庭访视　根据患者与家庭及病情的需要对患者进行家庭访视是许多国家全科医生日常工作的重要组成部分。随着交通和电信业的发展以及基层医疗服务的可及性等变化，全科医生的工作转变为主要以门诊服务为主，家庭访视频率开始下降。

根据家庭访视目的的不同，大致分为三个类别：评估性家庭访视、连续照顾性家庭访视和急诊性家庭访视。评估性家庭访视是对照顾对象的家庭进行评估，常用于有家庭问题或心理问题的患者，以及年老体弱患者的家庭环境考察，通常是一次性的。连续照顾性家庭访视是为患者提供连续性的照顾，主要用于患有慢性病或行动受限的家庭病床患者以及临终的患者，常定期进行。急诊性家庭访视是临时处理的患者或家庭的紧急情况，多为随机开展。

家庭访视的适应证主要包括：初次接诊的新患者、新生儿的家庭、行动不便者、不明原因不遵医嘱的患者、患多种慢性病的老人、有心理-社会问题的患者、某些急症患者、临终的患者及其家庭、需要做家庭结构和功能评价者、需要实施家庭咨询与治疗者等。

2. 家庭咨询　咨询是通过人际交往和人际关系而完成的一种帮助过程、教育过程和增长过程。家庭咨询的对象是整个家庭，而不是家庭中的某个人。家庭咨询的内容是所有成员共同面临的家庭问题，如家庭遗传学咨询、婚姻咨询、患者病情难以控制、生病后情绪反应严重、遭遇紧张事件、家庭关系问题等。全科医生一般要求具备良好的个人品质、丰富的人文社会科学与家庭医学知识、娴熟的人际沟通与组织管理能力、丰富的生活阅历和家庭咨询经验。

3. 家庭病床　家庭病床是医疗单位对适合在家庭条件下进行检查、治疗和护理的某些患者，在其家庭就地建立病床，要求遵循普及与提高相结合、中西医结合，医疗、预防、保健、康复相结合的方针。由于家庭病床弥补了专业医疗机构病床的相对不足，降低了医疗费用，避免了医院住院中的交叉感染。患者在其所熟悉的环境中接受治疗，因此受到了很多家庭和患者的支持和欢迎，尤其是高龄老人、行动不便或卧床者及临终患者。

建立家庭病床的适应证：第一，出院后转回社区仍需治疗的患者，如肿瘤术后需要支持治疗的患者，骨折术后的康复等；第二，慢性疾病需长期治疗的患者，如长期卧床患者；第三，临终期的患者；第四，高龄行动不便老人的常规健康监测和家庭访视。

随着社区卫生服务可及性的增加，越来越多的老年人愿意到社区卫生服务机构中就诊，但是家庭病床作为社区卫生服务的重要形式之一还将继续延续下去，而且患者和家庭对家庭病床服务提出了更高的质量要求。

4. 家庭康复　随着我国社会老龄化程度的加深以及慢性病患病率的增加，人民群众对康复服务的需求也不断增加。家庭康复是全科医生对综合医疗机构出院后的患者在家庭内为其提供后期康复指导甚至终身照顾的卫生服务，使患者尽可能地恢复正常功能，参加社会生活，提高生存质量。尤其适用于农村边远地区以及医院康复服务欠发达地区。

第三节　家庭评估

案例讨论

[案例] 患者，45 岁女性，近 2 个月来，饮食差，入睡困难，胸闷，感觉呼吸困难，心理堵得难受。感觉生活没有意义，提不起兴趣，与同事相处不好，经常哭泣。脸色凝重，目光无神。个人史：该女离异，独自养育 1 子，疼爱之至，并寄予厚望，但孩子调皮、叛离。全科医生对其进行家庭圈、家庭关怀度指数的测定，发现其家庭关系与功能存在一些问题。

[讨论]

1. 如何绘制家庭圈？

2. 如何利用家庭关怀度指数量表评估家庭功能？

一、家庭评估的定义

家庭评估是通过一定的方法来了解家庭的结构状况、家庭所处的家庭生活周期阶段及其已经出现或即将出现的健康问题、家庭资源和家庭的功能情况，是完整家庭照顾的重要组成部分。

二、家庭评估的内容

家庭评估的内容一般包括对家庭结构、家庭功能、家庭资源、家庭生活周期各阶段问题、家庭压力事件的判断。家庭评估有客观评估和主观评估、分析评估和工具评估等几种类型。客观评估是指对家庭客观的环境、背景、条件、结构和功能进行了解和评价。主观评估是指用自我报告或主观测验等方法分别了解家庭成员对家庭的主观感觉、愿望和反应。分析评估是利用家庭学原理、家庭系统理论和家庭发展的一般规律分析家庭的结构和功能状况。工具评估是指利用预先设计好的家庭评估工具评价家庭结构和功能的状况。

三、家庭评估的方法及其应用

目前应用比较广泛的家庭评估方法有家庭基本资料的收集、家系图、家庭圈、家庭关怀度指数（APGAR 问卷）等。

（一）家庭基本资料

全科医生在日常诊疗活动中有目的地了解和收集患者家庭的基本资料，是全科医生做家庭评估最为常用、最为简便的方法。家庭基本资料包括家庭环境状况（家庭住址、居家条件、周边环境、邻里关系、社区服务状况等）、家庭成员基本情况（姓名、性别、年龄、职业、教育、婚姻、家庭角色及主要健康问题等）、家庭经济状况（家庭主要经济来源、人均收入、年均收入、年均开支、年度积累、消费内容、消费观念和经济目标等）、家庭健康生活情况（主要生活方式、家庭健康信念、家庭生活周期、家庭生活事件、自我保健及可利用卫生资源等）。

（二）家系图

家系图一般包括家庭结构、家庭成员疾病及有无家庭遗传倾向、家庭关系及家庭重要事件等，使全科医生能很快掌握患者家族的基本材料。家系图一般比较稳定，变化不会太大，可以作为家庭档案的基本资料保存在病历中。家系图一般包含三代人，既可以从最年轻的一代开始向上追溯，也可以从中间一代开始上下展开，根据不同性别、角色和关系用不同的符号来表示，同代人中年龄大的排在左边，年龄小的排在右边，每个人的符号旁边注明年龄、出生或死亡日期、婚姻状况、遗传病或慢性病资料等。还可以根据需要，在家系图上标明家庭成员的职业、文化程度、主要经济来源的人、家庭重大生活事件及成员主要健康问题等。一般从家系图中可获得以下几个方面的资料：家庭成员的基本资料、家庭人数、家庭结构类型、家庭生活周期、家庭关系、遗传病的发病情况等。家系图是了解家庭客观资料的最佳工具，是家庭健康档案的重要组成部分，一般在 10~15 分钟内可完成，其内容经过不断积累、修改，在全科医疗中被广泛应用。家系图绘制中常用的符号见图 3-1，家系图绘制范例见图 3-2。

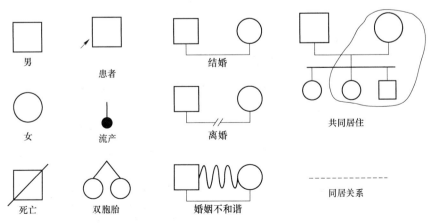

图 3-1　家系图绘制中常用的符号

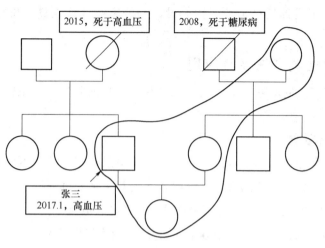

图 3-2　家系图绘制范例

（三）家庭圈

家庭圈是由某个家庭成员（患者）主观描述和评价家庭内情感关系的一种方法。家庭圈的绘制法：先画一个大圈代表患者的家庭，然后在大圈内画出若干小圈，分别代表患者本人和自认为重要的家庭人员，甚至可以在大圈内画出自认为很重要的其他"家庭"成员，如家里的宠物等。小圈的大小反映该成员在家庭内的地位高低或重要性的大小，圈与圈之间的距离反映关系亲密程度。待患者绘制完成家庭圈以后，医生向患者提问题或让患者解释图的含义，医生从中了解患者的家庭情况，家庭圈绘制范例见图 3-3。

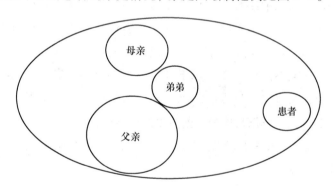

图 3-3　家庭圈绘制范例

（四）家庭关怀度指数

家庭关怀度指数测评量表是一种家庭功能评价的问卷，反映某个家庭成员对家庭功能的主观满意度。家庭关怀度指数测评量表涉及的问题较少，评分容易，可以粗略和快速地评价家庭功能，比较适宜在基层工作中运用。它包括两个部分。

第一部分：测量个人对家庭功能的整体满意度，包括 5 个题目，每个题目代表一项家庭功能，简称 APGAR 问卷（3-3）。APGAR 问卷的具体内容见表 3-4。

表 3-3　APGAR 问卷涉及的指标名称及含义

名称	含义
适应度	家庭遭遇危机时，利用家庭内、外源解决问题的能力
合作度	家庭成员分担责任和共同作出决定的程度

续表

名称	含义
成熟度	家庭成员通过互相支持所达到的身心成熟程度和自我实现的程度
情感度	家庭成员间相爱的程度
亲密度	家庭成员间共享相聚时光、金钱和空间的程度

表 3-4　APGAR 问卷的具体内容

内容	评分		
	2 分（经常）	1 分（有时）	0 分（很少）
1. 当我遭遇困难时，可以从家人处得到满意的帮助	☐	☐	☐
2. 我很满意家人与我讨论各种事情以及分担问题的方式	☐	☐	☐
3. 当我希望从事新的活动或发展时，家人都能接受且给予支持	☐	☐	☐
4. 我很满意家人对我表达情感的方式以及对我的情绪的反应	☐	☐	☐
5. 我很满意家人与我共度时光的方式	☐	☐	☐

以上 5 个问题分别有 3 个可选择的答案，若答"经常这样"得 2 分，"有时这样"得 1 分，"几乎很少"得 0 分。将 5 个问题得分相加，总分 7~10 分表示家庭功能良好，4~6 分表示家庭功能中度障碍，0~3 分表示家庭功能严重障碍。此外，通过分析每个问题的得分情况，可以粗略判断家庭功能障碍的原因，即某方面的家庭功能出了问题。

第二部分：了解受测者与家庭其他成员之间的个别关系，分为良好、较差、恶劣 3 种程度。

本章小结

家庭成员关系及家庭对患者的治疗和康复具有重要意义。以家庭为单位的健康照顾是全科医学的重要服务理念，是全科医学的基本原则之一，也是全科医疗服务的特征所在。本章应重点理解家庭的定义、家庭结构、家庭功能、家庭资源、家庭生活压力事件、家庭对健康的影响、家庭生活周期、家庭评估的内容。

重点提示： 正确分析影响家庭成员健康的因素；开展家庭访视的关键要素；绘制和运用家系图、家庭圈、家庭关怀度指数量表进行家庭评估。

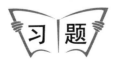

习题

一、选择题

【A1/A2 型题】

1. 由两对或两对以上的同代夫妇及其未婚子女所构成的家庭称为

　　A. 核心家庭　　B. 主干家庭　　C. 联合家庭　　D. 传统家庭　　E. 现代家庭

2. 家庭的内在结构不包括

　　A. 家庭角色　　B. 家庭人数　　C. 权力结构　　D. 沟通类型　　E. 价值观

3. 某家庭历来都由男性掌握家政大权，这个家庭属于哪种权力结构

    A. 工具权威型　　　　　　　　B. 感情权威型

    C. 分享权威型　　　　　　　　D. 传统权威型

    E. 转换权威型

4. 哪项不是家庭的基本功能

    A. 抚养或赡养功能　　　　　　B. 满足情感需要

    C. 社会化　　　　　　　　　　D. 经济功能

    E. 预防疾病

5. 家庭对健康与疾病的影响不包括

    A. 疾病遗传方面　　　　　　　B. 儿童发育方面

    C. 血液类型方面　　　　　　　D. 疾病传播方面

    E. 生活方式方面

6. 根据家庭的不同发展时期，将家庭生活周期分为

    A. 3 个阶段　　　　　　　　　B. 6 个阶段

    C. 7 个阶段　　　　　　　　　D. 8 个阶段

    E. 9 个阶段

7. 青少年性行为是哪类常见的家庭危机

    A. 意外事件引发的　　　　　　B. 家庭发展伴随的

    C. 家庭外在结构问题　　　　　D. 家庭内在结构问题

    E. 与照顾有关的问题

8. 家庭评估的主要目的是

    A. 了解家庭的结构和功能状况　　B. 进行家庭生活干预

    C. 了解家庭发展历史　　　　　　D. 了解患者的家庭矛盾

    E. 了解家庭的人际关系

9. 家系图是

    A. 对家庭结构、遗传史及重要事件的描述

    B. 对家庭功能进行描述

    C. 描述家庭生活周期

    D. 描述家庭资源

    E. 对家庭人际关系情感的描述

10. 家庭圈反映的是

    A. 家庭问题　　　　　　　　　B. 家庭破裂

    C. 家庭危机　　　　　　　　　D. 家庭压力

    E. 家庭结构与关系

二、思考题

1. 一位 8 岁女孩，学生，由母亲带来就诊。诉其 3 岁时就经过上厕所的训练，自 9 个月前，她弟弟出生以来，她就开始尿床。母亲常在夜间唤其上厕所。但最近，女孩夜里上完厕所后仍尿床，并抱怨说"睡眠不好"，并以此为由不愿上学。小女孩 1 年内生活压力评

分达 130 多分。

问题：

（1）引起该女孩问题的原因？

（2）该问题应诊断为什么？

（3）如何处理该女孩的问题？

2. 一位 84 岁的老人因雨天独自外出跌倒而被路人送来就诊。全科医生检查后未发现严重损伤，但是老人经常一人在家，常常孤独无助，时有轻生的念头。医生决定去老人家中进行一次家访，顺便将老人送回家。

问题：

1. 家庭访视的一般步骤是什么？

2. 开展家庭访视的服务内容有哪些？

3. 家庭访视的注意事项有哪些？

（邓雪松）　　扫码"练一练"

第四章　以社区为范围的健康照顾

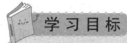

1. **掌握**　社区的概念、COPC 的定义、社区诊断的基本内容、与个体临床诊断的区别。
2. **熟悉**　社区诊断的基本要素、实施过程和意义，社区健康照顾团队的组成和各自职责。
3. **了解**　社区与健康的关系。
4. 学会运用社区与社区调查及社区诊断手段，以有效、群体参与的方式促进社区健康。
5. 具备重视群体健康及普遍公共卫生问题的思维。

人体与环境息息相通，机体随时与外界进行空气、物质、信息的交换。因生活的需要使人群居住在一定的地域，形成了活动的范围——社区。以社区为范围的健康照顾，又称以社区为基础的健康照顾、以社区为范围的服务。社区是影响个人及其家庭健康的重要因素，提供以社区为范围的健康照顾是把社区医学的观念、流行病学的方法与为个人及其家庭提供连续性、综合性、协调性服务的日常医疗保健活动相结合，从个人健康照顾扩大到家庭健康照顾，从家庭健康照顾扩大到社区健康照顾，通过动员社区参与和实施社区卫生服务计划，主动服务于社区中的所有个人和家庭，维护社区健康。提供以社区为范围的健康照顾是全科医学的重要特征之一，以特定社区人群为背景，做好个体和群体相结合的全科医疗服务，称为以社区为基础的基层医疗（community oriented primary care，COPC）。COPC 为全科医生整合个体和群体的健康照顾提供了有效的方法和模式。

知识链接

随着社会老龄化和城市化进程加快，居民不健康生活方式流行，我国居民心血管病危险因素普遍暴露，呈现在低龄化、低收入群体中快速增长及个体聚集趋势。今后 10 年心血管病患病人数仍将快速增长。目前，心血管病死亡占城乡居民总死亡原因的首位，农村为 45.01%，城市为 42.61%。心血管病负担日渐加重，尤其是农村居民的心血管病死亡大幅增加，加强政府主导下的心血管病防治工作刻不容缓。2017 年 2 月 14 日，国务院办公厅发布《中国防治慢性病中长期规划（2017—2025 年）》，为以心血管病为代表的慢性病防治提供了指导性意见，我们应当积极贯彻执行。

第一节　社区及社区健康问题

一、社区的定义及要素

（一）社区的定义

社区是伴随着人类的出现而产生，在上古氏族社会就有了社区的雏形，人群是构成社区的重要元素。社区是社会学中的重要概念。多年来，在不同的历史时期、不同的研究和

扫码"看一看"

应用领域，对社区的定义有所不同。

社会学界普遍认同社区的概念起源于德国著名社会学家滕尼斯1887年出版的著作——《共同体与社会》。该著作中将社区定义为"以家庭为单位的历史共同体，是血缘共同体和地缘共同体的结合"。

我国社会学家费孝通教授将社区定义为："社区是若干社会群体（家庭、氏族）或社会组织（机关、团体）聚集在某一地域里所形成的一个生活上相互关联的大集体。"社区不全同于行政区域划分，更趋于是一组共同生活、具有共同特征和共同需求的区域人群组成的社会。聚集在这一地域的社会群体，生活上互相关联，从事文化、经济、政治等社会实体活动。

世界卫生组织（WHO）于1978年在阿拉木图召开的国际基层卫生保健大会上将社区定义为："社区是以某种经济的、文化的、种族的或某种社会凝聚力，使人们生活在一起的一种社会组织或团体。"WHO认为，一个具有代表性的社区，人口为10万~30万，面积5000~50000km^2。社区可以大到一个国家，小到一个街道。社区有共同的利益需求、共同的服务，如交通、学校、经济交往等，同时面临共同的问题，如环境卫生、教育、医疗设施等。长居社区的人群，产生共同的习俗及生活方式，为了达到共同的目标，社区必须组织起来相互合作、集体行动、共同发展。不同的社区，具有特征性的文化背景、生活制度和管理机制，形成了人们的健康观念和行为模式。

从社区卫生服务的角度看，目前国际上对社区定义采用最多的是WHO对社区的定义，而国内多采用费孝通对社区的定义。不管采用哪一种社区定义，其最核心的内涵是社区中的人们具有某种内在的联系。

（二）构成要素

1. 一定的地域　一定的地理区域范围，为社区人群进行生产和生活活动提供场所，至于其面积的大小没有一定的标准。WHO提出的社区面积为5000~50000km^2。

2. 一定数量的人群　人群是社区的主体，有血缘关系、有家族性、有一定的社会关系，以某种生产关系为基础而聚集在一起。社区人口的数量无一定的要求，但WHO认为，一个有代表性的社区，其人口数量为10万~30万。

3. 一定的生活服务设施　社区生活服务设施包括学校、文化市场、医院、交通、通讯、商业网点等。这些生活服务设施可以满足居民的物质需要和精神需要，也是社区成熟度的重要指标。

4. 特定的生活方式和文化背景　由于长期生活在同一地域，社区居民有某些共同的需要，如物质生活、精神生活、社会生活等；也有某些共同的问题，如生活状况、教育水平、卫生服务、环境污染问题等。他们往往有一些相同的生活方式，因此他们不仅具有一定的共同利益，而且具有特有的行为准则、文化背景，以维持人际关系的相互协调。

5. 一定的生活制度和管理机构　为满足社区居民的需要和解决社区面临的问题，社区应建立特定的生活制度和规章制度。社区管理机构如街道办事处、居委会和各种社团组织，可保障制度的落实，是开展社区医疗保健的组织保证。

社区的五个要素中，人群和地域是两个关键要素。社区人群、地域的大小往往有较大的不同，但任何社区一般都具有以上几个要素，使社区成为一个有组织的社会实体。

（三）社区的类型

社区一般可分为生活型社区和功能型社区两种类型。生活型社区又叫地域型社区，是根据居民居住的区域不同而形成不同的社区，如省、县、街道、乡镇、居委会等。功能型社区是由不同的个体因某种共同特征，包括共同的兴趣、利益、价值观或职业等而发生相互联系形成，如学校、工厂、军队等。

我国目前又将生活型社区分为三个基本的小的类型，即城市社区、农村社区和城镇社区。

从社区的分型可以看出，社区的范围可大可小，人群的数量也可多可少。在全科医疗实践中，要确定社区的范围，需要考虑多种因素。

二、社区影响健康的因素

健康问题，不仅要考虑到疾病和伤害，而且需要关心所在社区可能威胁到自身健康的各种因素。人类可通过不断地认识自然，并能动地改造自然，甚至这种改造会直接影响环境的生态平衡，使社区的环境改变。20世纪中期之前，影响人类健康的突出问题是传染病。科技发展基本控制传染病后，人们的生活水平提高，疾病谱也发生了转变，迎来了慢性病时代。悄然而至的慢性病，往往在人们还未觉察时，就不知不觉侵犯到人体健康。因此，重新认识健康，认识社区生态环境的隐患及其影响人体健康的因素，有利于对慢性病的预防（图4-1）。

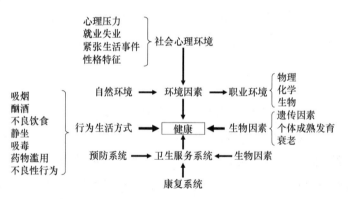

图4-1　影响人体健康的因素

（一）生活方式与健康

生活方式是指个人的行为模式，具有遗传性、社会性、民族性、时代性等特征，是同经济、文化、政治等因素相互作用而形成的。生活方式因素是指因自身不良行为和生活方式，直接或间接给健康带来的不利影响，受社会、心理的影响，逐渐形成习惯，严重地影响人体健康，造成社会危害。世界卫生组织经研究提示：影响个人健康和寿命有四大因素中，生活方式占60%。在生物、环境、社会、心理和生活方式等诸多致病因素中，生活方式冠居榜首，还直接或间接参与其他致病因素的发病过程。社会经济、文化和医疗卫生事业的发展，使全球疾病死亡原因发生了根本的变化，威胁人类健康的主要疾病，已不再是传染病，而被心脑血管疾病和恶性肿瘤所取代，这些疾病的病因近一半是不良行为和生活方式因素。据报道，我国的疾病构成也发生了很大变化，1985年城市前3位死因是心脏病、脑血管病和恶性肿瘤，病因第一位是行为和生活方式因素，其次是生物、环境和保健服务，美国前10位死因中，其致病因素50%与行为和生活方式有关。行为和生活方式对健康的影响，除了具有潜袭性、累积性的特点外，还具有广泛性和持久性等特点。因此，控制减少不良生活方式的行为因素对人群健康的影响，是全科医生的重要任务之一，目前我国社区主要存在以下不良行为。

1. 吸烟 WHO曾把吸烟称为20世纪的瘟疫，是慢性自杀行为，吸烟是导致失能和早死的主要原因。长期大量吸烟可引发肺癌、支气管炎、肺气肿、缺血性心脏病、胃和十二指肠溃疡、脑血管意外等。吸烟不仅使吸烟者本人受害，还危及他人及全社会的健康，被动吸烟的孕妇可导致胎儿长期处于低氧致病环境、智力发育受阻，早产和低体重儿出生概率增加（是不吸烟孕妇的2倍）。在公众场所弥漫的烟雾是许多重金属污染物、多环芳烃、亚硝胺等的载体，引起被动吸烟者血氧含量下降、免疫功能改变，诱发癌症。吸烟也是导致火灾等恶性意外事件的原因之一。

知识拓展

　　2017年，来自英国癌症研究所和伦敦大学Wolfson预防医学研究所以及香港科技大学的研究人员合作，通过对囊括141项队列，涉及近700万人的55篇论文的荟萃分析发现，抽烟会显著增加人们患心血管疾病的风险，但与抽烟量关系不大。具体来说，虽然每天抽20支烟支会使男性增加127%的冠心病风险，使女性增加295%的冠心病风险，但是每天就算只抽一支烟也仍旧会使男性冠心病风险增加74%，女性增加119%。这一发现发表在权威医学期刊《英国医学杂志》上。

2. 酗酒 酒精是一种常见的社会性成瘾物质，过量的、无节制的饮酒称为酗酒，其对健康的危害分为急性和慢性两类。急性危害可导致乙醇中毒、损伤、车祸、斗殴和意外死亡等；慢性危害有乙醇慢性中毒综合征、肝硬化、心血管病和神经精神疾患等。酗酒还可导致营养摄入不足及生殖器官的直接毒性；长期酗酒引起的酒精性肝炎、肝硬化、脑血管疾病以及酗酒同时大量吸烟的协同性致癌作用是导致成年人死亡的重要原因。酗酒者的病态行为是构成社会治安恶化、家庭暴力、违法乱纪、交通事故的重要原因。

3. 静坐生活方式 静坐生活方式是指在工作、家务、交通行程期间或在休闲时间内，不进行任何体力活动或仅有非常少的体力活动。静坐生活方式的危害表现在静坐生活方式者如果同时又进食高脂肪膳食，最直接的后果就是引起体重增加和代谢紊乱，进而导致肥胖、高胆固醇血症及血糖升高，后者作为主要的危险因素导致心脑血管疾病、糖尿病、乳腺癌、结肠癌等慢性病的大量发生。此外，缺乏体力活动还会导致骨质疏松、情绪低落、关节炎等疾病，也会引起生活质量下降、缩短寿命等后果。

4. 不良饮食习惯 缺乏合理饮食的认知，营养过剩或营养失调，是心脑血管病、高血压、糖尿病、痛风的主要病因。在一些社区，饮食还着重于高盐提味，以咸菜、腌菜、辛辣为主，少食新鲜蔬菜等，这些不良饮食习惯是贫血、维生素缺乏、佝偻病、高血压以及体质虚弱的原因。膳食不均衡及不良饮食习惯是慢性病高发的诱因，全科医生应根据不同社区的不良饮食习惯进行健康教育，使之形成健康的饮食习惯。提倡合理营养、平衡膳食，不暴饮暴食、偏食和忌食，促进人群健康。

5. 不良性行为 性放纵和性行为改变、多性恋以及性交易等使性传播疾病和人类免疫缺陷病毒感染途径复杂多样，社会交往及交通运输业的发达，使性病播散速度加快。加强健康教育，使社区人群树立良好的道德观念和自我保健意识，不与娼妓及性伴侣多的人发生性关系，使用安全套，阻断性病的传播。

6. 药物滥用 是指不在医生指导下随意或不适当使用心理激动（致幻）剂，直至产生成瘾或有成瘾趋势的一类行为。医疗需求增高及医疗缺乏规范化，出现了药物滥用。通过各种渠道，得到繁多的药品，滥用药品，造成了药物的依赖及不良反应发生，甚至造成了疾病，如吸毒。吸毒对健康的危害主要表现：①严重损害吸毒者的健康。一次大剂量吸入毒品导致中枢神经系统过度兴奋而衰竭或过度抑制而麻痹，严重者可导致死亡。长期摄入毒品会引起大脑器质性病变，形成器质性精神障碍。②吸毒成为重要的传播途径。静脉注射吸毒者因共用注射器，导致艾滋病、乙型肝炎等传染性疾病在吸毒人群中高发。全科医生有义务管好病、用好药、合理用药，做好社区禁毒、戒毒宣传，告诫人们远离毒品、珍惜生命。

> **知识链接**
>
> 有研究数据表明，不喜欢运动者平静时每分钟输出血量约 5000ml，剧烈运动时约为 20000ml，而经常运动者剧烈运动时每分钟输出血量则可以达到 35000ml。而青春期是体育锻炼效果比较理想的时期，如果在青春期加强体育锻炼，那么运动的好处将延续他的一生。经常运动能够让大脑的兴奋与抑制过程进行合理的交替，在保持神经系统兴奋度的同时，避免了神经系统的过度紧张，从而达到消除疲劳、让头脑保持清醒的目的。在运动中所有的注意力都会集中在如何运动上，从而可以抛弃其他一切思想和情绪负担。另外，运动可以提高睡眠质量，保证在清醒时有充足的精力，这对于学习来说极为重要。

（二）环境因素与健康

自然环境和社会环境共同构成人类的行为环境，是人类行为的基本要素之一。人类行为是环境刺激作用于机体的产物，这就决定了环境因素必将对人类行为的形成和发展产生重要的影响，也越来越显示其与社区人群健康密切相关，环境因素包含了自然环境、人为环境、社会环境因素和健康照顾系统。

1. 自然环境因素对健康的影响 自然环境是指直接或间接影响人类的一切自然物质及其能量的总和，是人类和一切生物赖以生存和发展的物质基础。但自然环境因素中有特殊的地理和气候因素给人类健康带来危害。如血吸虫病、钩端螺旋体病、出血热等，都因特定的生态环境适合于这些病原体的繁殖或传播而流行；又如流行于畜牧社区的布氏菌病、包虫病，是因为环境为其提供了牛羊成群的中间宿主；蛔虫病、蛲虫病流行于卫生环境较差的农村社区；地方病在特定的社区流行。还可因为地质环境中的某些元素分布不均匀，造成一些地区水和土壤中某些元素过多或过少，而引起生物地球化学性疾病。

2. 人为环境因素对健康的影响 由于人为因素，使环境中原有的成分或形态发生变异，环境质量下降，扰乱并破坏生态系统及其平衡，造成对人体健康直接或间接乃至潜在的影响，这种现象称为环境污染。如噪声对人体健康的影响，工业性噪声、交通性噪声、生活性噪声、音乐性噪声等。长期性噪声侵扰，使人患"噪声综合征"。污染物对人体健康的危害，目前污染环境物的来源主要有生产性污染物、生活性污染物和放射性污染物。环境污染对人体健康的损害，一般表现为特异性损害和非特异性损害两种。前者指环境污染大量扩散、释放或持续堆积，引起急性或慢性中毒。由于人体对污染物的敏感性不同，一般具有致畸形作用、致突变作用和致癌作用等。非特异性损害主要表现在某些多发病的发病率增高，人体抵抗力和劳动力下降。

3. 社会环境因素对健康的影响　社会环境因素由社会的政治、经济、文化、教育、人口、风俗习惯等社会因素构成。社会因素对人的健康与疾病具有重要的影响。社会环境因素主要涵盖社区的经济发展、文化背景和社会心理因素。

（1）经济因素　社会经济与健康的关系是辨证统一的关系。一方面，经济的发展为人民的健康水平提供物质基础；另一方面，人民的健康对生产力的发展和经济的繁荣起着决定性的作用。但经济发展和生活方式的改变也带来了新的健康问题，如心脑血管病、肥胖病、糖尿病、空调病、电视综合征、交通事故、运动缺乏症等，严重影响群体的健康；相反，经济欠发达社区，如营养不良、贫血、佝偻病、无机盐缺乏等贫穷病多发，也严重地威胁人群健康；另因病致贫、因病返贫，也会制约社区劳动力及经济的发展。

（2）文化背景　文化系指人类创造的一切财富，可归纳为物质文化和精神文化。文化具有上层建筑的属性及其自身的客观规律，人们的信仰、观念、价值等意识形态，以及与之相适应的制度和组织形式，如法律、教育、宗教和艺术等，均属文化范畴。

文化教育在许多方面影响和作用于人类的社会活动，影响着人类的健康。健康与健康观念和文化教育、文化素质有直接关系，特别是人的卫生习惯、风俗习惯和良好习惯的养成，往往反映人的文化素质和教育层次，不珍惜健康和缺乏自我保健意识的人又多与其文化水平有关。

全科医生应实施长期的健康教育活动，以促进社区移风易俗，提高社区人群的健康。

（3）社会心理因素　心理因素是指在特定的社会环境条件下，导致人体在社会行为及系统器官功能方面产生变化的因素。心理因素与健康着重研究人体内在情绪对周围环境和事物的态度和观念，强调个体心理状态如何去适应外在环境的改变，使人体和变动着的社会环境形成协调统一的整体，因此，心理因素常与社会环境联系在一起。

当诸多心理因素刺激超过了人类自我调节功能即可成为致病因素，从而引起人体功能或器质性损伤。社会生活中受到精神打击、心理应激等，常是冠心病、心绞痛发作、心肌梗死及心源性猝死的诱因。心理冲突不仅对肿瘤的发生起一定的作用，而且对肿瘤的发展也起很大的作用。世界卫生组织根据当今世界流行病学研究以及现代医学、行为科学、医学心理学、社会学和健康学的研究进展，明确提出影响人类健康的主要因素之一是心理因素，并提出保护人类健康、预防现代病的战略措施是开展心理健康教育。世界卫生组织还指出：健康的一半是心理健康。

社区医生应该认识到，心理因素是多因多果疾病的常见原因，要促使人们树立积极乐观的人生观，顺应自然，保持平静心态，具备一定的承受力，才能守护健康。

4. 健康照顾系统　人群的健康状况与社区的健康照顾系统密切相关。社区的健康照顾系统，是指社区的卫生、医疗和卫生人力的统筹安排等。其服务功能分为保健功能和社会功能。保健功能：通过预防、治疗、康复及健康教育等措施，降低人群的发病率和死亡率；通过生理、心理及社会全方位的保健措施，维护人群健康，提高生命质量。社会功能：首先，使患者康复、恢复劳动力，提高生产力水平；其次，消除患者对疾病的焦虑、恐惧，维护人群健康的同时有利于社会的安定；再次，是对患者疾苦的解脱和心理安慰，使人们体验到社会支持的存在，有利于社会凝聚力的增强。人群能否得到有效的健康照顾，与社区有无高水平的全科医生及医疗的可及性等密切相关，后者是确保常见病、多发病能否在社区得到合理治疗的关键。社区健康照顾机构对人群健康影响的大小，显示了人们在那里是否能够得到及时、有效的治疗，或在社区是否被推诿、耽误救治，且反映了治疗措施的费用是否与患者的经济及承担能力相适应。

（三）生物因素与健康

生物因素主要是指各种病原微生物（细菌、病毒、支原体、立克次体、螺旋体、真菌等）和寄生虫（原虫、蠕虫）等。从古代到本世纪初，人类死亡的主要原因是病原微生物引起的传染病及感染性疾病。随着对疾病认识的不断加深，现已明确某些遗传和非遗传的内在缺陷也可导致人体发育畸形、代谢障碍、内分泌失调和免疫功能异常等。

1. 传染病对健康影响　病原微生物可通过水、空气、食物及其他载体侵入人体。污染水源的微生物一般有细菌、病毒、寄生虫、原虫和螺旋体等，多来自人类粪便、排泄物、污水和自然灾害。抗原变异是传染病暴发、流行，甚至大流行的重要原因之一。感染谱的变化导致过去以重度、典型病例为主的传染病，向轻度、非典型病例增多发展，给传染源的发现及控制造成了困难。传染源流动性出现了快、远、广的特点，给传染病的传播和流行提供了便利条件，同时使控制传染源的工作变得十分困难。传播途径的变化表现在途径的多样性、播散的快速性，疫源地范围难以界定。人口流动性增大、基础免疫水平下降导致易感人群的变化。结核病近年亦呈上升趋势，乙型肝炎、丙型肝炎等仍是某些社区的高发病，农村社区青少年及老年人多发；菌痢、流感、狂犬病、疟疾、出血热、血吸虫病、感染性腹泻等时有发生；风疹、流行性腮腺炎、水痘、炭疽、布氏杆菌病亦有发病；烈性传染病如霍乱、鼠疫也有报道；新生的严重急性呼吸综合征（SARS）、H7N9禽流感及疯牛病等，依然威胁着世界不同社区人群的健康。对于传染病的预防和管理，是全科医生不可忽视的责任。

2. 慢性病对健康影响　随着生活方式的改变，疾病谱也在发生改变。现以慢性非传染性疾病和退行性疾病为目前人群的主要疾病谱。高血压、心脑血管病、肿瘤、糖尿病、慢性阻塞性肺疾病、风湿病、红斑狼疮等使人们长期遭受疾病折磨，严重地影响了人们的生活质量。随着我国人口老龄化的加剧，慢性病已成为我国多数地区的主要健康问题。传统的医疗保健系统和医疗保健服务的作用有限且费用昂贵，因此全科医生要实施家庭签约，进行慢性病的连续管理，必须使患者及其家庭成为预防和管理慢性病的主要责任承担者。

3. 遗传性疾病对健康影响　随着科技的进步，人类对严重影响人口质量的遗传疾病的种类和基因的认识日益深化。单基因病被发现的病种越来越多，目前已知的有6500多种。新发现的遗传病，每年仍在递增，遗传性疾病已占疾病数的10%以上。如果从人群中的患病率来估计，有3%~5%的人患某种单基因病，15%~20%的人患某种多基因病，约1%的人患染色体病。即使未受遗传病所累的人，也并非与遗传病无关。据估计，人群中平均每个人都携带有5~6个隐性有害基因，他们虽未患遗传病，却可将这些有害基因向后代传递，所以称为致病性基因携带者。许多常见病，如精神病、糖尿病、动脉粥样硬化、恶性肿瘤等都与遗传相关。近亲繁衍导致遗传病，这种现象在偏远社区、山区并未完全消失。而且由于工业化的进程，我国正面临环境污染的问题，环境污染必将增高基因突变率，这又会增加我国人群的遗传负荷。全科医生在社区卫生服务中，应传播婚前检查、生育指导、围生期保健、宫内诊断等信息，加强健康教育，预防遗传病的发生。

第二节　社区诊断

扫码"看一看"

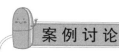

案例讨论

[案例] 某社区居民区流行病学抽样调查被医生诊断过患有不良生活方式病的顺位：高血压 116 人（9.57%）、冠心病 47 人（3.88%），糖尿病 31 人（2.56%），肥胖 22 人（1.82%），肿瘤 8 人（0.66%），脑卒中、慢阻肺各 7 人（0.58%）。高血压危害知晓率仅为 37.90%，知晓其发生与哪些因素有关率为 13.41%，高血压患者定期检测血压率为 5.36%。高血压患病人数 116 人，有家族史者 530 人，体重指数（BMI）≥ 24 者 254 人、血压为正常高限者 56 人，酗酒者 188 人。各高危人群呈现一共同特征，即在 36~60 岁年龄组分布较 6~17 岁、18~35 岁、61 岁以上年龄组多。引人注意的是，有家族史的高危人群呈现低年龄化倾向，6~17 岁组 161 人（30.4%），18~35 岁组 150 人（28.3%）。另外，呈现出男多于女的特点。

[讨论]

1. 调研的结果提示主要的卫生问题是什么？
2. 从哪些方面着手制定防治保健策略？

全科医生在实施 COPC 前，首先要了解所服务社区的特征与不断消除社区内存在的疾病共同隐患，维护社区群体的健康，然后才能制订干预计划。要了解所服务社区居民整体的健康问题并明确社区居民的卫生需要与需求，必须通过社区诊断来实现。

一、社区诊断的定义

社区诊断在我国又称社区卫生诊断，也可称为社区需求评估。每个社区都拥有自身的特征和健康问题，社区诊断就是把社区作为一个被照顾者，社区卫生工作者运用社会学、人类学和流行病学的研究方法，收集社区居民健康状况、社区卫生状况、社区卫生资源、社区居民需求以及卫生服务提供与利用情况等各方面资料，发现社区存在的健康问题，并确定需优先解决的主要健康问题的过程。

社区诊断与临床诊断不同。社区诊断着眼于人群，临床诊断则针对就医的个体患者。社区诊断是社区卫生工作者主动地对社区健康状态进行描述，并确定社区内主要的卫生问题的过程；临床诊断则是临床医生在疾病发生之后，对患者进行物理检查和实验室检查后得出的结论（表 4-1）。

表 4-1　社区诊断与临床诊断的比较

项目	社区诊断	临床诊断
对象	群体、社区环境	个人
问题	事件、反应、健康问题、健康状况	症状、体征
检查	社区资料、社区调查	病史、检体、实验室检查
诊断	以社区健康问题订出社区卫生计划	明确疾病和病因

项目	社区诊断	临床诊断
处理	计划干预、评估效果	治疗方案
流程	与社区交流+记录+调查→社区诊断	病史+体检+实验室检查→临床诊断
目的	预防疾病、促进健康	治愈疾病、缓解症状

二、社区诊断的目的、意义及内容

(一) 社区诊断的目的

(1) 发现社区健康问题，辨明社区卫生服务的需要与需求。

(2) 对社区卫生问题进行排序并确定社区中需要优先解决的卫生问题。

(3) 判断造成社区健康问题的原因，了解解决问题的程度及能力。

(4) 提供符合社区需求的卫生服务计划所需要的资料。

(5) 为社区综合防治效果的评价提供基本数据。

(二) 社区诊断的意义

社区诊断是社区卫生服务工作周期的重要环节。社区诊断完成以后，制定社区卫生服务工作目标。在计划实施后，要对其效果进行评价，检查是否达到了预期的目标。随后又开始新一轮的社区诊断，发现新的卫生问题，如此周而复始、循环往复，不断推动社区卫生服务工作的开展。

(三) 社区诊断的内容

社区诊断的主要内容，是根据以上不同的社区诊断目的来确定的，一般包括以下内容。

1. 确定社区的环境状况　包括自然环境和人文社会环境。自然环境，如安全饮用水、环境污染、家庭居住环境及工作学习环境等；人文社会环境，如社会经济水平、教育水平、家庭结构与功能、社区休闲环境等。

2. 确定社区人群健康状况及其健康问题　采用流行病学和统计学方法，调查社区人群的健康状况、健康行为和生活方式，主要包括社区人口数量与结构，人口自然增长率等；常见病、多发病的发病率、患病率及其构成；主要疾病的死亡率（孕产妇死亡率、新生儿死亡率、婴儿死亡率、年龄别死亡率）及其死因构成；主要卫生问题的构成与顺位；高危人群的主要危险因素；社区居民的生活方式、不良行为以及居民的健康信念与就医习惯；门诊与住院的需求及利用等。

3. 明确社区可利用的资源与可动员的潜力　社区内可用于社区诊断及解决健康问题的资源主要包括以下内容。

(1) 经济资源　指社区整体的经济状况、产业性质、公共设施、交通状况等。经济资源的丰富程度及分布状况直接影响到社区卫生服务的提供、利用和质量。

(2) 机构性资源　社区的机构性资源包括医疗卫生机构，如诊所、卫生院、医院、红十字站、疗养院等；社会慈善机构；社会福利机构如基金会等；文化教育机构；社区团体如协会、工会、宗教团体等。了解这些机构的功能及其对居民的可用性和可及性等信息，有助于社区卫生服务的连续性与协调性发展。

(3) 人力资源　社区的人力资源包括各类医务人员和卫生相关人员，后者如行政人员、居民委员会人员、宗教团体人员等。其中，卫生人员的数量、质量以及工作效率对社区健康水平起着决定性的作用。

（4）社区动员潜力 社区动员潜力是指社区内可动员来为医疗卫生保健服务的人力、物力、财力、技术和信息等资源。包括居民的社区意识、社区权利结构及运用、社区组织的活动、社区居民对卫生事业的关心程度、社区人口的素质与经济能力等。

（5）社区组织、机构和政策支持 社区组织、机构和政策支持包括社区领导层、相关组织机构的理解与支持，对 COPC 有利或不利的政策、法规等。社区卫生服务应善于开发领导层，积极争取有利于发展的政策环境和社区有关部门的理解与支持。

4. 确定应优先解决的社区卫生问题 社区在同一时期所面临的卫生问题是众多的，由于卫生资源的限制，不可能同时解决所有的卫生问题。为了能最大限度地发挥有限资源的作用，需要根据具体情况确定优先解决的问题和制订解决方案。应采用相应的流行病学和统计学方法，对优先解决问题所涉及的人群及其社会、经济、人口等方面的特征进行详尽的描述和分析。

第三节 社区诊断的步骤

一、社区诊断的工作流程

完整的社区诊断工作一般分为七个步骤进行（图 4-2）。

（一）确定社区诊断的目的及工作方案

成立相应的工作小组，确定此次社区诊断的目的、任务和方法及需要的信息和资料，界定所调查的社区及人群，提出工作组织与工作方案，并做好相应的培训和准备工作。

（二）收集社区资料

1. 社区诊断所需的资料信息 社区诊断的内容涉及许多方面，故需收集相应的资料信息。资料的收集应根据主要卫生问题的特点及干预项目的性质来确定，防止盲目地收集所有资料。社区卫生服务中需要收集的资料有如下内容。

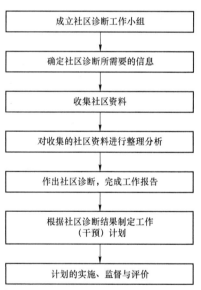

图 4-2 社区诊断基本工作步骤

（1）社区健康状况资料 如患病率、发病率、疾病别发病率、死亡率、死亡原因、平均期望寿命等。

（2）卫生资源情况资料 指卫生服务的覆盖率、公平性、可及性，如卫生费用的数量与来源、医疗卫生机构的数量与分布、卫生技术人员的数量与结构。

（3）卫生服务利用资料 指卫生服务的需要及利用率，如就诊人数、住院人数、住院率、平均住院日及其影响门诊和住院利用的因素等。

（4）行为、生活方式资料 指滥用药物、就医习惯、不良行为与生活方式、健康危险因素、自我保健意识与能力、健康信念模型等。

（5）相关人口学信息 如社区的人口数、性别、人口结构、职业特点、文化程度、重

点人群和高危人群的特征。

（6）社会和经济指标资料　包括收入、就业、生活环境与条件、生活秩序、业余文化生活等方面。

（7）社区背景信息　如地理位置、自然资源、风俗习惯以及交通情况；社区内的政府机构、各类团体分布情况等。

2. 资料的来源　社区卫生服务的资料来源有两种：一是现有的统计资料，二是专项调查资料。

（1）现有的统计资料　包括统计报表、经常性工作记录和既往已做的调查，简单归纳如表4-2。

表4-2　现有统计资料来源

可能的资料来源	内容	注意事项
社区卫生服务中心、服务站，其他基层卫生机构	居民个人健康档案、家庭健康档案、社区健康档案	资料的连续性、完整性、准确性、时效性
疾病控制中心	生命统计资料	标准的一致性
卫生局或医院	疾病现患率	资料分母的定义与范围
疾病控制中心	疾病监测资料	覆盖人口面和代表性
企事业单位、学校	健康体检记录	诊断标准
科研院所	疾病现患及危险因素的调查、研究结果	标准的统一
政府行政部门	有关政策、组织、机构的文件	日期、有效期、保密与否
公安局	出生、死亡资料	死因诊断依据
公安局、统计局	人口学资料	标准化与可比性
交通管理局	交通事故登记资料	分类与标准

首先对现有资料进行质量评价，经确定为可靠、可用的资料后再进行数据分析，得出项目所需的信息。

其优点是方便、易得，但缺点是资料的完整性、准确性、针对性较差。

（2）社区专题调查资料　专题调查是指针对社区的某一问题进行专门的调查，通过对社区进行定性调查和定量调查，可以获得社区居民健康状况调查资料、危险因素调查资料、社会经济状况调查资料等，可分为定性调查和定量调查。

定性调查：常用的方法主要有参与性观察法、深入访谈法、专题小组讨论法和选题小组讨论法等。其特点是研究结果不能以数据来表示，主观性强，不能推论一般，但能获得深入的信息，可以表明某种趋势，对所研究问题具有探索性意义。

定量调查：常用的方法有问卷访谈法、现场自填法和信访法等，其特点是结果可以用数据来表示，较为客观，说服力强，能够推论一般，但不能得出深入的信息资料。

由于社区诊断的被调查对象主要是人群，所以在社区诊断中定性调查与定量调查相结合运用，可对定量调查的结果进行补充，有时还可解决定量调查不能解决的问题。

专题调查的优点是可以对特定的问题及其影响因素进行深入细致的研究，针对性强、准确性好；缺点是现场调查需要消耗大量的人力、物力和财力。

（三）对收集到的社区资料进行整理、分析

首先应对来自不同渠道的资料进行整理、评价，剔除不合格的数据。然后再将符合要求的资料运用卫生统计学和流行病学方法进行统计、分析、归纳、综合，以发现社区存在的问题，综合分析卫生问题的原因。

1. 数据收集　对于已收集的调查问卷、访谈记录或录音等，均必须有专人保管、专人检查，看是否达到指定的要求，如调查问卷应没有缺项、访谈记录或录音应完整等。对不符合要求的调查资料应退回重新收集整理，不符合要求的调查资料的数量控制在总数的10%以下。

2. 数据处理

（1）数据资料的质量评价　对收集到的社区诊断资料，在开始分析之前应先评价数据的可靠性，并通过数据的整理、逻辑检错、垃圾数据处理等手段，把数据变为可供分析的数据库。因数据的来源不同，质量评价的内容也不同。

现有调查资料：应注意评价以下内容。①不同年代的资料所选择的诊断标准是否一致；②本次社区诊断的目的与原收集资料的目的是否一致；③现有资料的完整性，收集的资料有无指标缺失或数据缺失等先天缺陷；④数据覆盖的人口面和代表性等。

专项调查资料：定性资料的评价应重点查看访谈对象的态度与合作程度、访谈环境、主持人访谈技巧及记录的质量，以此评价访谈资料的质量。定量资料在应用时应从调查表设计、调查员质控、被调查者应答态度和调查环境控制四个方面进行评价，以确定收集到的数据质量是否合格、可靠。

（2）数据资料的处理　对于定性调查资料，一般是将定性资料与数据进行半定量转化后再分析，或是将相同及类似的定性资料与数据进行合并及归类后再进一步的分析。对于定量调查资料，一般是利用计算机建立数据库。在建立数据库时，由两个人分别录入数据，然后再互相对照校正，以保证数据录入的准确性。

3. 数据分析　对定性调查的数据，常用描述法、排序法、积分法等进行分析研究。对定量调查的数据，目前国内常用 SPSS 和 SAS 统计分析软件包对数据进行分析。

4. 影响因素分析　在实际工作中，对卫生问题的影响因素进行全面、综合的分析时常用原因树法和鱼骨图法。原因树分析法是一种常用的问题原因分析方法，它往往是采用专家咨询的方法来共同探讨某一问题的原因。

（四）做出社区诊断，完成诊断报告

1. 确定社区健康优先问题　社区在一定时期内所面临的卫生问题是多方面、多层次的。由于卫生资源的有限性，不可能同时解决众多的卫生问题，满足人们多方面的需求。为此，必须根据一定的原则来确定需要优先解决的健康问题，并对其施加必要的干预措施，以达到预期目标。

（1）确定优先问题的原则　根据普遍性（影响范围大）、严重性（最危险的）、有效性（原因清楚，对干预的敏感程度高）、可行性（技术、经济、人力、物质资源）以及群众关注程度、问题的常见性、社会经济效益等方面的综合考虑，来决定优先卫生问题。

普遍性：所确定的需优先解决的卫生问题在社区人群中普遍存在，具有共性的特点，通常是以某种卫生问题发生频率的高低来表示。如使用某种疾病的发病率和患病率高来表示该病受累人群比例大，与该病相关的危险因素分布广，该行为与疾病的结局关系密切。

严重性：该卫生问题对社区居民的健康状况影响较大，造成的后果也较为严重。如某病致残、致死率高；慢性病所致的生活自理能力丧失，生活质量下降，家庭负担过重等。

紧迫性：该卫生问题已引起政府和社区居民的强烈关注，是必须在近期内得到解决的问题。如对儿童进行脊髓灰质炎疫苗的强化免疫。

可干预性：该卫生问题能够通过某些特定的措施加以解决或改善，如通过健康教育，采取首诊测血压以及定期测量血压制度，可以改变社区居民的不良生活习惯和治疗高血压患者，以达到控制高血压和降低心脑血管疾病发生率的目的。

效益性：是指在相对固定的资源条件下，解决该卫生问题所取得的社会效益、经济效益和健康效益，即具有较高的成本效益，如新生儿接种乙肝疫苗可以预防乙肝的发生，被认为具有较高的成本效益。

（2）确定优先问题的依据　依据是对人群健康影响（造成损失）的程度，发病率、就诊人数（率）、住院人数（率）、平均住院天数、致残率、失能率、死亡率、死因构成比、生活质量指标、经济损失指标、医疗保险费支出，以及个人、集体、社会因病而损失的时间和经济收入等指标。

（3）确定优先问题的方法　可使用选题小组方法或德尔斐专家咨询法确定重点卫生问题及其优先顺序。确定重点问题与优先顺序时可使用类似表4-3的评分表，其中每项均按1~5分或1~10分计分，总分越高，优先顺序越靠前。

表4-3　排定优先问题评分表

评价指标	卫生问题1（吸烟）	卫生问题2（高血压）	卫生问题3（感冒）
受影响人群数量（人群数量越大，得分越高）	3	4	5
对受影响人群健康的影响程度（分值越高，越严重）	4	4	2
可能的干预措施效果（效果好，得分高）	3	4	2
服务的供给能力（越弱得分越高）	4	3	3
与政府优先考虑的问题的匹配度（匹配越好，得分越高）	5	5	2
是否具备处理此问题的专业能力，是否有培训工作基础	3	5	4
合计分数	22	25	18

注：此表摘自周建军《社区卫生服务》，北京：高等教育出版社，2013.

具体界定上表的指标评价内涵时要依据调查得到的各种数据，如疾病发病率、患病率、死因构成比等。

2. 确定目标人群　目标人群可分为三级，一级目标人群是他们的行为使自身或其他人处于发生疾病的危险，防治项目想要通过干预策略改变其行为的人群；二级目标人群是影响一级目标人群采取健康行为的人群；三级目标人群是政策制订者、各级政府官员、专业人员等，他们可以通过制订政策、法律和影响活动，促进健康行为。

3. 确定主要的健康危险因素　危险因素是指与健康结局有联系的个体或人群特征及暴露的环境因素，它可以直接观察、直接或间接测量，与发生不良结局的概率（危险性）增加联系。在因果关系中，经常存在着一果多因或一因多果的现象，需加以注意。危险因素可以是不良结局的原因，也可以是不良结局的指征；既可以是病因因素（如孕期高血压与孕妇死亡），也可能仅仅是疾病的促进因素，或仅是统计学上有联系的预测因素（如文盲与围生期死亡）。

任何卫生问题的原因都是多因素的，因此，需要掌握目标人群的主要危险因素，如吸烟、饮酒，社区人群的健康信念、求医行为等。此外，要明确社区的环境状况，包括安全饮用水的普及情况、环境污染情况、家庭居住环境以及各种学习环境等自然环境和经济水平、教育水平、家庭结构与功能、社区的休闲环境等人文社会环境。明确病因类型，确定主要危险因素并进行干预，特别是对行为的干预应成为社区卫生服务的重点工作。

4. 撰写社区诊断报告 通过社区卫生状况调查，将所获得的信息进行分析总结，发现社区存在的主要卫生问题和主要危险因素，做出诊断，形成社区卫生诊断报告。报告中应包括的内容主要有：开展社区诊断的背景、目的、意义，主要社区卫生问题及其问题的大小、严重程度、影响范围，问题的原因以及这些原因中的可控因素和不可控因素，解决该问题的资源与可行性等。

（1）社区诊断报告的基本内容 社区诊断报告的内容因不同的社区情况和不同的调查目的应有所不同，但其基本内容应包括以下几个方面。

①社区的基本情况：包括社区总面积、人口总数、家庭数、男女性别比、年龄分层、民族分布等；社区的经济文化情况，包括社区人均收入、低收入人数、医疗保险覆盖率、学历分布等；社区的环境状况等。

②调查的目的、内容、方法及调查人群。

③调查结果与分析：包括社区居民的健康情况、疾病的死亡率与死因顺位、患病率与疾病顺位、孕产妇/新生儿死亡率、疫苗接种率、不良行为比例、健康知识知晓率等。

④诊断出的主要卫生问题及其原因。

⑤解决主要卫生问题时社区可利用的资源：医院与卫生机构的数目、医护人员的数目、床位数、居委会或社会志愿人员数目、学校或大型企事业单位等。

⑥提出解决问题的策略、方法和建议：包括对卫生政策的改进建议，对目前社区主要疾病的一、二、三级预防，与相关部门的合作，以及在目前社区背景下对社区居民健康的干预计划或干预措施等。

（2）社区诊断报告的撰写要求

①实事求是：在撰写社区诊断报告时最基本、最重要的要求是实事求是，如实地反映社区的情况，如社区高血压、糖尿病的患病率是多少，社区吸烟、肥胖的情况如何。

②共性与个性相结合：每个社区诊断除了以上所写的一些共性问题外，还有各自的特点，如在少数民族聚集的社区情况与汉族社区会有所不同。

③突出重点：在报告中健康问题（疾病与非疾病）必然是重点，特别要突出主要的健康问题，为进一步进行社区卫生服务需求评价提供基础与依据。例如，有的社区（特别是北方）高血压是主要的健康问题，而有的社区（特别是东南沿海）胃肠道疾病是主要的健康问题。

④可行性与可操作性：进行社区诊断的最终目的是为了进行有效的社区干预服务，提高社区的健康水平。因此，撰写社区诊断报告时需要有在目前社区背景下对社区居民健康的干预计划或干预措施的内容，为了使社区干预切实可行，干预计划或干预措施应注意可

行性与可操作性。

（五）制定社区卫生工作（干预）计划

社区卫生计划是根据社区诊断结果，结合社区卫生服务工作的实际情况，为在一定的时间内达到某一个目标，科学地制定本社区卫生服务站（中心）的行动计划。

任何一项计划，无论周期长短都必须有科学的、周密的计划设计。一项完整的社区卫生服务计划包括设计、实施、评价三个基本要素。在做出社区诊断，确定了社区健康问题的优先解决顺序后，就要根据现有的社会资源情况，针对优先解决的问题，设计社区卫生服务计划，确定解决这些问题的最适宜方案，明确规定该方案的组织与实施办法，并制定评价计划效果的相关指标，以评价计划项目的达标情况。

（六）计划的实施、监督与评价

为满足居民卫生服务的需求和社区公共卫生发展的需要，对既定的计划必须认真落实，要逐层分解任务目标，责任到人，对计划实施的全过程加强检查监督，及时发现问题及时解决，对于服务的结果和完成任务的质量加以评价、验收，保证社区诊断工作的全面落实和目标的全面实现。

二、社区诊断的实际意义

社区诊断是全科医生管理疾病的一种医疗行为和手段，也是围绕社区的医疗工作。围绕社区医疗、寻找疾病的危险因素及诱因，以便采取符合于实际的预防措施，达到消除和减少社区的疾病，而并非行政调查和流行病学调查。

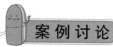 **案 例 讨 论**

[**案例**] 在腹泻高峰季节，腹泻发生率达30%，这并不奇怪，然而主要的易患因素却令人惊奇。唯一具有显著性差异的儿童腹泻因素，是在儿童患腹泻前2周母亲先有腹泻。而那些被认为是儿童腹泻的因素，如家里有动物、这些动物生病了、家里水源种类、储水器种类及垃圾处理等，在这一人群中却不曾有儿童腹泻病例。

[**讨论**]

简述腹泻流行原因调查，思考社区诊断方法有什么特点。

1. 适宜于社区 例如"一个妇女患腹泻时，应做好她的孩子可能患病的准备"。这一行动，社区医生能及时做到、随时处理，对社区医疗很有意义。

2. 便捷、经济 社区诊断操作应适合于基层的卫生服务。不需要先进设备及高级技术，先进设备及研究，并不总能提供人群健康最完善的信息。

3. 公共卫生管理 社区中与疾病和健康相关的公共卫生问题是经常发生的，其产生于人群与生活之中，走进人群、辨明群体的发病机制，是社区医学的创意和有效的公共卫生管理。

4. 适宜于慢性病 当今人类已进入慢性病时代，疾病的发生源自日常的生活行为与危险因素。因此，常抓不懈的社区诊断将是今后早期预防、唯一不患病的途径。

5. 辨明社区表症 在社区诊断的实施过程中，逐渐沉淀出社区的主要疾病及死因，即社区的"表症"，而以其表症寻求本社区的预防目标，制订行动计划和防治重心，成为科学有序的社区卫生管理机制。

6. 提升健康水平 不断发现隐患，持续的健康管理，周而复始的社区诊断，最终必然促进了整体人群健康水平的提升——社区康复。

7. 明确的目的性 社区的一些群体性的卫生问题，必须以社区诊断的方法查明原因，且操作易行、切合实际、有效。

例如，某一社区高血压发病率比其他社区高，经社区诊断调查后，获悉这一社区的人们习惯腌咸菜，得出群体的发病机制"摄盐过多"，通过健康教育、改善旧的生活习惯，使疾病得以控制。因此，社区诊断强调了不同的社区有不同的特征及卫生问题，也是前面谈到的"强调不同社区的不同需求及自主性"。执行社区诊断，需防止偏离了卫生服务的中心工作，导致不切实际的人力和财力的浪费。

三、社区诊断案例示例

1. 社区的基本情况 某社区居民的总人口数为 156 421 人，男性占 56%，女性占 44%，60 岁以上的老人占 8%。经过 6 个月调查，居民的主要死因为肝硬化、脑血管意外、慢性阻塞性肺病等。社区人群贫血的患病率为 30%，肝病患病率 10%，结核病患病率 0.6%，管理率分别为 30%、4% 和 40%。社区门诊就医最多见呼吸系统、消化不良和腹泻疾病等。

综合分析：社区居民的饮食习惯问题是主要健康问题，如以长期食辣椒代替蔬菜、高盐饮食、饭前便后无洗手的习惯、缺乏一般的卫生常识。根据以上情况，着手逐步改善社区的卫生状况，以使社区康复。目前制订首先应解决的健康问题。

2. 解决卫生问题的次序 ①缺乏卫生常识。②不良的饮食习惯问题。③肝病问题及肝病的诊断准确性问题。④肝病、结核病的传播途径问题。

3. 卫生行动计划（立即付诸行动） ①开展健康教育和卫生宣教：通过宣教，让居民懂得饮食合理搭配、注意蛋白摄入、常食多食蔬菜、低盐饮食、饭前便后洗手、不食不洁饮食及瓜果，勤晒被褥、不随地吐痰等卫生常识，讲解有关疾病的普通知识。②对结核病患者进行统一登记管理，实行全程监督治疗。③对肝炎的诊断及鉴别水平的培训。④调查各村医疗站的医疗器械和用品的使用情况及高压消毒问题，以切断医源性血液传播肝炎的途径。

4. 执行和评估卫生计划 包括卫生计划落实如何、执行的效果如何、下一步计划的修改。①卫生宣教力度如何？知识讲解水平怎样？群众是否听懂或乐于接受。②是否充分挖掘了社区资源，其他医疗机构包括妇保、儿保、防疫配合情况，镇、村委会的支持情况。③传染病诊断水平及治疗效果，群众的经济承受能力。④各医疗单位供应消毒程序检查是否合格。⑤各类患病率是否降低，卫生常识水平是否提高。

5. 下一步社区诊断 通过以上实施后的效果评估，结合当前社区的突出健康问题，以制订下一轮社区卫生计划。

以上是一个完整的社区诊断过程的案例，从中可以发现，调查的疾病与实施的卫生计划是完全不同的内容。疾病，即指社区的几大疾病或几大死因；卫生计划，是将要付诸的实际行动，目的是从社区的主要疾病中寻找出其发病的危险因素及预防途径和措施。且社区诊断，是逐步深入探究其致病的原因和导致的因素，终究辨明了问题、管理了疾病、提升了健康水平，且上一次的社区诊断将作为下一步社区诊断的依据和基础，即形成了周而复始的运作。

第四节　以社区为定向的基层医疗

知识链接

　　20世纪40~50年代，南非医生Sydney. L. Kark首次提出以社区为定向的基层医疗（community oriented primary care，COPC）这一概念。他及其同事在南非的Pholela和以色列的KiryatYovel开始对COPC进行了初步的尝试，开展了以社区为范围的综合性的医疗和预防服务。在医学院校的支持下组建了一个多学科的基层医疗团队，包括医生、护士、健康教育者和记录员，应用临床流行病学、社会心理学、基础医学和基层医疗等方法进行社区卫生需求评估，掌握社区卫生状况、人口学、行为和环境等特征，提供综合性的预防、治疗和健康教育等服务，他们不仅成功地实施了COPC，而且取得了良好的效果。Kark等在实践中发现，社区的健康问题与社区的生物性、文化性、社会性特征密切相关，基层医疗不应局限在患者和疾病上，而应注意与社区环境和行为的关系。20世纪80年代Fitzhuangh Mullan报道了COPC在美国实施的情况，并指出COPC的特征是传统的公共卫生与临床医学实践的结合。

一、以社区为定向的基层医疗的定义及基本要素

（一）以社区为定向的基层医疗的定义

以社区为定向的基层医疗（COPC）是指将以个人为单位、以治疗为目的的基层医疗与以社区为范围、重视预防保健的社区医疗两者有机地结合的基层医疗实践，即在基层医疗中，重视社区、环境、行为等因素与个人健康的关系，把服务的范围由狭小的临床医疗扩大到流行病学和社区的观点来提供照顾，COPC是一种将社区和个人的卫生保健结合在一起的系统性照顾策略。COPC的内涵主要包括三个方面：①把握社区居民健康问题及其背景；②将个体与群体健康照顾融为一体；③合理充分地利用社区资源。

（二）COPC的基本特征

COPC是基层医疗的一种服务模式，是社区群体卫生保健与个体卫生保健的结合，其基本特征主要体现在如下方面。

（1）将流行病学、社区医学的理论和方法与临床技术有机地结合。

（2）开展的项目是为社区全体居民健康负责。

（3）通过社区诊断确定社区健康问题及其主要特征。

（4）根据问题解决的优先原则，制订可行的解决方案。

（5）社区参与充分发挥了全科医生作为社区健康协调者的角色，动员社区资源参与COPC实施。

（6）同时关心就医者和未就医者。

（7）保证医疗保健服务的可及性和连续性。

（三）COPC 的基本要素

开展 COPC 一般需要三个基本要素。

1. 一个基层医疗单位 该基层医疗单位（如社区卫生服务中心、街道医院或乡镇卫生院）应能够为社区居民提供可及性、综合性、协调性、连续性和负责性健康照顾。

2. 一个特定的社区或人群 可以是生活型社区或功能型社区，也可以是生活型社区或功能型社区人群中的特定人群。

3. 一个确定及解决社区主要健康问题的实施过程 是指社区诊断和 COPC 的实施过程。

二、以社区为定向的基层医疗的实施与发展等级

（一）COPC 的实施

COPC 的实施过程是一个动态的、周而复始的循环过程，从确定社区及目标人群，到通过社区诊断明确社区特征和需要优先解决的卫生问题，再到卫生服务计划的制订与实施和效果评价。对于 COPC 实施本身来说是动态的过程，而对于社区健康照顾来说，第一个 COPC 实施的终点也将是下一个 COPC 实施过程的起点。COPC 的指导思想就是通过不断更新的社区卫生服务计划实施而不断地追求社区健康新的目标，促进社区人群健康水平的不断提高（图 4-3）。

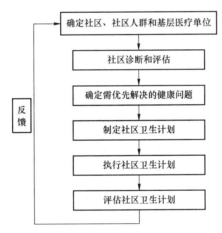

图 4-3 COPC 实施步骤

1. 确定社区和社区人群以及基层医疗单位 实施 COPC 时，首先要确定社区的范围，如确定某个街道、居委会、乡、镇为一社区。在确定社区人群时，全科医生既要考虑整个人群，又要特别关注那些不常来看病的人群的情况。同时，还要确定一个主要负责的基层医疗单位，如确定由街道社区卫生服务中心为负责实施 COPC 的基层医疗单位等。

2. 通过社区诊断，确定社区主要健康问题 确定人群后，全科医生要运用流行病学、卫生统计学的理论和方法评价社区人群的健康问题和主要危险因素、卫生服务状况和可利用的卫生资源，确定社区主要的健康问题。社区健康状态的评价及主要健康问题的确定，除基层医疗单位和全科医生外，还需要与流行病学专家、社会医学专家以及社区行政机构共同讨论研究。

3. 确定需优先解决的健康问题 大多数社区不具备同时解决社区人群中所有健康问题的人力、物力及财力，所以必须集中有限的资源全面综合地解决某一个或者某几个主要的

健康问题。同时应考虑社区的客观需要和居民的需求及社区现有的和潜在的资源，并结合社区居民和相关部门的意见，确定解决问题的优先顺序。

在确定优先解决的健康问题时，应遵循以下五个原则：①普遍性，即所确定的要优先解决的健康问题在社区的人群中普遍存在，而不仅仅局限于某一区域或人群。通常以某种卫生问题发生频率的高低来表示，如疾病的发病率和患病率等。②严重性，即所确定的要优先解决的健康问题对社区内居民的健康状况影响很大，所造成的后果较为严重，如慢性病所致的生活自理能力丧失、生活质量下降、家庭负担过重等。③紧迫性，即所确定的要优先解决的健康问题已经引起了政府的强烈关注，国家出台了相应的政策，要求必须在近期内解决，如对儿童进行脊髓灰质炎疫苗的强化免疫。④可干预性，即所确定的要优先解决的健康问题能够通过某些特定的措施或活动加以解决或改善，如改变不良生活行为习惯可以降低高血压的发生率。⑤效益性，即在相对固定的资源条件下，解决该健康问题所取得的社会效益与经济效益均最佳，即具有较高的成本效益。如给新生儿接种乙肝疫苗可预防乙型肝炎的发生，降低乙型肝炎的发病率。这一干预措施被公认为具有较高的成本效益。

4. 制订社区干预计划 确定优先解决的问题后，应制订社区干预的计划。计划包括确定目的和目标，以及实现目标的策略和方法，即应明确要做什么、何时做、怎样做及由谁来做。应结合社区居民和社区管理机构的意见制订计划方案，以便取得支持，保证计划的落实。计划要尽可能详细，一般分为四步：工作准备、布置任务、实施和评价。

5. 计划实施 COPC实施以基层医疗单位为主，并动员社区各种资源，如慢性病防治机构、健康教育机构、居委会、工会、学校等。政府、其他社会团体的参与尤为重要，COPC的实施要积极争取行政部门的支持。COPC项目的负责人应有较强的社会工作能力，一般由基层的单位负责人和社区管理机构的领导共同承担。

计划实施过程中应注意在实施之前要进行广泛的群众宣传，以调动全体居民的积极性，主动配合COPC的实施。对实施的过程要重点加强监控，监控的目的是提高干预的质量。必须在实施前建立质量监控的技术和评价的方法，计划实施后要及时追踪计划实施情况，评价实施效果，及时调整实施方案。

6. 计划评价 计划评价是指根据预先确定的目标，对整个项目的各项活动的发展和实施、适合程度、效率和效益等进行分析比较，判断目标是否达到以及达到的程度，为方案制订者提供有价值的反馈信息，以改进和调整方案的实施。如未达到目标，其原因是什么，如设定的目标不合理、实施的人员不适当等，对此应做相应的调整，并继续推动计划的执行，直到完成此次COPC的计划。

（二）COPC的五个发展等级

从单纯的基层医疗服务发展到COPC模式，有一个发展的过程，尤其需要医生和社区转变观念，更新知识和服务技能。根据COPC实施的情况，一般把COPC分为五个发展等级。

0级：未开展COPC，无社区的概念，不了解所在社区的健康问题，只对就医的患者提供非连续性的照顾。

1级：对所在社区的健康统计资料有所了解，缺乏社区内个人健康问题的资料，根据医生个人的主观印象确定健康问题的优先顺序及解决方案。

2级：对所在社区的健康问题有进一步的了解，有间接调查得到的社区健康问题资料，具备制订计划和评价的能力。

3级：通过社区调查或建立的健康档案资料能掌握社区90%以上居民的个人健康状况，针对社区内的健康问题采取对策，但缺乏有效的预防策略。

4级：社区每位居民均能建立个人健康档案，掌握个人的健康问题，建立家庭健康档案和社区健康档案，采取有效的预防保健和疾病治疗措施，建立社区内健康问题资料的收集渠道和评价系统，具备解决社区健康问题的能力和协调管理社区资源的能力。

0级是COPC的原始阶段，4级是COPC实施的理想阶段，也是COPC的目标。目前我国大部分医疗单位处于0级和1级阶段之间。

（三）COPC的实施注意事项

（1）COPC的实施必须得到社区组织的广泛支持，社区参与是COPC实施的基础，COPC应将提高社区参与能力作为重点，注重社区各种资源的协调和利用。

（2）COPC的实施需要全科医生具备全科医学的知识、技能，具备一定的社会工作能力，充分发挥团队合作精神，稳步推进COPC的实施。

（3）COPC的实施应在了解社区居民健康状况的基础上进行。

（4）COPC的实施过程中，应加强过程评价，了解进展情况和效果，进行信息反馈，调整计划，达到预期的目的。

（四）COPC的实施条件

国外多年开展COPC的经验证实，COPC的实施应具备保证实施过程顺利进行的各种条件。

（1）来自政府、基金会或个人的资金支持。

（2）有一定的学术力量支持。

（3）知识结构合理、能够开展COPC的社区医疗服务团队。

（4）基层医生/全科医生有积极开展COPC的意愿，并有足够的时间保证。

三、全科医生在以社区为定向的基层医疗中的作用

COPC是全科医生提供完整的社区健康照顾的重要手段。尽管COPC的重要特征是社区参与，但美国七个地区COPC模式研究表明，实施COPC是由全科医生来执行的，而不是由社区本身来执行，每个地区COPC计划至少有一名全科医生参与。全科医生应把提供以社区为导向的基层医疗作为自己的基本职责，这种服务把预防医学的观念、流行病学的方法与为个人及其家庭提供连续性、综合性、协调性服务的日常诊疗活动相结合，通过实施COPC主动服务于社区中的所有个人和家庭，从而维护整个社区的健康。

COPC的实施需要团队合作，需要社区参与，体现了全科医学综合性和协调性等原则。传统的基层医生主要扮演治疗者的角色，面对的主要是个体的患者。在COPC中，全科医生面对整个社区，不仅是医疗者，而且还承担领导者、协调者、教育者、监督者、管理者等多种角色，责任从个人服务扩大到家庭服务，从家庭服务扩大到社区服务。全科医生除临床医学知识外，还应加强流行病学、社区医学、行为医学、环境与职业医学、生态学、社区健康评价等相关知识的学习，以确保全科医生多种角色的发挥和功能的完善。

本章小结

社区卫生服务的需求评价与社区诊断是制订社区卫生服务计划基础和依据。通过社区诊断发现社区存在的健康问题，以及疾病与影响健康的因素之间的关系，并确定需优先解决的主要健康问题。COPC是指基层医疗不应将工作仅仅局限在个人疾病的诊疗上，而应该注意到社区、环境、行为等与个人健康的关系，由狭小的个人健康扩大到社区的健康。理解COPC模式的3个基本要素和实施的5个阶段，4级是理想阶段，为COPC实施的最终目标。

重点提示： 社区诊断是指主要是评估目标社区或人群的生活质量，并确定影响生活质量的主要健康问题；运用目标社区或人群的社会、经济、文化环境，与健康问题相关的政策，以及社区资源写出社区诊断报告，动员社区以及目标人群参与健康教育项目；COPC的5个等级：其中0级是原始阶段，4级是理想阶段，是COPC实施的最终目标。

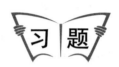

习 题

一、选择题

【A1/A2 型题】

1. 社区结构要素中错误的是
    A. 相对不固定的人群　　　　B. 一定的地域范围
    C. 必需的生活服务设施　　　D. 特定的文化背景
    E. 生活方式和认同意识

2. 以社区为范围的健康照顾必须做到
    A. 对辖区内全部居民进行健康登记
    B. 在社区服务机构内设立诊室
    C. 以一定的人群健康需求为基础，提供个体和群体相结合的服务
    D. 将全体居民健康状况进行健康档案管理
    E. 组成医-护-公卫团队，每日巡回于居民区

3. 社区诊断的资料收集方法不包括
    A. 访谈法　　　　　　　　　B. 观察法
    C. 问卷调查法　　　　　　　D. 案例研究法
    E. 报刊剪辑法

4. 社区诊断可达到的目标不包括
    A. 明确目标人群的有关特征　　B. 明确社区主要卫生问题的范围和程度
    C. 明确应优先解决的卫生问题　D. 确定全面建设社区卫生资源的详细计划
    E. 获取有关组织机构的支持

5. 面对一系列社区健康问题，以下哪项不是确定优先解决问题的原则

A. 问题的普遍性 　　　　　B. 问题严重性

C. 符合成本效益 　　　　　D. 解决的可行性

E. 问题的综合性

6. 社区诊断的主要内容是

A. 社区人群的健康 　　　　B. 卫生需求状况

C. 社区解决健康问题 　　　D. 满足需求的能力

E. 以上所有描述

7. 社会诊断评估的主要内容不包括

A. 社区特点 　　　　　　　B. 人口学特征

C. 社会经济状况 　　　　　D. 家庭结构

E. 文化环境

8. 社区诊断与临床诊断最主要的区别是

A. 针对健康和针对疾病 　　B. 全人群参加和只有患者参加

C. 在医院和在社区 　　　　D. 事前诊断和事后诊断

E. 通过调查和不需要调查

9. 下述哪个属于社区诊断所需的信息

A. 行为与环境诊断 　　　　B. 社会人口学、流行病学诊断

C. 教育与组织诊断 　　　　D. 管理与政策诊断

E. 以上都是

10. COPC 的实施包含 5 个阶段，以下哪项是理想和完美的阶段

A. 0 级　　　　B. 1 级　　　　C. 2 级　　　　D. 3 级　　　　E. 4 级

二、思考题

1. 简述以社区为基础的健康照顾（COPC）的构成与实施。

2. 社区诊断的内容是什么？

3. 试比较社区诊断与个体临床诊断的关系。

4. 请结合实例撰写一份社区诊断报告。

（史卫红）　扫码"练一练"

第五章 以问题为导向的健康照顾

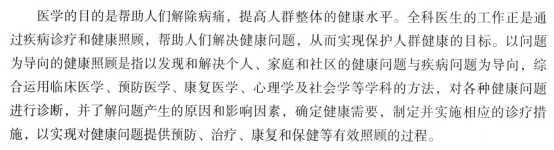

学习目标

1. **掌握** 以问题为导向的健康照顾的基本概念;社区常见健康问题的特点;疾病症状与疾病本质的含义及相互关系;以问题为导向的健康照顾的处理原则。

2. **熟悉** 以问题为导向的个体健康照顾和群体健康照顾内涵;常见健康问题的诊断策略;实施以问题为导向的健康照顾技能。

3. **了解** 实施以问题为导向健康照顾的意义。

4. 具备诊断和处理常见健康问题的基本技能;在全科医生诊疗过程中,具有逻辑和辩证思维能力,能全面、系统地实施以问题为导向的个人、家庭及社会健康照顾。

第一节 概 述

扫码"看一看"

医学的目的是帮助人们解除病痛,提高人群整体的健康水平。全科医生的工作正是通过疾病诊疗和健康照顾,帮助人们解决健康问题,从而实现保护人群健康的目标。以问题为导向的健康照顾是指以发现和解决个人、家庭和社区的健康问题与疾病问题为导向,综合运用临床医学、预防医学、康复医学、心理学及社会学等学科的方法,对各种健康问题进行诊断,并了解问题产生的原因和影响因素,确定健康需要,制定并实施相应的诊疗措施,以实现对健康问题提供预防、治疗、康复和保健等有效照顾的过程。

全科医学实施"以问题为导向"的健康照顾,是一种以问题的发现、分析、诊断及处理为主线的疾病诊疗和健康照顾过程,强调以问题为导向,重视对包括疾病问题在内的所有健康问题的诊断和干预,其出发点是疾病与健康问题的发现和诊断,落脚点是问题的妥善处理、个体和群体的健康维护和健康促进目标的实现,照顾过程中贯穿以问题为靶向的全科医生临床思维,属于全科医生的工作特征和基本方法。

一、社区常见健康问题的种类和特点

全科医疗与专科医疗的诊疗模式不同,专科医疗的诊疗模式是以疾病为中心的诊疗模式,人们往往是有病才去看医生。全科医疗则是以人为中心,关注疾病的同时,更关注各种健康问题。G. Stephens 教授指出:"全科医学涉及的内容中,常见病多于少见病及罕见病;健康问题多于疾病;整体重于细胞。"

(一)社区常见健康问题的种类

临床问题不仅仅是指疾病,对全科医生来说除了强调患者的主诉、症状、体征、实验室检查结果以外,还强调与患者疾病和健康有关的心理、行为,甚至社会、经济、文化等方面的问题。

1. 社区常见症状 全科医生在诊疗过程中,患者往往以某种症状就诊。但症状不一定是疾病,不同症状可代表不同疾病,同一症状可在多种疾病中出现,同一疾病也可产生多种不同症状。因此,扩大对临床症状的思考和分析是正确诊断的前提。不同的国家、社区

的常见症状都相对集中，但也有自己的特点，一般来说居民就诊出现频次在前 20 位的症状占常见症状的 75%，我国常见症状居于前 20 位的排序见表 5-1。因此，全科医生在医疗实践中有必要掌握本社区最常见症状，以有效地开展全科医疗服务。

表 5-1 我国全科医疗中最常见的 20 种症状

序号	常见症状	序号	常见症状
1	咳嗽或咳痰	11	腿痛或痉挛
2	流鼻涕	12	腰背痛
3	咽痛	13	胸痛
4	发热	14	皮疹
5	耳朵不适、疼痛、耳鸣	15	皮肤瘙痒
6	消化不良	16	白带增多或瘙痒症
7	腹痛	17	月经异常
8	腹泻	18	眼部疼痛或不适
9	便秘	19	心悸
10	肩部疼痛	20	失眠

注：此表摘自陈建中《全科医学基础》，北京：北京大学医学出版社，2011.

2. 社区常见问题 任何一个人发生就医行为时，必定有他的动机。这个动机就是要解决他的健康问题或他担心可能出现的健康问题。常见的问题有吸烟、酗酒、毒品、家庭暴力、营养不良、健康知识贫乏、记忆力减退、避孕、青少年妊娠、性取向异常、儿童智力开发、计划免疫及各种预防保健、健康教育，甚至宗教等。

3. 社区常见疾病 不同地区受经济水平、地理因素、自然因素等影响，社区常见疾病不尽相同，甚至可以表现出很大差别。通常根据所属辖区社区卫生诊断的结果来确定该社区常见病和多发病的种类。全科医生面对社区常见疾病的种类与所服务的社区环境和人口特征有关。下面根据列出全科医疗中常见的疾病种类，大概覆盖了全科医疗中 80% 左右的疾病，全科医生掌握这些疾病的诊疗是十分重要的。

（1）呼吸系统疾病 上呼吸道感染（病毒性或细菌性感染）、哮喘、慢性阻塞性肺疾病（COPD）等。

（2）消化系统 消化不良、胃肠炎、便秘、应激性肠道综合征、痔疮等。

（3）心血管系统 高血压、冠心病、脑血管意外、充血性心功能不全等。

（4）内分泌系统 糖尿病、甲状腺疾病、骨质疏松症等。

（5）泌尿生殖系统 尿路感染、阴道炎、功能性子宫出血、更年期综合征、前列腺增生等。

（6）神经系统 头痛（偏头痛、紧张型头痛）、头昏或眩晕、压迫综合征（如腕管综合征）等。

（7）肌肉骨骼系统 肌肉及软组织损伤、关节炎、肩部综合征（如肩周炎）、腱鞘炎（如网球肘）、足底筋膜炎等。

（8）眼耳鼻喉疾病 过敏性鼻炎、鼻窦炎、结膜炎、眼睑问题（眼睑炎、睑板腺囊肿、睑内翻或外翻）、流泪（泪管阻塞等）、白内障、结膜下出血、咽鼓管功能紊乱等。

（9）皮肤疾病 皮肤感染（细菌、病毒、真菌、疥疮）、湿疹、过敏性皮肤病（风疹、药物反应等）、水痘、痤疮等。

（10）心理健康问题　焦虑、抑郁、心理失调、依赖（如烟草、酒精、药物、毒品、赌博、网络依赖）等。

（二）社区常见健康问题的特点

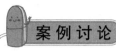

案例讨论

[案例]　患者，女，40岁，某设计院高级设计师。因反复发作性头痛到社区卫生服务中心找全科医生诊疗。全科医生通过仔细询问得知：患者1年来经常出现不明原因头痛，主要位于双侧颞部，为钝痛，头痛发作时轻时重、持续时间不等。因头痛反复发作，影响工作，经常在家里和单位发脾气，导致同事关系紧张，也影响了工作效率，不能顺利完成单位的工作任务。患者怀疑自己脑部患有疾病，数次到医院做相关检查均未发现器质性疾病。在排除了各种可能的原因后，全科医生与患者进行了认真的交谈，细致的沟通，发现患者1年来所在单位的压力非常大，经常加班很晚回家，丈夫不理解，经常与患者争吵。患者经常唉声叹气，甚至想辞去工作专心在家照顾家庭。后来全科医生经过仔细地分析，考虑患者是紧张性头痛，原因与工作劳累、工作压力大、夫妻关系紧张有关。全科医生对患者进行了健康咨询和心理指导，帮助患者分析认识其头痛问题产生的原因，并给予患者针对性的治疗，收到了明显疗效。

[讨论]
分析全科医生是怎么思考与处理患者健康问题的？

1. 多处于疾病早期和未分化阶段　社区常见健康问题中，大部分问题处在疾病早期和未分化阶段，很多人只是感到不适或有一些轻微症状和不典型的体征；或者个体感觉病了，但未出现明确的症状和体征；或者表现为疲倦、记忆力减退、情绪低落等。从疾病诊断的方面来看，由于症状不典型、特异性差，在临床表现与疾病之间建立明确的逻辑联系比较困难，因而很多问题无法用疾病的概念来定义或作出明确诊断，甚至可能有25%～50%的问题始终不能明确诊断，这是因为一些健康问题或疾患并不一定遵守疾病的一般进程和发展规律，原因概括为：①某些疾患可能是一过性或自限性的，其症状是可逆的；②疾病范畴无法涵盖所有的健康问题，有些患者处于疾病范畴的边缘，其症状不典型；③某些疾患可能会保持未分化状态很多年；④健康问题不一定等于患有器质性疾病，部分患者主诉的健康问题在传统疾病分类中难以找到。

但从问题的处理方面看，这一早期阶段往往是全科医生实施治疗和干预的最佳时期，花费成本最小，但收效最大，预后也最理想。全科医生应特别关注疾病的早期和未分化健康问题的早期发现和早期处理，着重掌握和处理早期未分化健康问题的基本知识和基本技能。最重要的两种技能：①在疾患的早期能够将严重的、威胁生命的疾病从一过性、轻微的疾患中鉴别出来；②从生物、心理、社会维度方面具备对疾病或健康问题进行诊断的知识和技能，从而能从问题产生的生物、心理或社会源性着手分析、鉴别和有效干预存在的问题。

2. 变异性和隐蔽性　社区健康问题因人而异，具有很大的变异性。全科医生面对的是其服务社区居民的所有疾病和健康问题，包括不同年龄、不同性别、不同器官的疾病，以及各种生物、心理、社会因素导致的疾病和健康问题。因此，全科医生与专科医生相比，其面对的疾病和健康问题具有很大的变异性。而且，社区面对的疾病谱与医院面对的疾病谱也有很大的差别。

此外，全科医生的服务对象多是处于亚临床、亚健康状态人群，面对的疾病和健康问题有明显的隐蔽性。原因有两个方面：①此阶段疾病或问题多处于未分化阶段，缺乏特异性高且敏感的诊断方法，因而导致很难早期发现和及时诊断；②受到个人健康意识、对疾病重视程度及症状轻微等多种因素的影响，此阶段居民很少主动就诊，其疾病和健康问题很容易被忽视，因而表现出很大的隐蔽性。

因此，为了早发现、早诊断疾病和健康问题，全科医生需要持续跟踪居民健康动态，了解各种疾病和健康危险因素的流行情况，了解个人、家庭、社区的各方面健康档案及健康信息，才能有效应对社区健康问题的变异性和隐蔽性。

3. 多维性和关联性 致病因素非常复杂，现代疾病谱中的很多疾病既不是由纯生物性的因素引起的，也不是由纯心理或社会性因素引起的，可能是生物、心理或社会多维因素甚至是相互交叉、相互作用的结果，因此，具有一定的多维性和关联性。任何健康问题都可以找到生物、心理、社会方面的原因，甚至错综复杂，其原因可能涉及个人、家庭、社区、人际关系、经济、文化、宗教、种族等多种因素和多个方面。躯体疾病可以伴随大量的心理、社会问题；反之，心理问题、精神疾患也可以出现躯体疾病的表现。而社区中出现的心理和社会问题常常具有一定的隐蔽性，全科医生必须善于识别和处理这类问题，诊疗过程中充分关注居民的认知、情感、意志、人格特征及社会适应等方面问题，学习并掌握发现和处理上述健康问题的相关知识和技能。这就要求，全科医生对健康问题的关注，不能局限于某一器官和系统疾病，而是关注各系统之间，身体与心理、社会问题之间的相互关联性以及个人疾病与家庭、工作环境、社区环境及社会环境之间的密切联系。

4. 广泛性 全科医生面对的社区健康问题具有广泛性，体现了全科医疗的特点。全科医疗服务强调以人为中心、以家庭为单位、以社区为范围提供集治疗、预防、康复、保健等六位一体的服务，使得全科医生服务范围大、问题多、内容广。这就要求全科医生不仅要关注个体的健康问题，还需关注亚临床、亚健康和健康人群的各种健康需要和健康危险因素；不仅关注个体生物、心理、社区健康问题，还需关注家庭、社区、社会环境中的健康问题；不仅关注疾病治疗，还应关注疾病预防、康复、保健及健康教育等多方面的问题（图5-1）。

因为全科医生面对的健康问题广泛，所以全科医生既要熟悉和掌握疾病的诊疗技能，还应熟悉和掌握非疾病状态健康问题的发现和处理方面的知识和技能，包括：①健康危险因素的干预，这就要求全科医生要及时发现亚临床人群、亚健康人群和健康人群的健康危险因素；②健康教育和健康促进的基本技能；③对高危人群进行生活方式指导、满足其健康需求及进行疾病管理等方面的技能（图5-1）。

5. 不良生活方式与行为问题、常见病与多发病居多 现代社会环境下，广泛存在着吸烟、饮酒、不合理膳食如高热量高脂肪饮食、缺乏运动、肥胖等各种不良生活方式和行为等健康危险因素，使得如何帮助社区居民减少健康危险因素及处理健康相关问题成为日常工作的重点内容。而对于上述健康相关问题的处理，仅靠药物和医疗干预难有成效，往往需要心理、行为及社会等多维手段的干预。另外，我国主要的慢性非传染性疾病（慢病）的发病率和患病率增长速度很快，已经成为威胁居民健康的主要健康问题。常见的慢病一般排在社区疾病谱的前几位，是全科医生日常服务的主要对象。

总的来说，全科医生面对的疾病和健康问题中，还是以不良行为和生活方式问题以及常见病、多发病为主。因此，要求全科医生不仅要学会和掌握处理各种常见病、多发病的知识和技能，还要学习心理学、行为学、社会学、人际沟通等相关知识与技能，寻找改善人们不良生活方式和行为的有效策略，及时去除各种引起疾病的危险因素，从而实现干预危险因素和主动预防疾病的目标。同时，也要求全科医生对患者健康问题进行分类管理，弄清问题的线索和性质。

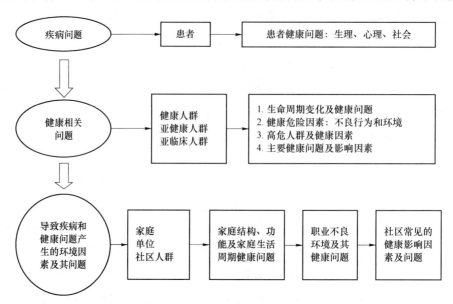

图 5-1　全科医生需关注的健康问题范围

二、以问题为导向的个体健康照顾和群体健康照顾

案例讨论

[案例] 患者，李某，男，78 岁，大学本科学历，离休干部。患者血压升高 20 年，近 3 个月血压波动。患者 20 年前无诱因情况下出现头晕，到三甲医院就诊多次，测血压均高于正常，最高 160/100mmHg，医院诊断为"高血压"，一直给予降压药治疗，血压平时维持在（110~130）/（70~80）mmHg，病情较稳定。3 个月前患者确诊为"前列腺癌"后自测血压多在 160/100mmHg 左右，无明显头痛、头晕，无心悸、胸闷，尿无泡沫、视物正常，无言语肢体不利，无意识障碍。随后每日多次测血压并自行调整了降压药剂量，因血压波动前来社区卫生服务中心找全科医生就诊。

全科医生详细询问了患者情况及查体：患者确诊前列腺癌 3 个月，一直在上级医院服药治疗。无烟酒嗜好，饮食偏咸，每日食盐量约 8g，自确诊前列腺癌后常自觉乏力，外出活动少，最近睡眠欠佳，焦虑。夫妻感情不和，经常吵架，儿女定居国外。体格检查：BP 150/80 mmHg，体型不胖，神清，精神差，伸舌居中，颈动脉未及杂音，HR 70 次/分，心律齐，未闻及明显杂音，双肺呼吸音清，未闻及干湿啰音，双下肢不肿。6 个月前肝肾功能、血脂、血糖检查未见异常，眼底动脉硬化 II 级，颈动脉超声提示动脉硬化。

[讨论]

1. 全科医生针对患者的哪些健康问题提出了建议？

2. 全科医生如何运用以问题为导向的健康照顾评价患者的健康问题？

全科医生面对的疾病和健康问题具有广而杂的特点，以问题为导向的健康照顾对象不仅是个体层面，也包括群体层面，即照顾不仅限于发生健康问题的个人，也适用于家庭和社区人群存在的健康问题。全科医生要用敏锐的眼光去发现家庭或社区的"问题"。

（一）以问题为导向的个体健康照顾

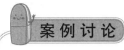

案例讨论

[**案例**] 患者，张某，男，63岁，退休工人，因便血就诊。患者诉近2周来粪便外染血，鲜红色，肛门部不痛，也曾有过此种情况，一般3~5天自愈。既往有内痔病史。就诊医生给予"痔疮锭"纳肛治疗，医嘱高锰酸钾溶液坐浴。1周后，症状仍然反复，复诊医生给予直肠指检检查，发现患者俯卧胸膝位7点钟方位有内痔，并未触及肿块，仍按之前治疗方案继续治疗。患者便血时多时少，一直未愈。1日前排便次数增多并便血不止再次就诊，纤维结肠镜检查发现距离肛缘10cm处有一肿块，病理活组织检查证实为直肠腺癌，拟行直肠癌切除术。

[**讨论**]

1. 分析患者的健康问题"被误诊"的原因。

2. 针对患者常见的健康问题全科医生如何实施"以问题为导向的健康照顾"？

实施以问题为导向的个体健康照顾要求全科医生在日常照顾的理念上以发现、解决或者协助解决患者的健康问题为诊疗目标。而全科医疗和专科医疗的主要区别点为：全科医生往往在一线医疗服务中面对的疾病以未分化的、初期的、一过性的为主，且多数涉及心理、社会层面上的问题；专科医生面对的通常是已经分化了的、进展期的疾病。很多研究证明，疾病的形成过程中，生物学因素导致的疾病只占全部疾病的很小一部分，而生活方式、不良行为、心理、社会等因素所占的比重占很大部分。因此，全科医生在实施以问题为导向的个体健康照顾中，不仅要了解各种症状问题产生的生物学原因，还应了解其产生的生理学、社会学原因，而不是机械地追求单一的生物学诊断。全科医生在健康问题诊断和治疗时，应综合分析导致健康问题的多种因素并予以高度重视。

此外，由于疾病的发生发展有时需要经历一个相对漫长的自然进程，故而疾病症状表现的多样性使得人们很难在疾病发生的初期对疾病的特异性症状准确定位和准确诊断。因此，全科医生应该不断观察、跟踪和评估健康问题的变化，及时收集各种健康问题相关信息，及时思考自己的最初判断是否准确，从而及时调整、修正诊断和处理方案，在这个过程中，也要注意与患者之间形成相对稳定和谐的医患关系。

总之，以问题为导向的个体健康照顾始终要求以患者的健康问题为导向，即全科医生在提供健康服务的过程中，要紧密围绕疾病和健康问题，准确分析、鉴别常见病的一般性症状和特异性症状，善于从患者提供的信息中分清主要问题、次要问题，从而把握问题的实质，从系统、整体的角度全面分析。至少在诊断未确立时，立足于解决患者问题的临床思维方式是重中之重。即使在明确诊断后，针对疾病的诊治过程仍需"以问题是否解决"来评价诊治效果，不断修正已获得的诊断，从而避免可能发生的判断错误导致误诊。

（二）以问题为导向的群体健康照顾

以问题为导向的群体健康照顾是指健康照顾不仅限于有健康问题的个人，也适用于有健康问题的家庭和社区。全科医生承担的健康教育、健康咨询、疾病筛检、周期性健康检查等都是以个体和群体健康为中心的一体化照顾。提供连续性、综合性照顾的全科医生长期工作在社区人群中，也为慢性非传染性疾病的监测、治疗、预防、康复、全程管理以及危险因子的有效控制提供了可能。除此以外，全科医生还负责健康人群的医疗照顾和预防保健。

从家庭层面来看，家庭对于健康的影响是双向的。家庭生活中的压力事件或危机事件如患病、受伤、失业、离婚、丧偶、退休、入狱等皆可影响其家庭成员的健康；反之，家庭关爱、支持等可以促进家庭成员健康的恢复。所以，全科医生应努力发现不良因素对家庭成员健康的影响，及时发现家庭成员的健康问题，帮助家庭成员规避影响健康问题的不利因素或者帮助将这些因素的影响降到最小；另一方面去调动家庭的有利因素，促进家庭成员解决健康问题。

从社区层面来看，每个社区都有自己的特征，存在不同的健康问题。对社区人群的健康照顾也应该像对个人的健康照顾一样以问题为导向，即以社区人群的主要健康问题为导向。同时，也要像对个体健康问题作出诊断一样对社区的健康问题作出社区诊断。如一位全科医生在他工作的社区发现高血压的人群比较多，发现很多老年人的营养状况不理想，然后根据社区诊断提供群体健康照顾，解决了社区人群的健康问题，也就是解决了社区的问题。

三、实施以问题为导向的健康照顾的意义

1. 有利于维护患者的整体健康　实施以问题为导向的健康照顾，要求全科医生在提供医疗服务的过程中，自始至终地围绕问题开展工作，使问题成为联系和贯穿诊断、治疗、健康教育与促进、康复、健康管理等多种服务的主线和焦点，以确保在发现问题、分析问题、诊断和处理问题的过程中，找出真正健康问题所在，更有利于维护患者的整体健康。同时，必须强调的是：任何健康问题都是人的问题，必须将人作为整体和目标，采取综合、多维的治疗策略，才能帮助患者全面恢复健康。

2. 有利于提高全科医疗服务的目标性、针对性和有效性　全科医生面对众多纷繁复杂的生命现象，以问题为导向的健康照顾有助于通过多种渠道收集与患者健康有关的详细资料和信息，并扩大到收集与健康人群健康有关的资料和信息，然后加以识别、分析不同人群健康问题产生的原因和影响因素。同时，强调以问题为导向，为全科医生的工作指明其必须遵循的整体性思维方法与流程，使其在多元化健康服务需要的过程中，不会因为任务繁重而失去工作重心和方向，避免出现"只注重疾病而不见其他"，因而更有利于提高全科医疗服务的目标性、针对性和有效性。

3. 有利于满足患者生物-心理-社会多方面的卫生需求　全科医疗中，有许多心理或社会层面的不适或病患（illness），而非疾病（disease）。这些不适或病患常常没有确切的生物学诊断依据。对于这些问题和病患，全科医生可以给予相应的处理和寻找问题的成因。因此，以问题为导向的健康照顾在全科医疗服务中的重要性在于，全科医生实践工作的工作范围大、内容多且服务方式多样，而通过以问题为导向提供健康照顾可以满足患者生物、心理、社会等多方面的卫生需求。

4. 有利于发现和解决个体、群体健康问题　全科医生在全科医疗服务中，遇到的许多

问题是早期的、未分化的，有个体的健康问题，也有群体的健康问题。很多患者以"问题"前来就诊，而不是以疾病来就诊的。这些"问题"可能是一过性症状，往往无须或者不可能作出病因学诊断，还有些症状可能是一些慢性病或者严重疾病的早期症状。全科医生作为首诊医生的最重要职能就是去发现问题，对产生症状的最可能病因作出诊断，同时排除严重的疾病。在社区人群中，全科医生需要处理的问题也是健康问题多于疾病问题，疾病以常见病、多发病居多。以问题为导向的健康照顾要求全科医生需要掌握各种疾病的诱因、自然史、流行病学特点及临床表现等方面的知识，以确保问题的及时发现和准确诊断。

5. 有利于认识健康问题的本质 全科医生在实施以问题为导向的健康照顾过程中，并非要全科医生只注重问题本身，还要关注导致问题的内部因素、外部环境因素及患者本身，需要了解和区分不同的健康问题以及健康问题的不同方面，分清一般问题和关键问题、普通问题和重点问题、表象问题和本质问题，通过自己掌握的知识筛选出关键问题、重点问题、本质问题，针对这些问题确定并实施优先干预策略，否则会出现"眉毛胡子一把抓""只见树木不见森林""只见疾病不见人"的现象。

第二节 基于以问题为导向的健康照顾的哲学思考

世界上没有无源之水，无本之木。人们对客观事物的认识，均在于透过现象看本质。在医学范畴中，患者的病史、症状、体征及各项辅助检查结果等临床资料都是疾病的现象。疾病症状是"标"，疾病本质即"病因"是"本"。"标"和"本"是疾病存在的两个方面，有"标"必有"本"，各种症状的出现一定有其根源。全科医生最重要的技能之一是透过现象看本质，即学会运用各种症状分析方法找到患者的健康问题或疾病产生的根源或本质。因此，科学处理和把握健康问题或疾病的症状和本质之间的关系是全科医生必须学会和掌握的基本技能。

知识链接

病因，即致病因素，是导致疾病发生并赋予该疾病特征性变化的因素。病因是引起疾病的必要因素，其种类很多，包括生物性因素、物理性因素、化学系因素、精神性因素、遗传性因素、先天性因素、营养性因素、免疫性因素和社会性因素等。

一、疾病症状与疾病本质的含义及相互关系

（一）疾病症状

疾病症状往往是指机体发生病变而表现出来的异常状态，是患者的自我感觉，如发热、咳嗽、疼痛、恶心、呕吐等都是症状。一般说来，症状反映的只是疾病问题的表现，而不是问题的实质。全科医生在诊疗过程中，首先接触的多是疾病症状问题，症状是外显的，是可以直接感知的。但疾病症状所呈现出的现象有真象，也有假象，真象是从正面表现本质，而假象则是从反面歪曲表现事物本质。因此，全科医生必须具备透过现象看本质从而实施诊断的能力和技巧。

（二）疾病本质

疾病本质常常是潜隐的，人们肉眼通常观察不到其病理变化，必须借助多种实验检查方法去深入探求从整体到器官、组织甚至分子水平病变。病因是指导致疾病出现的根本原因，如某种特异性病原体是导致某种传染病的根本原因。而"病因"即"本"，是疾病内在的，是深刻的疾病本质。各种症候则是疾病的外在表现，疾病的诊疗过程就是通过观察各种疾病症状去认识疾病本来的面貌，只有明确病因诊断，才能对疾病进行治疗并将问题从根本上根除。

（三）疾病症状和疾病本质的相互关系

症状和疾病的关系非常复杂，同一疾病可以出现不同的症状，病毒性感冒可以出现发热、咳嗽等症状；不同的疾病可以出现相同的症状，如上呼吸道感染和肺结核均可出现咳嗽症状。病因是本，决定着各种病症的表现和转变，在疾病发展过程中居于支配地位；症状是标，呈现多样性，在发展过程中会受患者年龄、体质、职业等多种外界环境的影响。

症状显现于外，常常是复杂和多样化的，但是症状和疾病之间存在偶然和必然的关系。偶然性是指客观事物和发展过程中呈现不确定的趋势，即病因和症状之间并非确定发生的，症状可出现，可以不出现，可以这样出现也可以那样出现。必然性是指客观事物和发展过程中呈现确定不移的、合乎规律的、一定要发生的趋势。全科医生的任务之一就是从复杂的症状入手，探索疾病的发生机制和根源，其治疗要遵循灵活、动态性原则；总结为急则治标、缓则治本，标本兼治。症状与病因的区别和联系见表5-2。

表5-2　症状与病因的区别和联系

症状	病因
标	本
表象：外显性	本质：内隐性
复杂多变	相对稳定
疾病发展过程中：从属地位	疾病发展过程中：支配地位
一种症状可由多种疾病引起	一种疾病可以引起多种症状
治标：缓解问题	治本：根除问题

二、疾病症状与疾病本质在疾病诊断和治疗中的意义

（一）疾病症状在疾病诊断和治疗中的意义

症状是机体有了不适甚至疾病的外在表现，是诊断疾病的依据。医学发展初期，人类对很多疾病知识并不了解，也无法对病因作出明确诊断，故主要从认识症状和对症状开展治疗着手，即解除痛苦。随着医学的不断发展，人类在长期的医疗实践中逐步学会了从认识疾病现象到把握疾病本质。因此，及时准确地发现症状，然后对症状进行分析辨别，了解症状产生的原因，研究探讨其可能反映的内在病理本质变化，对诊断来说具有极为重要的意义。

患者就诊时往往表现出多种症状，给全科医生诊断带来困难。因此，全科医生首先要从患者主诉的症候群中，抓住和确定主要症状，找到诊断的主要线索。在此基础上，全科医生还要全面了解病情，从整个系统的角度考虑问题。一个考虑不全面的医生往往对一般特征与个别特征、局部与整体之间的联系不够，忽视了疾病局部症状和疾病整体之间的联

系，从而导致无法正确诊断疾病甚至误诊。因此，全科医生应以系统、联系的观点全面、辩证地看待症状和疾病的关系（图5-2）。

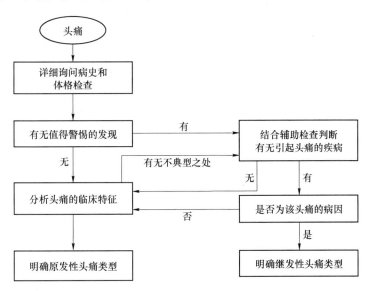

图5-2　头痛症状的病因判断

（二）疾病本质在疾病诊断和治疗中的意义

症状治疗即"治标"不是全科医生的最终目标，若想最终消除疾病症状，必须以病因治疗即"治本"为目标。随着医学的发展，减轻和消除疾病症状的最根本手段是"标本兼治"，当危及患者健康甚至生命的急性症状得到有效控制后，应及时将病因治疗放在首位。

随着疾病谱的变化，慢性病成为影响人类健康的主要疾病。慢性病又被称为不良生活方式导致的疾病，多是由于人们长期采取不健康的生活方式，不良的习惯以及多种危险因素共同作用、不断叠加和积累而造成的对人体的组织、器官甚至系统的渐进性损害。不良的生活方式如经常静坐不动、生活毫无规律、长期精神紧张、工作超负荷、经常熬夜、无节制的抽烟和饮酒以及高脂肪、高热量、缺乏膳食纤维饮食等。而且，从整体上看，慢性病不是一个器官和组织的损害，而是一种系统性、全身性的损害，往往一个疾病名称很难涵盖所有问题。因此对于慢性病来说，治疗不仅需要改变某些指标，如血糖、血压、尿蛋白、尿酸等，也不应拘泥于某个疾病的具体名词而忽略了从系统和整体的角度认识疾病，更需要针对患者制定一个完整、长期的健康保健计划，以实现对慢性病患者的健康照顾目标。

（三）全科医生实施症状治疗的意义和方法

1. 症状治疗是临床医疗的重要组成部分　临床上，针对主要症状进行治疗也是临床医疗的一个重要组成部分，特别是有些疾病症状严重甚至危及生命时，症状治疗具有优先意义。长期以来，"头痛医头，脚痛医脚"被认为是对症状治疗的诊疗水平低下的表现，这种认识有失偏颇。因为全科医生面临的众多健康问题并不一定都转化为疾病，且在疾病的早期，很多症状是不稳定的，甚至是一过性的。另一方面，疾病和健康问题的早期阶段，往往缺乏敏感性高的特异性诊断方法，导致相当一部分疾病难以明确诊断。因此，如果要求所有医生都等到疾病确诊后方可采取干预和治疗措施，则可能会错过疾病的最佳治疗时机。

急则治标，对于一些急症的治疗非常重要，如脑出血发生时，毫无疑问，对症治疗是极其重要的，甚至是疾病治疗的关键措施。此外，有些疾病的病因人类尚不清楚，或有的疾病病因已经清楚，但受到人类医疗水平的局限，尚未找到针对病因的有效的治疗方法，此时及时有效的对症治疗则成为医学的必然选择。

2. 症状治疗要因地制宜 全科医生需要特别注意的是，并不是所有的症状治疗都是有益无害的，这个问题需要辩证地看待。以发热为例，如感冒引起的发热现象，往往是机体和病原体斗争的一种必要的武器。因为，发热是人体在漫长的进化过程中建立起来的抵抗外界感染的有效应对机制之一，如果过早地使用药物退热则不利于病情的治疗。

此外，一种疾病可以表现为多种症状，如果不根除导致症状出现的疾病根源，就会有原有症状持续或新的症状出现的可能。因此，治好了一种症状不等于治好了疾病。如果过度消除疾病症状，容易导致患者的痛苦症状明显缓解、身体感到舒适后放弃疾病的继续治疗，从而导致疾病迁延不愈，无法根除，甚至失去了治疗的最佳时期。

总之，分析症状治疗、病因治疗利弊的同时，全科医生应关注对各种症状的临床思考，并帮助建立一套行之有效的临床思维方法；还应该注意，任何疾病的治疗都应该以帮助患者康复为目的，而不仅仅是压制疾病的症状。

第三节　常见健康问题的诊断策略和处理原则

一、常见健康问题的诊断策略

全科医生与专科医生的疾病诊疗模式不同，专科医生主要以分解、还原论为主导的思维模式诊断疾病，而全科医生则更多地以系统、整体的医学模式以及对各种疾病症状和健康问题进行辨证施治，其思维模式更符合现代生物-心理-社会医学模式的要求。对于常见健康问题的诊断策略方面，全科医生强调运用逻辑思维和辩证思维，全面、系统地认识和处理各种疾病和健康问题，运用联系、发展和动态的眼光来看待疾病问题和疾病现象的发生、发展、关联和相互转化。不仅如此，全科医生的诊疗还会将与个体和健康密切相关的生活环境、工作环境、社会环境等健康相关因素联系起来，运用临床医学、社会学、循证医学、流行病学等相关知识、技能来诊断和处理相关健康问题。

（一）全科医生的诊断思维模式

诊断思维模式是诊断的灵魂。全科医生要确立正确的诊疗方案，不仅需要掌握诊疗疾病的基本理论、基本技能和临床经验，还必须具备正确的临床思维方法。思维是指在表象和概念的基础上进行分析、判断、推理、综合等认识活动的过程。全科医生应具有的临床思维是以患者为中心、以问题为导向、以证据为基础的系统化的临床思维。与专科医生相比，全科医生往往缺乏先进的高科技辅助诊疗设备和手段，而且全科医生服务内容涉及的范围更大，这就要求全科医生需要更强的临床思维和判断能力。

（二）全科医生的诊断流程

全科医生在基层工作，其最重要的作用是对产生症状的最可能病因作出初步诊断，并排除严重疾病。全科医生诊疗流程图是疾病诊断过程中的常用工具，其构建有利于搭建诊断工作基本框架，简明扼要标明诊断、治疗和临床预防等关键环节，具有逻辑性强、程序明确的特点，为全科医生提供了思路清晰的临床工作流程（图5-3）。

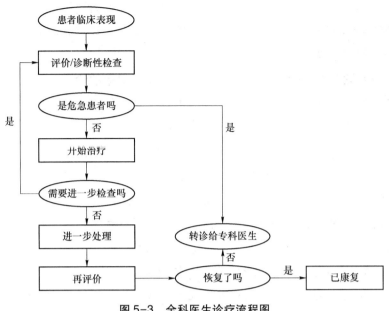

图 5-3 全科医生诊疗流程图

全科医生的诊疗流程要求医生根据具体情况认真思考作出判断，而不是简单依据流程和步骤照方抓药。全科医生诊疗流程中，需要在关键决策点作出重要的决策判断，其中确定急重患者是关键步骤，也是全科医生在工作中必须作出判断的重要环节。确定急重患者后，仍需根据流程图慎重地重复判断。在判断是否需要转诊时，应根据明确的转诊指征，做好转诊前的必要准备工作。

（三）全科医生的主要诊断方法

疾病的发生、发展总是遵循一定的规律，疾病诊断的最终确定或排除也往往依赖一些关键环节。因此，在诊断过程中，找出关键环节非常重要，这就要求全科医生要掌握主要诊断方法，它将有助于全科医生作出明确诊断。全科医生的临床思维及诊断思维类型等知识已于第三章以人为中心的健康照顾中阐述。此节从以问题为导向的全科医生的诊断流程方面进行概述，总结全科医生主要诊断方法有：①对健康问题进行初步诊断分类；②实施临床推理；③熟悉和掌握基本的临床诊断思维方法；④学会运用概率方法进行推理和判断；⑤掌握对诊断假设进行验证的基本方法等。

综合而言，临床诊断思维方法在全科医生诊疗过程中起到至关重要的作用。临床诊断思维方法主要包括三种：①从问题入手的诊断思维方法；②从疾病（或症状）入手的诊断思维方法；③从系统入手的诊断思维方法。其中以从问题入手的诊断思维方法是全科医生最常用的诊断方法。问题是患者就诊的主要原因，也是疾病的基本信号和线索。因此，从患者的问题入手进行疾病的诊断是最常用的诊断思维方法，符合全科临床的认知规律。此种方法的高效率和有效率使得它成为全科医生最常用的诊断策略。

（四）全科医生诊疗应掌握和运用的其他手段和技能

1. 充分利用个人、家庭、社区的健康档案，为诊断提供背景资料和诊断依据 由于全科医生面对的很多健康问题发生在无症状期或生病前期，也有很多心理、行为问题存在，而这些问题很难用仪器检测出来，即使是高级的医疗设备也检测不出来，况且大多数社区医疗机构全科医生诊所也没有可以依赖的高精尖设备。但全科医生与专科医生相比有着更加丰富的资源，如个人、家庭、社区连续性的健康档案可以为其提供全面的、系统的健康资料，其内容包括疾病家族史、生活和行为方式、高危因素等多方面的资料，可以帮助全科医生利用背景资料作出假设和判断。

2. 充分利用动态、连续性服务的优势，不断完善对问题的诊断和处理 全科医生与专科医生的一个非常重要的区别是，全科医生为患者提供的是连续性服务，即并不是为患者提供一次或间断性服务，而是要充分熟悉和了解患者个人及其家庭、社区的背景，然后通过动态观察实现对疾病的深入认识。尤其在疾病初期，很多典型症状和体征尚未显现出来，而是要等到一个特定的时间点才会出现某些疾病的典型表现，如果只对某病患病的概率进行分析和推测，使得很难对问题下准确的结论。因此，全科医生应该利用时间进行追踪观察，在提供动态、连续性服务的过程中，对问题的认识不断深化，并根据收集的资料调整或修改最初的判断，从而达到减少误诊，提高诊断的准确率。

3. 熟练运用流行病学方法建立诊断假设，进行初步诊断 全科医生在进行临床推理、分析、评价及推断时，当地人群的疾病数据和流行病学资料，如发病情况、患病率、发病率、病死率等信息资料均有重要意义。且大量的流行病学资料显示：一组相关的临床症状可能与一种或者几种疾病之间存在高度的相关性。全科医生可以先收集和利用相关的资料建立对患者的诊断假设，然后根据每一张假设成立的可能性大小对几种疾病的假设进行排序。初步诊断即是指按照一定顺序排列几种假设的诊断，然后通过详细收集的信息对某些假设进行逐一排除。假设排序的参照标准主要有两点：①假设成立的可能性大小；②疾病的严重程度和可治疗性。假设成立可能性大的排在前面，小的排在后面。如果某一假设诊断成立，再根据严重性和是否可治疗的程度排列，将最严重的但又可治疗的或不及时治疗则会产生严重后果的疾病诊断排在前面，把病情较轻、自限性疾病或者无治疗手段的疾病诊断放在后面。

4. 掌握良好的沟通技能，充分了解和掌握诊断有关的关键信息 沟通是医患信息交流的基本技能，只有通过充分的沟通和了解，全科医生才能对服务对象的个人、家庭、社区等背景资料深入了解。全科医生的健康照顾不仅仅关注躯体方面的健康问题，还关注疾病范畴之外的心理、社会方面的健康问题，这点与专科医生明显不同，专科医生常以躯体疾病的诊疗为目标。生物医学模式过度依赖高科技诊疗设备，忽视了与人的沟通。而对全科医生来说，学会从生物-心理-社会角度，运用心理学、社会学及人文学科的知识和视角来诊断疾病是其应该掌握的必备技能。因此，全科医生对心理、社会多维度问题的诊断，在更大程度上依赖医患之间良好的沟通和交流。通过沟通和交流，全科医生分析患者过去的健康状况、目前的健康问题和将来的健康危险因素，则可以推测个人将来可能会出现的健康问题和危险程度。

二、以问题为导向的健康照顾的处理原则

（一）急则治标、缓则治本、标本兼治的原则

全科医生所面临的服务对象大多是难以具体归因的、携带各种症状及健康问题的人群。因此，全科医生需要在重视查找病因的过程中，同时关注各种健康问题症状的干预和治疗，即要求全科医生掌握治标的策略和本领。尤其是当某些疾病引发症状给患者带来很大的痛苦甚至危及患者生命时，或者病因尚不清楚，或者知晓病因但缺乏有效治疗方法时，治标

则具有重要的意义，这是毋庸置疑的。但与此同时，根本性解决疾病问题的手段还是依赖对病因的根除。

总之，全科医生应该辨证地看待治标和治本的关系，妥善处理好症状治疗和病因治疗的恰当时机，确保问题从根本上得到解决。因为在治疗过程中，很多患者往往在症状缓解的时候就放弃了治疗，结果导致疾病迁延不愈，甚至错过了治疗的最佳时期。

> **知识拓展**
>
> 全球耐药结核患者的结核耐药菌株仍在不断产生和流行。据世界卫生组织估计，1/4~1/5 耐药结核病患者在中国。而研究发现耐药结核病产生的最主要原因之一是患者的依从性差，部分患者在症状改善后则擅自停药，或者治疗一段时间停止一段时间，导致结核菌产生耐药性，结果造成结核病迁延不愈，从而使得疾病问题无法从根本上得到解决，有效的治疗目标难以达到，也增加了治疗时间。因此应该遵循标本兼治的原则。

（二）疾病治疗与健康照顾并重的原则

疾病治疗在全科医生的服务活动中占有重要的位置，对全科医学也具有极其重要的意义，因为医生最基本的任务就是识别患者的疾患并找出病因，并对疾病实施治疗。然而，全科医生与专科医生相比，其服务对象更广，涵盖不同年龄、性别及不同疾病的人群，涉及各器官及各系统病变，除此以外，还包括各类拥有健康问题的人和健康人群。因此，全科医生服务对象不是一般意义上的患者，而是需要获得健康照顾的人。全科医学的服务理念和重要服务内容就是强调以人为中心的治疗和照顾并重，关注对各种健康问题的人群提供生物-心理-社会的全方位照顾。

（三）全面、系统和联系性的原则

因为疾病本身具有复杂性，所以疾病的表现形式多种多样，同一种症状可以见于不同种疾病，同一种疾病也可以表现不同的症状。有的疾病症状比较典型，但有的疾病表现为非典型症状，甚至以假象干扰判断，给医生的临床诊断带来困难。因此，全科医生必须掌握全面、系统和联系性的原则来分析、诊断和处理问题。例如，有的心肌梗死患者发作时并无明显胸闷、胸痛、心悸、发热等症状，而是表现为头痛、左上肢疼痛等为主的症状。如果全科医生缺乏对各种疾病出现的各种症状的全面了解，缺乏全面、系统、联系性的观点，只是从疾病的局部表象来看待问题，则容易被患者表现的症状所迷惑，从而忽视了疾病真相，导致丧失患者抢救的宝贵时机。

（四）动态、渐进性的问题处理原则

很多疾病和健康问题的发生、发展遵循一定的规律性，因而在就诊初期往往难以定性，且在某一种疾病特异性症状出现之前匆忙下结论可能导致误诊。因此，全科医生有必要对问题演变的过程进行动态的追踪、调查，了解其渐进性变化的过程，必要时进行试验性治疗。初期因缺乏足够的证据难下诊断结论，所以要不断收集证据以修改初步诊断，得出确切的诊断给予准确的处理，减少误诊、误治的发生。

（五）以人为本、以健康为中心的原则

全科医学的重要原则之一就是以人为中心的健康照顾。因此，全科医生要确切地认清解决问题的过程不是以疾病为中心，而应该强调以人为中心、以健康为中心，关注患者的需求，关注对患者各种权利的尊重，尤其对知情同意权和隐私权的尊重，使得患者更好地参与治疗并配合医生的治疗。以人为本还体现在充分了解患者的就医目的和期望，了解他们对疾病或健康问题的感受和担忧。此外，医生更应该详细向患者说明对这些健康问题的看法和拟采用的处理方法、目标和可能产生的结果，在针对疾病治疗的同时，还应对导致疾病或健康问题产生的各种危险因素进行干预，包括为患者提供心理指导、健康教育等，帮助他们采取多种措施纠正不良的生活方式和不健康的行为，帮助他们能自觉地产生健康信念，教会他们各种健康策略和方法，指导他们开展自我健康保健。

第四节　实施以问题为导向的健康照顾

一、以问题为导向的健康照顾强调问题本质的发现

全科医生实施以问题为导向的健康照顾，重中之重是要弄清楚问题根源之所在。患者的就诊主诉一般都是患者的就诊原因，即患者需要解决的"问题"，但却不一定是患者的根本性问题。因此，实施以问题为导向的健康照顾，并不能简单地将主诉或前来咨询的内容视为需要解决的问题予以处理，而是需要不断的探究，搞清楚问题的实质，才能对疾病进行准确的诊断。只有对问题进行准确的诊断，才能真正掌握问题的"本质"所在，才能找到解决问题的准确靶点，从而实现全科医疗中以问题为导向的健康照顾的目标。

二、全科医生以问题为导向的健康照顾的技能

全科医生面对的对象不仅仅是个体，还包括家庭和社区的不同类型的健康问题，且其面对的疾病和健康问题多处于早期、未分化的阶段。因此全科医生要具备：处理不同层面健康问题的多种知识和技能；学会运用个人、家庭和社区健康档案来实施对疾病和健康问题的诊断、处理技能；重视良好医患关系的建立和维护，学习和掌握沟通和交流的技能；掌握常见健康问题的全科医学处理方法；对危险因素、不良行为和生活方式进行评价和干预技能；对疾病进行管理的技能。

（一）对个体问题

全科医生为个体提供优质的全科医学服务的最基础和最基本的技能要求就是全面熟悉和掌握医学知识和临床诊疗技能。这就要求全科医生首先要掌握两个重要的技能：一是能够在疾病的早期从一般问题中将严重的、威胁生命的疾病识别出来并及时处理或转诊的能力；二是具备认识与健康问题有关的性质的能力，如健康问题是生物源性、心理源性还是社会源性。很多患者因为心理、社会引发的不适或者躯体症状特异性不强，故常常与其他躯体疾病导致的症状混淆。患者的主诉中往往只关注身体疾病而忽视了对心理、社会相关因素的描述，给全科医生的诊断带来困难。因此，全科医生对个体健康问题的处理上，要充分了解疾病和症状相关因素，且具有必备的诊断知识和技能及良好的沟通能力。

此外，还应该了解与各种健康相关的生命质量评价方法，学会用系统、联系、动态的观点诊断和处理各种疾病和健康问题；了解和掌握对个体心理健康进行诊断和评价的基本工具的使用方法，以及实施心理干预的基本措施和方法。

（二）对家庭问题

以家庭为单位的健康照顾是全科医学的重要原则之一。因此，学习家庭的结构、家庭功能、家庭角色、家庭生活周期、家庭价值观、家庭生活事件、家庭环境、家庭资源等重要知识，了解家庭各方面因素对影响家庭成员健康产生的途径和作用机制，学会运用家庭访视、家庭咨询、家庭治疗等家庭照顾方法以及熟练运用各种家庭评估工具，学会对家庭的健康问题进行评价，找到家庭压力事件和健康危险因素，均为实施家庭干预和治疗的基本原则和基本技能。

（三）对社区问题

以社区为范围的健康照顾也是全科医学的重要原则。由于疾病谱的改变，社区慢性病大量出现，越来越需要全科医生熟悉和掌握对社区各种慢性病人群进行有效的管理技能，其中包括对社区各种疾病和健康问题进行评估，对高危人群进行危险因素、生活方式管理等，同时学会整合健康教育、心理指导和行为干预等多学科技能以实现对社区全体居民的健康维护和健康促进。所以，全科医生要学会对社区问题健康照顾的基本技能：了解社区的基本构成要素，发现社区主要健康问题；学会运用流行病学、统计学和社会学等综合研究方法，动用社区可利用资源，找到影响社区健康的主要危害因素；掌握社区诊断的基本步骤和方法，开展社区诊断并能诊断出社区主要健康问题；制订社区重点疾病的干预计划并实施和评价。

三、全科医生在实施以问题为导向的健康照顾中的优势

全科医生实施以问题为导向的健康照顾是基层医疗工作中的一种医疗模式，该照顾模式强调对一些早期、未分化疾病或者因为心理、社会等因素导致的疾患提供诊疗服务。目前，专科医生的医疗实践模式以生物医学模式为主，面临着许多困难，而全科医生的全科医疗模式运用的是生物-心理-社会医学模式，在实施以问题为导向的健康照顾中占有一定的优势。

首先，全科医生在实施以问题为导向的健康照顾中的优势表现在全科医生与患者及社区人群之间有着良好的医患关系。良好的医患关系使得医生掌握问题更为详细，从而更容易了解患者心理、社会层面上的问题，也增加了患者对治疗的依从性。其次，全科医生为社区居民提供的是持续性的照顾，因此可以细致地跟踪观察疾病或健康问题的动态变化，更利于解决问题的根源和评估治疗的效果，这是全科医疗的一大优势。再者，全科医生为社区居民提供的是协调性的健康照顾，可以利用和动员包括家庭、社区在内的各方面资源和积极因素来解决服务对象存在的健康"问题"。如面对吸烟、嗜酒和缺少运动的人，全科医生可以帮助其认识到这些问题，同时动员家属参与帮助其纠正不良嗜好。

总之，全科医生应充分发挥优势，在实施以问题为导向的健康照顾中为个人、家庭及社会提供更多的健康照顾。

本章小结

以问题为导向的健康照顾是指以发现和解决个人、家庭和社区的健康问题与疾病问题为导向，综合运用临床医学、预防医学、康复医学、心理学及社会学等学科的方法，对各种健康问题进行诊断，并了解问题产生的原因和影响因素，确定健康需要，制定并实施相

应的诊疗措施，以实现对健康问题提供预防、治疗、康复和保健等有效照顾的过程。

全科医生最重要的技能之一是透过现象看本质，即学会运用各种症状分析和方法找到患者的健康问题或疾病产生的根源或本质。全科医生的任务之一就是从复杂的症状入手，探索疾病的发生机制和根源，急则治标、缓则治本，标本兼治。必须具有常见问题诊断和处理的基本技能，需要学习运用"系统论""整体论"的逻辑思维和辨证思维方法，全面、系统地认识、处理和把握各种疾病和健康问题。树立以人为本、以健康为中心的理念，对个人、家庭及社区实施以问题为导向的健康照顾。

重点提示：全科医疗的服务策略是以问题为导向。全科医生面向全体居民提供服务，无论服务对象有病与否都要实施健康管理。因此，对全科医生加强临床常见问题的识别和处理能力的培养至关重要。社区常见健康问题的特点：全科医生采取以问题为导向的诊疗模式，而这些健康问题多是早期的、未分化的；变异性和隐蔽性；多维性和关联性；广泛性；不良生活方式与行为问题、常见病与多发病居多。为了把握健康问题的转归，需要进行分类管理。

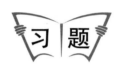

习 题

一、选择题

【A1/A2 型题】

1. 全科医疗服务的策略应

    A. 以疾病为目标   B. 以治愈为目标

    C. 以问题为导向   D. 以控制症状为目标

    E. 以控制费用为目标

2. 按照国家新医改要求，全科医生应成为社区首诊医生，能够应对大概多少常见疾病和常见问题

    A. 20%   B. 40%   C. 60%   D. 80%   E. 100%

3. 全科医生对社区居民健康问题进行分类管理，其主要目的是

    A. 早期治疗   B. 弄清问题的线索和性质

    C. 便于诊断   D. 便于康复

    E. 及时转诊

4. 全科医生的临床训练应以

    A. 社区常见健康问题为主   B. 慢性疾病为主

    C. 急性重症为主   D. 疑难杂症为主

    E. 传染性疾病为主

5. 社区常见健康问题的临床特点，不包括

    A. 大部分健康问题尚处于早期未分化阶段

    B. 健康问题具有很大的变异性和隐蔽性

    C. 慢性疾患多，持续时间长，对健康影响大

    D. 常伴随大量的心理、社会问题

E. 急性问题、一过性或自限性疾患出现的比例较低

6. 以问题为导向的临床策略所指的问题为

　　A. 疾病

　　B. 主诉、常见症状、体征

　　C. 诊断性试验检查结果

　　D. 心理、社会、行为、经济、文化等方面的问题

　　E. 以上都是

7. 高科技引入临床后，误诊率没有下降反而升高，最重要的原因是医生

　　A. 理化知识少　　　　　　　B. 医疗费太高

　　C. 临床基本功削弱　　　　　D. 不会仪器操作

　　E. 外语不过关

二、思考题

1. 与专科医生相比，全科医生面对的常见健康问题有什么不同？

2. 疾病症状与疾病本质的相互关系是什么？

3. 全科医疗实践中为什么要强调以问题为导向？

4. 全科医生实施以问题为导向的健康照顾时应掌握哪些基本临床诊疗手段及技能？

（周卫凤）　　　扫码"练一练"

第六章 以预防为先导的健康照顾

学习目标

1. **掌握** 全科医生以预防为先导、健康为中心的四级预防（三级预防和零级预防）理论知识，并把全科医疗理念贯穿于社区卫生服务的整个过程中。

2. **熟悉** 临床预防的概念和原则，以预防为先导的健康照顾的含义，全科医生的预防医学观念以及所具有的优势。

3. **了解** 全科医生采用的社区居民疾病预防控制方法以及社区居民自我保健的内容与方法。

4. 学会运用临床预防的方法，依据临床预防的原则，针对不同的人群开展预防服务。

5. 具备以预防为先导、健康为中心的四级预防（三级预防和零级预防）理论知识，并把全科医疗理念贯穿于社区卫生服务整个过程中的能力。

预防是指预先做好事物发展过程中可能出现偏离主观预期轨道或客观普遍规律的应对措施。以预防为先导的健康照顾是指全科医生在全科医疗服务中，针对健康期、无症状期、未分化期、临床前期和治疗康复期提供主动、有针对性的预防服务，如健康教育和健康促进、指导社区居民的自我保健、临床预防等，提供生命全周期全过程的保健服务，促进生命质量的提高。以预防为先导的健康照顾是全科医疗的重要原则之一，也是社区卫生服务的重要内容，充分体现了以人为本、以健康为中心的全科医疗理念和连续性全程健康照顾的特点，是居民健康守门人的全科医生职责所在。

本章就全科医生的预防医学观念、预防医学策略、社区居民疾病的预防与控制，临床预防服务等内容进行介绍。

第一节 概 述

一、预防为主原则与四级预防的策略

（一）预防为主原则与预防医学概念

"预防为主"是我国既定的卫生工作方针，提供预防服务是全科医生的重要职责。全科医生在开展社区卫生服务中，依据预防为主的原则，有针对性地采取四级预防的策略，以达到预防疾病，促进健康的目的。

医学是研究预防与治疗疾病，维护和促进健康，提高人们生命质量的科学知识体系和实践活动。医学既是一门科学又是一门艺术，包含丰富的人文情怀。预防医学是医学的重要组成部分，它以人群作为研究对象，以"环境-人群-健康"作为工作模式，探索环境因素对人群健康的影响及规律，研究如何采取适当的干预措施，消除和控制危险因素，达到防止疾病的发生、发展、尽可能维护和恢复机体的功能，最终以达到维护和促进个体和群体健康，预防疾病、失能和夭折，提高生命质量目的的一门学科。预防为主的原则始终贯彻于预防医学研究和实践的整个过程。

（二）四级预防策略

人类健康问题的出现，是从接触健康危险因素（包括心理因素）、机体内从生理代偿到病理变化且病理变化由小变大，最终导致临床疾病发生和发展的过程。根据疾病发生发展过程以及决定健康因素的特点，把预防策略按等级分为四级，即传统意义上的三级预防和新发展的零级预防。

1. 一级预防　又称病因预防，是除零级预防之外的最积极最有效的预防措施，投资少，经济和社会健康效益大。目的是控制和消除疾病的危险因素，防止疾病的发生，提高人群的健康水平。

全科医生及其团队提供的一级预防服务主要包括：鉴别阳性家族史和不良环境因素和行为因素；倡导养成健康、科学和文明的生活和行为习惯；指导合理营养和平衡膳食；动员进行适当的体育活动等；鼓励保持积极乐观的情绪和良好的社会心理状态；开展个体健康教育和自我管理教育；有组织地进行预防接种和实施计划免疫；开展婚前卫生工作、妊娠期和儿童的卫生保健及老年人的保健；为高危人群和职业人群提供保护措施。

2. 二级预防　亦称临床前期预防，是在疾病出现临床症状或体征之前所开展的"三早"预防工作，即早期发现、早期诊断和早期治疗。对于传染病，还要加疫情早报告及患者早隔离工作，从而尽快防止疾病的进一步传播。实现"三早"的主要办法是开展社区宣传，提高全科医生的医疗诊断水平，采用灵敏度和特异度较高的临床和实验室筛检方法及灵敏可靠的疾病监测系统。对于某些有可能逆转、停止或延缓发展的疾病，"三早"预防策略的实施就显得更加重要。

全科医生及其团队提供的二级预防服务主要包括：早期疾病筛查和健康体检；高危人群和重点人群的健康项目的检查；指导居民的自我检查和自我发现；疾病早期诊断及时治疗；疾病早期心理疏导；社区的规范和合理用药等。

3. 三级预防　即临床期预防，是在发病后期对患者采取积极合理的治疗，防止病情进一步恶化，预防或尽可能减少并发症、后遗症和伤残出现；对已经丧失劳动能力或残疾者，通过家庭和社区的护理、康复训练、亲属和社会的关心以促进生理功能和心理的康复，争取做到"病而不残，残而不废"，延长寿命和提高患者的生命质量。

全科医生及其团队提供的三级预防服务主要包括：疾病的临床规范治疗和管理，防止临床事件的发生；患者遵医行为的管理，防止疾病的复发；康复治疗和训练；康复咨询、康复器械的应用和指导；支持性医疗和护理；并发症的治疗以及临终关怀。

4. 零级预防　即初始预防或病源预防，是对产生于社会和环境高危健康风险因素的预防。这些危险因素对儿童、青少年、青壮年具有持续的不良影响和危害。其理论基础是人群干预，预防整个社会发生危险因素的流行，而不是有了危险因素再预防，也就是说从风险因素出现之前就要开始预防，避免风险发生，提高整个人群的健康是终极目标。如将健康融入所有政策的制定就是零级预防。"零级预防"比传统的预防疾病发生的三级预防更加提前，是预防工作的关口前移，其责任主体是各级政府，全科医生需要做的就是将政府制定的相关政策在社区得到落实，如在小区配合政府创建"健康社区""健康家庭"就是防止疾病发生的零级预防。

零级预防的发展——零级预防与全生命周期健康管理实施流程为：风险预防→风险干

预→早查早治→防早死、防伤残。一级预防是针对风险因素或风险个体的健康干预；二级预防是针对疾病早期阶段或亚临床期进行的治疗和干预；三级预防是针对疾病中晚期进行的治疗和康复管理。零级预防的运用：①在国家卫生与健康工作中的运用；将健康融入所有政策制定中；预防前移与普及健康生活方式；②在国家防治慢性病中长期规划中的运用：全人群慢病风险因素预防；③在国家基本公共卫生服务项目中的运用：生殖健康、儿童健康管理等；④在环境监测与管理中的运用：空气污染与慢性病预防研究；⑤在职业安全与工作场所健康管理中的运用：职业损伤风险预防；⑥在中医养生保健中的运用：中医养生保健与疾病及损伤预防。

5. 疾病四级预防新体系　见图 6-1。

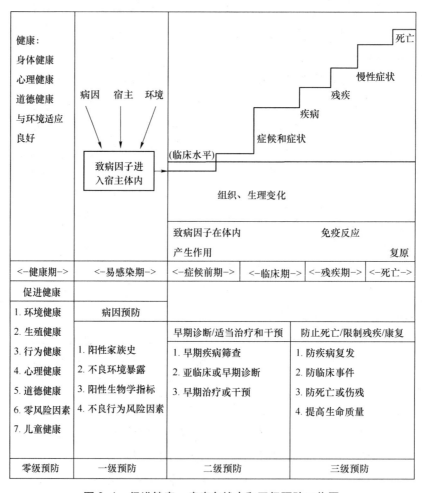

图 6-1　促进健康、疾病自然史和四级预防工作图

注：摘自曹泽毅《全科医疗中的预防服务》，2016.

二、全科医生的预防医学观念

全科医生是业务综合程度较高的新型医学人才，经过严格、系统规范的长期培养，主要在基层（农村和城市社区）承担预防保健、常见病、多发病诊疗和转诊、患者康复和慢性病管理、健康管理等一体化服务，被称为居民健康的"守门人"。全科医生的预防医学观念主要体现在如下方面。

1. 珍惜每一次提供预防服务的机会　把与个人及其家庭的每一次接触都看成是提供预

防服务的良好时机，并适时地提供有针对性的预防服务。

2. 对健康与疾病的认识全面 熟悉健康新观念；树立预防为主、以人为本、健康为中心的理念；在关注躯体疾病的同时，更注重关注人的整体健康，采取以预防为先导的综合预防保健措施；正确认识和解决个人、家庭和社区的主要健康问题。

3. 对疾病与发病机制认识综合 依照现代医学模式，即生物-心理-社会医学模式，从人的自然属性和社会属性的整体性研究疾病的病因与发病机制，利用"多因多果"和"单因多果"的疾病因果观和预防为主、防治相结合的系统思维方法分析研究健康及影响健康的各项因素。

4. 服务对象全 服务对象覆盖社区所有的人群，不分性别、年龄、健康状态、亚健康状态、疾病状态，以个体健康为中心、家庭为单位、社区为范围提供综合性预防保健服务，并把预防服务看成日常医学实践的重要组成部分。

5. 重视个人预防与群体预防相结合 当全科医生在为个人及其家庭提供服务时发现某问题在社区中广泛存在或某种疾病在社区中有流行倾向时，便不再停留于个人及其家庭的预防上，而是利用社区内外可利用的各种资源，积极开展社区预防。全科医生还必须着眼于全社区，在进行社区诊断的基础上，制订和实施社区规划性的预防医学计划，重点解决人群健康问题，主动维护和促进社区居民的健康。

6. 采用以预防医学为导向的病史记录和健康档案 这是全科医生有计划地为个人、家庭和社区提供预防服务的重要的组织工具，一般包括：疾病预防计划；有针对性的健康体检计划；根据个人和家庭的基本情况、生活周期、资源状况、功能状况等资料，为家庭制订周期性健康维护计划；根据具体的预防服务项目，建立针对人群的预防医学档案。

7. 把工作目标明确指向提高社区全体居民的健康水平 为确保全科医生将主要精力集中在社区全体居民的疾病预防上，真正把服务的目标直接指向提高社区全体居民的健康水平，全科医生在国家的养老、医疗等保障体系中开展工作，在预防服务方面得到合理的经济补偿和鼓励。

三、全科医生在预防服务中的优势

鉴于医学的主要任务已从以防病治病为主逐步转向以维护和促进健康、提高人的生命质量为主；服务对象不再仅限于患者，而包括相当数量的正常人以及亚健康人群（约占总人群的75%）；服务内容也不仅仅是要解决躯体的缺陷或某个系统的异常而带来的问题，还应当满足人们寻求健康生活方式指导和心理咨询的愿望；医生开出的处方不仅仅全是药物处方，还包括自我保健、自我管理、疾病管理、心理疏导和提高生活质量等多内容的处方。从这个意义上讲，全科医生的服务内涵和工作方式体现了"中医养生治未病"和西方医学"零级预防"相协调的未来世界医学发展的新趋势。由于全科医生在社区工作的独特优势，在提供生命周期的全过程服务中贯彻预防为主的原则，实施以预防为先导的健康服务，满足服务对象的生理、心理和社会的多维需求。全科医生在预防服务中的优势主要体现在以下几个方面。

（一）全科医生的专业优势

全科医生所接受的教育和训练，使得他们既掌握临床知识和技能，又懂得预防保健、健康管理知识和技能，为提供有针对性的预防性服务打下了良好的基础；全科医生所具有的预防服务的理念和技能，使他们在为患者提供治疗服务的同时，还可提供健康保健服务和康复服务等。

（二）全科医生的工作方式

全科医生对所辖社区的所有居民，利用自身的技术和协调能力，将预防工作融入到所提供的连续性综合服务过程中。

1. 基于连续性服务提供预防服务　全科医生所提供的服务是"从生到死"的连续性照顾过程。这种持续性服务贯穿了人生各个阶段，从围生期保健开始直到临终关怀，全科医生在照顾了人的一生中了解个人、家庭和社区的背景资料，开展人的生命全周期和家庭生活全周期各阶段的健康危险因素的评价，制订规划性的预防服务计划，落实和监督预防服务计划的实施并进行效果评价。

2. 利用全科医生协调能力提供预防服务　全科医生有较强的卫生服务资源的协调能力，不仅可以利用和协调医疗资源，对处于疾病/健康问题发生、发展不同阶段的人，包括有危险因素存在但无任何临床症状的患者、有临床症状的患者、残疾人等提供各种预防服务，必要时还可以协调社区和社会资源（如所在辖区的疾病预防控制中心）开展社区人群的公共卫生服务。

3. 利用地域优势提供预防服务　全科医生工作立足于社区，与居民关系密切、接触频繁，既能提供首诊服务，又增加了社区居民就医的机会，这为全科医生开展预防性服务提供了有利条件。

4. 基于相对固定人群提供预防服务　全科医生服务于社区固定的全体居民，因其独特的工作方式，与个人及家庭在提供长期的服务过程中建立了良好的医患关系，因此全科医生可以通过这种彼此信赖的朋友式的医患关系，对个人及其家庭开展深入细致的健康教育，帮助个人、家庭改变不良的生活习惯和行为方式，实施全方位、立体化的预防保健服务。

（三）全科医生独特的服务理念

全科医生独特的服务理念：①以生物-心理-社会医学模式为基础；②以预防为先导；③以个人健康为中心、家庭为单位、社区为范围；④不分性别、年龄、学科，宗教信仰提供全方位、全周期的卫生与健康服务；⑤提供预防、医疗、保健、康复、健康教育、计划生育技术指导和健康管理等全方位健康照顾。

第二节　社区居民疾病的预防与控制

一、社区卫生服务机构的疾病预防与控制

实施国家基本公共卫生服务项目是促进基本公共卫生服务逐步均等化的重要内容，是我国公共卫生制度建设的重要组成部分。社区卫生服务机构的疾病预防控制工作主要体现在承担的国家基本公共卫生服务工作。目的就是更好地对居民健康问题实施干预措施，减少主要健康危险因素，有效预防和控制传染病及慢性病，使城乡居民享有均等化的基本公共卫生服务。

当前，家庭医生签约服务、分级诊疗制度建设等新医改重点工作正在全国稳步推进，这些都与基本公共卫生服务密切相关。新形势、新任务对实施国家基本公共卫生服务项目

提出了新的要求，这些新要求均体现在以上《规范》的不同项目中，全科医生应及时了解国家发布的《规范》新变化，掌握并执行《规范》新要求。

知识链接

2017 年 2 月国家卫生计生委发布了《国家基本公共卫生服务规范（第三版）》（以下简称《规范》），《规范》包括 12 项内容，即居民健康档案管理、健康教育、预防接种、0~6 岁儿童健康管理、孕产妇健康管理、老年人健康管理、慢性病患者健康管理（包括高血压患者健康管理和 2 型糖尿病患者健康管理）、严重精神障碍患者管理、肺结核患者健康管理、中医药健康管理、传染病及突发公共卫生事件报告和处理、卫生计生监督协管。

二、健康教育与健康促进

近 20 年，健康教育和健康促进在全球得到快速发展，对维护和促进健康，提高人类的健康水平发挥了积极的作用，受到各国政府的重视。WHO 把健康教育作为"21 世纪人人享有卫生保健"的新策略，明确了全球卫生改革的目标方向。当今世界上发达国家和中国的疾病谱、死亡谱发生了根本性变化，其死亡原因不再是传染性疾病和营养不良，而是被慢性非传染性疾病所取代。研究结果证明，这些疾病发生与不良的生活方式、行为习惯、职业和环境等危险因素有关，而针对行为和生活方式问题不能期望用医药来解决，只有通过健康教育唤醒人们对健康的渴求，促使其自愿地采纳健康的行为和生活方式，才能远离或减少致病的危险因素，预防疾病，促进健康。

（一）行为和人类行为

1. 行为和人类行为的概念　行为是完整的有机体针对环境刺激所做出的适应性反应。有机体的行为过程可用公式表示："S-O-R"。其中，S（stimulation）代表内外环境的刺激；O（organization）代表有机体；R（reaction）代表行为反应。行为既是内外环境刺激的结果，又反过来对内外环境产生一定的影响。人既有生物动机也有社会动机，人的行为是对基本的生理需求和复杂的社会需求的表达。作为生活在一定社会文化背景和自然环境中的个体，要适应复杂多变的环境，就必须对环境中的刺激做出适当的反应。人的这种适应性反应绝不是简单的被无法控制的内部和外部力量所驱使，而是有自我意识和行为自我调控能力，所以人的行为具有能动性。因此，人类行为是在内外因素共同作用下产生的外部活动，而影响健康和疾病的生活方式和行为习惯是在日常生活和工作中由各种行为构成的图景。

2. 行为的分类　人类行为分为显性行为和隐性行为，一般而言，行为是指可观测到的显性行为。由于人的行为受生物因素和社会因素共同影响，因此又可分为本能行为和社会行为。将由遗传因素决定的行为看作本能行为，它是与生俱来的，如摄食、睡眠、性、自我防御、追求刺激等。尽管如此，本能行为也要受个人主体意识的支配，也存在一个正常表达的问题。一旦失控超越正常范围就会带来危害，如药物滥用、性滥交和冒险行为等。将人在社会化过程中形成的、主要由社会情境决定的行为视为社会行为，如对健康有利的行为合理营养、体育锻炼等和危害健康的行为如吸烟、吸毒和酗酒等。现实中，许多行为既有本能的成分也有社会因素的作用。满足解除饥饿的摄食行为是本能行为，社交情境下的过食则是社会行为，有时两者又同时存在，如在吃自助餐时往往有过食行为。

健康相关行为是指个体或群体与健康和疾病有关的行为。按照行为者对自身和他人健康状况的影响，健康相关行为可分为促进健康的行为和危害健康的行为。前者指个人或群体表现出的客观上有利于自身和他人健康的行为；后者是指偏离个人、他人和社会健康期望、危害健康的行为。

3. 行为的影响因素　人的行为由内因和外因共同决定，即受到人自身因素和环境因素的共同影响。用德国心理学家勒温提出的行为公式可以很好地理解人类行为：B＝f（P.E），这个公式的含义是一个人的行为（Behavior）是其人格或个性（Personality）与其当时所处情景或环境（Environment）的函数（function）。其中 B 表示个体的行为，f 为函数，P 表示人，E 表示环境（自然环境和社会环境），说明人的行为是人的自身因素和外在环境相互作用的结果。

（1）自身因素　如遗传因素、生理因素等，但最重要的是心理因素。

心理是大脑的功能，是客观事物在人脑中的主观反映，是认知、动机、情绪、能力和人格等功能的总称。人的心理是在社会条件和语言环境的影响下发展起来的，是在认识客观世界、改造客观世界的社会实践中逐步丰富起来的。人不但能够认识事物的外部整体，还能认识事物的本质和事物之间的内在联系，即能进行有意识的思维活动，这是人类所特有的。人的心理现象表现为心理过程和个性（人格）两方面。影响行为的几种重要的心理因素：①需要、动机和动机冲突，需要和需求是人的能动性源泉，是人类行为的根本动因。人在需要的基础上产生动机，动机推动人去实现行为，进而满足需求；旧的需求满足了，新的需求又会产生，推动人去从事新的行为。心理学家 Maslow 提出需要层次论，将人的需要分为生理需要、安全需要、交往需要、尊重需要和自我实现的需要。人在同一时间常常是多种需要并存，形成动机冲突。冲突的结果是产生出优势动机，决定着发生相应的行为。动机冲突中何种动机成为优势动机，受各种主客观因素的影响。其中，认知因素起着举足轻重的作用，健康教育可以改变人们的认知，自觉采纳健康的行为。②认知，认知是指"人们获得和利用信息的全部过程和活动"。首先是注意到传来的刺激、信号，然后把传来的信号，刺激转化为某种信息，并进行解释，最后采取适当的行为，对信息做出反应。当人们掌握了知识，并不一定有与之一致的行为。这种现象称为"认知不协调"，它是一种不愉快的心理感觉，具有动机作用，会驱使个体设法减轻或消除失调的状态，使关联的认知与行为变得协调起来。③态度，态度是个体对人、事、物的反应倾向，是一种内部准备状态。态度的功能可分为认知功能、适应功能、表达评价功能和自卫功能。态度一般建立在价值观基础上，与行为有更直接的联系；有助于明确个人经验和指导行动，可以维持或改变。虽然通常态度与行为有密切联系，但态度与行为也可能不一致。④情感，情绪和情感也是一种心理过程，具有特殊的主观体验、显著的生理变化和外部表情。情绪常指短暂而强烈的具有情景性的感情反应，如狂喜、愤怒等；情感多指稳定而持久的、具有深沉体验的感情反应，如自尊心、责任感等。情感和情绪在一定环境中发生发展，交互影响，在人的健康相关行为中有重要作用。⑤意志，意志是人有意识、有目的、有计划地调节和支配自己行为的心理过程。人的行为由动机决定，动机在需要的基础上产生。当一个人在动机驱动下有意识地拟定计划、采取行动，这种行动是自觉的、指向目标并与努力克服障碍相联系，它所涉及的心理过程就是意志。人的生活、学习和劳动都体现了人类所特有的意志行为。

（2）环境因素　人类的行为环境包括自然环境和社会环境。

自然环境是指与人类生活和行为相互关联、相互影响的自然条件的总和，包括人类生活于其中的地理环境、生物环境、气候环境、地下资源环境等，不同的自然环境对人的生活和行为有不同的影响。社会是人类生活的共同体，现代社会对人的行为的影响无所不在。影响健康的社会因素包括：①社会经济因素，社会经济的发展在为人们提高健康认知水平，采取促进健康的行为创造物质条件的同时，也导致一些不利健康的行为发生、发展；②社会发展因素，包括社会制度、卫生事业发展、城镇化等都对行为的选择产生影响；③社会文化因素。WHO 指出，"一旦人们的生活水平达到或超过起码的需求，有条件决定生活资料的使用方式，文化因素对健康的作用就越来越重要了"。随着科技的发展、生产力水平的提高，物质生活资料的丰富，人们在选择衣、食、住、行方面的自由度越来越大，这就为文化因素对人类行为的影响提供了广阔的空间。

（二）健康教育与健康促进的概念

1. 健康教育　健康教育就是通过健康信息传播和行为干预活动，帮助个人和群体将本身存在的对健康的渴求引导发挥出来，使之自觉掌握健康保健知识，主动采纳有益于健康的行为和生活方式、消除或减轻影响健康的危险因素，达到预防疾病、促进健康、提高生命质量的目的。健康教育的核心是教育人们树立健康意识、促使人们改变不健康的行为生活方式，养成良好的行为生活方式，以降低或消除影响健康的危险因素，最终为满足人们对美好生活向往的愿望提供坚实的健康基础。

2. 健康促进　健康教育发展成为健康促进是当今世界健康教育事业发展的趋势。健康促进是促使人们提高维护和改善他们自身健康的过程，是协调人类与环境的战略，它规定个人与社会对健康各自所负的责任。近 30 年来，健康促进越来越被广泛重视，其涵义随着健康也随着社会经济的迅速发展而不断发展。WHO 西太区办事处给健康促进下的定义："健康促进是指个人与其家庭、社区和国家一起采取措施，鼓励健康的行为，增强人们改进和处理自身健康问题的能力"。在 2000 年的第五届全球健康促进大会上，WHO 前总干事布伦特兰则做了更为清晰的解释："健康促进就是要使人们尽一切可能让他们的精神和身体保持在最优状态，宗旨是使人们知道如何保持健康，在健康的生活方式下生活，并有能力做出健康的选择。"因此，健康促进是指运用行政的或组织的手段，广泛协调社会各相关部门以及社区、家庭和个人，使其履行各自对健康的责任、共同维护和促进健康的一种社会行为和社会战略。

（三）健康教育与健康促进的模式

模式是解决某一类问题的方法论，把解决某类问题的方法总结归纳到理论高度就是模式。健康教育的核心是行为改变，人类健康行为的建立及危害健康行为的改变受到诸多因素的影响，其形成过程相当复杂。以下介绍常用的健康教育与健康促进的模式。

1. 知-信-行模式（knowledge-attitude-belief-practice，KABP）　该模式是认知理论在健康教育中的应用，是改变人类健康相关行为的模式之一，它将人类行为的改变分为获取知识、产生信念及形成行为三个连续过程。"知"是知识和学习，是基础；"信"是信念和态度，是动力、关键，而"信"又包含信念和态度，信念是指相信某事物或某现象是真实的、可信的，态度是个体对人、对事所采取的一种具有持久性和一致性的行为倾向；"行"是产生促进健康行为、消除危害健康行为等行为改变的过程，是目标。人们通过学习，获得相关的健康知识和技能，逐步形成健康的信念和态度，从而促成健康行为的产生。知-信-行理论认为普及卫生保健知识，提高公民的健康素养是关键。

2. 健康信念模式（the heath belief model，HBM）　该模式是建立在需要和动机理论、认知理论和价值期望理论基础上，关注人对健康的态度和信念，重视影响信念的内外因素。HBM 认为个体感知、积极采取行动是行为转变的重要因素。它被用于探索各种长期和短期健康行为问题。该模式由三个部分组成：个体的健康信念、行为的线索和行为的制约因素。人们要采取某种促进健康行为或戒除某种危害健康行为，必须具备以下三方面的认识：①认识到某种疾病或危险因素的威胁及严重性；②认识到采取某种行为或戒除某种行为的困难及益处；③对自身采取或放弃某种行为能力的自信，即个人对自己的行为能力有正确的评价和判断，相信自己一定能通过努力，克服障碍，完成这种行动，达到预期结果。健康信念模式在采取促进健康行为、放弃危害健康行为的实践中遵循的步骤：首先，充分让人们对其危害健康行为感到害怕，认识到其危害健康的严重程度；其次，使他们坚信：一旦放弃这种危害健康行为、采取相应的促进健康行为会得到有价值的后果，同时也应清醒地认识到行为改变过程中可能出现的困难和反复；最后，使他们充满改变行为的信心。

3. PRECEDE-PROCEED 模式 要开展有效的健康教育必先进行健康教育诊断。开展健康教育诊断一是为确定健康教育干预目标、策略和方法提供基本依据，同时也为健康教育干预效果评价提供基线资料。目前最有代表性且使用最为广泛的健康教育诊断思路是以美国健康教育家劳伦斯·格林为首的美国学者在 20 世纪 70 年代提出的基于知识获得和行为改变的 PRECEDE-PROCEED 模式，又称格林模式，它包括 5 个步骤：确定主要健康问题（步骤 1、2），环境和行为诊断（步骤 3），教育与生态诊断（步骤 4），管理与政策诊断（步骤 5）。PRECEDE 意为首先对影响人们健康行为的重要因素（趋向、促成、强化因素）做出客观评估，然后针对性制定健康管理计划，再进一步实施与开展评估。其中，PRECEDE 是 Predisposing, Reinforcing and Enabling Constructs in Educational/Environmental Diagnosis and Evaluation（在教育/环境诊断和评价中的倾向、促成和强化因素）的缩写；而 PROCEED 是 Policy, Regulatory and Organizational Constructs in Educational and Environmental Development（在教育和环境发展中的政策、调控和组织架构）的缩写。PRECEDE-PROCEED 模式提供了一个系统的框架，在该框架指导下，各种健康管理模式及干预措施可被恰当地应用于健康干预活动的不同阶段。该模式提供了全面系统、持续动态的指导，对促进健康教育、科研及临床工作起着至关重要的作用（图 6-2）。

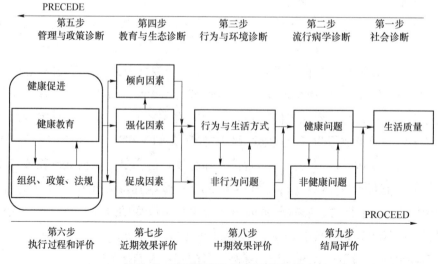

图 6-2 PRECEDE-PROCEED 模式

（四）健康教育的内容、形式与步骤

1. 健康教育内容　健康教育的内容汇总见表6-1。

表6-1　全科医生开展的健康教育的内容汇总

健康教育项目	健康教育内容
健康意识教育	健康的认知态度、责任与价值观念
卫生与健康公德教育	卫生与健康政策法规、环境保护、食品和饮用水卫生、职业卫生、不损害别人健康等方面的功德教育
生活保健知识与行为教育	营养与合理膳食、适量运动、改善睡眠、戒烟、限盐、限酒等健康生活方式和行为习惯干预
常见疾病防治知识教育	重点是慢性病（如高血压、糖尿病、冠心病、癌症）的预防和治疗以及传染病的预防（如流感、艾滋病）
突发公共卫生事件预防及安全教育	火灾、交通事故等安全防范知识教育；个人及家庭急救知识教育，如烫伤和心肺复苏急救
心理卫生教育	普及心理健康保健知识；介绍良好人际关系的保持技巧；引导适度的情绪发泄与控制，预防心理问题的发生等心理平衡
生殖健康教育	优生优育，安全性行为、艾滋病预防
健康知识获取途径及鉴别教育	书籍、杂志、报刊、电视、微信、短信等

按照教育对象的特征、被教育者的需求，可分为如下不同类型（见表6-2）。

表6-2　健康教育的分类

分类标准	教育对象
按照重点人群分类	0~36个月婴幼儿家长、青少年、妇女、老年人、残疾人、职业人群等
按照重点疾病分类	慢性病、传染病、职业病、地方病等重点疾病人群
按照场所分类	社区、学校、机关、企事业单位、特殊行业（如饮食服务、食品生产等）等
按照地区特点分类	城市健康教育、农村健康教育

2. 健康教育形式　①提供健康教育资料（如发放印刷资料、播放音像资料等）；②设置健康教育宣传栏；③开展公众健康咨询活动；④举办健康知识讲座等；⑤通过网络传播健康知识及促进健康的技能宣传。

3. 健康教育计划制订　在健康教育诊断的基础上，对计划干预活动本身的具体内容、干预方式和步骤进行研究设计的过程，核心是确立干预目标与对策。在实践中人们逐渐形成了健康教育计划设计的思维逻辑和系统工作方法。主要有以下6个步骤：①选择优先项目，即确定健康问题、导致问题的行为及行为影响因素；②制订计划要达到的目标和具体指标；③确定教育干预策略框架、项目活动内容、方法和日程；④确定组织网络和人员队伍；⑤制订监测与效果评价方案；⑥制订项目预算。

4. 健康教育的一般步骤（实施和评价）　健康教育是预防疾病的实践活动，所有健康教育工作都为取得对象人群健康相关行为的实际改善和防治疾病、提高健康水平的实际效果服务。由于人的行为及其赖以发生、发展的环境是一个复杂的系统，要促使这个系统向有利健康的方向转化，健康教育就需要做多方面深入细致的工作。当健康教育工作以项目形式开展时，其过程一般可分为以下四个步骤：①通过现场调查、专家咨询、文献复习等

方式收集信息、分析信息等进行健康教育诊断（行为危险因素评估）；②设计制定健康教育干预计划；③准备和实施健康教育干预（行为危险因素干预）；④对干预进程和效果进行监测与评价，即行为危险因素评价、行为危险因素干预和干预效果评价。

（五）健康促进的内容、活动领域与实施

1. 健康促进的内容　健康促进的基本内涵包含了个人行为改变、政府行为（如将健康融入所有政策中）改变两个方面，并重视发挥个人、家庭、社会的健康潜能，其主要内容见表6-3。

表6-3　健康促进内容汇总

序号	健康促进的内容
1	健康促进着眼于整个人群的健康，致力于促进个体、家庭、社会充分发展各自的健康潜能，如培养有利于健康的生活方式和行为
2	健康促进活动主要作用于影响健康危险因素
3	健康促进运用多学科理论，采用多种形式相配合的综合方法促进人群的健康
4	健康促进特别强调社区群众的积极有效参与，强调启发个体和群体对自身健康负责并且付诸行动
5	开展健康促进不仅需要卫生与计划生育部门的努力，还要有社会各方面的参与，将健康融于各项社会政策的制定当中

2. 健康促进的5个活动领域

（1）制定有利于健康的公共政策　促进健康的公共政策多样而互补，中国在这方面有独特的政治优势，党的十九大报告明确提出要将健康融入所有政策。

（2）创造健康支持环境　人类与其生存的环境密不可分。健康促进必须创设一种对健康更加支持的环境，即安全、满意和愉快的工作条件以及环境优美的生活条件，确保自然环境和社会环境的健康协调发展，合理开发并利用社区资源。

（3）加强社区行动　充分调动社区力量促进社区功能的发挥，让社区积极有效地参与各种卫生保健计划的制定和落实；利用社区资源，帮助社区认识自己的健康问题，并提出解决问题的办法，提高解决健康问题的能力。确定健康问题和需求是社区行动的出发点，社区群众的参与是社区行动的核心。动员社区居民积极参与"健康家庭""健康社区"和"健康城市"建设。

（4）发展个人和群体的健康技能　通过提供健康知识和自我保健信息，有计划、有目的、有针对性协助患者、健康者或有特定健康危险行为问题的人，学习和掌握必要的技能，帮助他们做出健康选择、改变不良行为习惯，采纳健康行为。使居民能更有效地维护自身的健康和他们的生存和生活环境，做出有利于健康的选择。

（5）促进调整卫生服务方向　调整卫生服务方向是极为重要的，将健康促进和疾病的预防作为卫生服务模式的一部分，调整卫生服务的目的、方向、策略，广泛动员可利用的资源，大力支持居民开展自我保健活动，提高卫生资源的分配效益和技术效益，缩短卫生投入及资源配置与人群健康需求之间的差距是适应人类健康发展和社会稳定发展的根本保障。

健康促进的5个活动领域全面针对除人类生物学因素外的所有影响健康的因素。可将健康促进视作对生物-心理-社会医学模式的进一步阐述，健康促进需要全社会的共同努力。

3. 健康促进计划的实施　SCOPE模式将复杂的实施工作归纳为5大环节：制定实施工

作时间表；控制实施质量；建立实施的组织机构；组织和培训实施工作人员；配备所需的材料与物品。

（六）社区常见的健康教育与健康促进活动

社区是人们从事各项工作和日常生活的基本环境，有着相对独立的社会管理体系和服务设施。社区健康教育是社区卫生服务的重要职能之一，是我国卫生保健事业的重要组成部分，也是世界健康教育发展的重要策略之一。

1. 社区健康教育与健康促进的概念 社区健康教育是指以社区为单位，以社区人群为对象，以促进社区健康为目标，有组织、有计划、有评价的健康教育活动和过程。其目的是发动和引导社区居民树立健康意识，关心自身、家庭和社区的健康问题，积极参与健康教育与健康促进规划的制定与实施，养成健康行为和良好的生活方式，提高自我保健能力和群体的健康水平。社区健康促进是指通过健康教育和社会支持改变个体和群体行为、生活方式和环境影响，降低社区的发病率和死亡率，提高社区人群生活质量和文明程度、健康素养的所有社会活动过程。社区健康促进的关键策略是激励全体居民关心自己的健康问题，积极参与本社区健康促进规划的制定与实施。

2. 社区健康教育与健康促进活动的内容

（1）城市社区健康教育的内容 城市社区健康教育与健康促进是现代城市管理和精神文明建设的重要组成部分。城市社区健康教育内容是根据我国社会经济的发展状况，老龄化加剧，城市人口持续增加、交通拥挤、住房紧张、教育就业工作压力加大等形成的特殊环境条件，产生许多相应的卫生与健康问题而确定的。其活动内容见表6-4。

表6-4 城市社区健康教育内容汇总

活动分类	活动主要内容
健康观念、社会卫生公德与卫生法规教育	现代健康概念；健康对人类生存与发展的重要性；政府、社区、家庭和个人对维护和促进个体和群体健康承担的责任教育。如学习《中华人民共和国食品安全法》及《关于进一步加强学校控烟工作的意见》等一系列法律法规
健康素养知识及社区常见病防治教育	日常保健常识，如饭前便后洗手、早晚刷牙、按时作息、生活规律等；心理健康教育包括心理与健康、疾病的关系，心理的自我调节与人际关系的处理能力；生殖健康教育包括优生优育、孕产妇保健及性生活知识等；各种常见疾病防治知识教育；家庭及野外急救与护理知识等
环境卫生与保护知识教育	如分类处理生活垃圾，噪声、空气污染危害及预防方法以及四害传播疾病的方式、途径及预治方法等
社区常见慢性病的防控知识教育	倡导健康生活方式，控制行为危险因素，强化已有健康行为；普及慢性病防治知识，提高自我保健能力；增强遵医行为，提高对社区卫生服务的有效利用
城市新、老传染病的防治教育	针对性病、艾滋病、乙型肝炎、结核病等疾病的预防教育
安全及预防意外伤害教育	防止交通事故、劳动损伤、煤气中毒、溺水、电伤、自杀教育；加强教育对象自我防护意识和意外发生的自救能力
应对突发事件教育	增强公共安全意识，提高应急避险和自救互救能力
创建健康城市的宣传教育	创建"健康家庭""健康社区""健康学校""健康城市"的宣传与教育

（2）农村社区健康教育的内容 农村是指县（旗）以下的乡、镇和自然村。由于农村地域广阔，教育文化、风俗习惯千差万别，尽管政府近年加大了对农村公共卫生和基本医疗所需设施、设备和人才培养的投入，基本医疗和公共卫生的公平性得到显著改善，但相

对于城市，农村居民不健康的观念和行为还不同程度地存在，当前和今后相当长的时间内，应结合"乡村振兴"战略，加大对农村居民健康教育的力度，具体内容见表6-5。

表6-5 农村健康教育内容汇总

教育类型	教育主要内容
健康观念与卫生法制教育	健康新观念；健康对个人和家庭的重要性；维护健康不仅是权利更是责任；《母婴保健法》《婚姻登记条例》《"健康中国2030"规划纲要》等政策的宣传
农村常见病的防治及安全知识教育	传染病防治知识；慢性病防治知识；寄生虫病、地方病防治知识；与农业生产相关疾病的防治与安全防护知识
针对危害健康的行为与生活方式的教育	移风易俗，改变农村不良生活陋习教育；倡导文明、科学、健康的生活方式教育
优生优育和计划生育知识教育	优生优育和计划生育知识教育
农村环境卫生和环境保护教育	根据建设"美丽乡村"建设要求，开展的改善农村环境卫生和环境保护意识教育
留守儿童及家长的健康教育	对留守儿童及照护家长的安全、健康特别是心理健康知识的教育和管理

三、社区居民的自我保健

（一）社区居民自我保健概念与作用

1. 自我保健的概念及发展 自我保健是指个体发挥能动作用，保护自己健康的活动，是个体决定自己健康的权利和义务的体现。其内容涉及健康行为的培养（包括行为矫正）、生理调节、心理调节、预防疾病、自我诊断、自我治疗以及在医疗机构诊治后的自我康复。自我保健侧重于提高个人、家庭自我心理调适，提高社会心理素质和社会适应能力，建立身体、心理、道德和社会适应良好的全面健康意识并形成有益于健康的保健行为。

自我保健是医疗保健的最基本成分，也社区卫生服务的一种主要形式，并且越来越发挥着重要的作用。特别是随着我国老龄化进程的加快，以及心脑血管疾病、恶性肿瘤、糖尿病等慢性非传染性疾病的迅速增加，带来了前所未有的卫生与健康服务问题。这些疾病的控制仅仅依靠扩大医疗服务，改善医疗条件是远远不够的，必须坚持预防为主的卫生与健康工作方针，普及医药知识，增强人民自我保健意识和健康素养，提高自我保健能力。因此，全科医生在社区卫生服务中，应帮助居民充分发挥自我保健在健康活动中主观能动性，依靠科学的医学常识，来解决自己的某些健康问题。

2. 自我保健的作用 当人们感觉到自身出现健康问题时，首先采取的行动是某种形式的自我保健，而不是马上就诊。一些轻微的健康问题完全可以通过自我保健来解决，许多研究表明，通过自我保健教育，至少有1/4的就诊患者能够处理自己的问题。对普通感冒患者进行自我保健教育，使上呼吸道感染的就诊率减少了2/5。而即使在就诊或住院之后，自我保健也仍然在继续发挥作用。由于专科医生与患者接触的时间短暂且受生物医学模式的影响，极少能给患者提供必要的自我保健教育，而医生的服务只有与患者的自我保健活动相结合才能发挥更大的作用。全科医生应认识到，自我保健教育是患者所需要的医疗保健服务中的一个极其重要部分，而且一直影响着健康问题的解决过程。了解患者的自我保健观念和能力，给予患者必要的自我保健教育和指导是使诊疗活动取得最佳效益的关键之一。如果社区医疗服务忽视了自我保健的作用，那将是犯了一个重大的错误。如果没有自我保健作为医疗保健服务体系的基础，医疗保健系统就将面临严峻的挑战。

3. 影响人们选择自我保健的因素 健康问题的严重和复杂程度；患者对健康问题的认

知和评价、经验和信息；患者的自我保健观念和能力；健康信念、疾病因果观及对症状的反应方式；家庭可用于自我保健的资源；医疗保健服务的可用性和可及性；其他自我保健的资源；个人的某些特征，如性格、文化、社会阶层等。

（二）社区居民自我保健的内容与方法

随着"养生治未病"理念的传播，自我保健的重要作用越来越引起医学界和居民的重视，对患者和社区居民进行自我保健教育已成为全科医生的一项重要的工作内容。全科医生应及时了解患者和社区居民自我保健观念和能力，给予必要的自我保健教育和指导是诊疗活动取得最佳经济效益和社会效益的关键之一。

社区居民自我保健的内容与方法见表6-6。

表6-6 社区居民自我保健内容汇总

自我保健的类型	自我保健的主要内容
生理调节	坚持适量运动、规律生活、合理营养、保护生态环境
心理调节	通过控制过度紧张，树立正确人生观，调整心态，性格乐观，兴趣广泛、积极参加娱乐活动
行为矫正	培养有利于健康的行为、消除危害健康的行为
自我诊断	根据自己对医药卫生知识的掌握程度和对自己身体状况的了解，对身体异常感觉所做的患何种疾病以及严重程度的判断。如乳房自我检查
自我治疗	明确诊断后，在没有监护的条件下根据医嘱或自行选择的医疗方法、自行用药实施的治疗，如高血压等疾病的自我治疗
自我预防	在疾病或意外可能发生之前，个体在心理、知识、技术及物质等方面的准备

（一）全科医生在社区居民自我保健教育中的作用

全科医生在居民自我保健过程中可以发挥重要的作用，可以扮演指导者或顾问的角色。实施健康保健，对于健康者可以起到无病防病的作用，对于亚健康者可以恢复健康状态；对于大多数患者可大幅降低医药费用，节省治疗时间，由被动治疗转为主动治疗，从而达到康复的目的。

1. 健康指导 指导有自我保健需求的健康者和亚健康者开展自我保健活动。

2. 了解影响患者选择自我保健的因素，提高患者自我保健技能 患者对健康问题的来龙去脉缺乏正确理解，对自我保健的效果一般没有把握。若此时采取了不当的自我保健措施，非但不利于患者的病情，甚至对健康造成危害。因此，全科医生在指导患者实施自我保健措施前，应先了解影响患者选择自我保健的因素（表6-7）。

表6-7 影响患者选择自我保健因素汇总

序号	影响患者选择自我保健的因素
1	健康问题本身的严重性和复杂程度
2	患者对健康问题的认知和评价
3	患者自我的健康观念和自我保健能力
4	家庭或其他可用于自我保健的资源
5	患者对医疗卫生服务的利用能力和可及性
6	个人的某些特征，如性格、文化程度、职业背景、年龄等

3. 针对社区居民关心的主要健康问题，传播自我保健信息，帮助制订自我保健计划 社区自我保健的信息的一般传播途径：①来自家庭、同事或朋友对类似健康问题提供的经验；②通过书刊、杂志、科普读物以及宣传材料获得有关自我保健的知识；③通过广告、电视、网络渠道等。但值得注意的是经上述途径获得的信息往往带有一定的渲染色彩，而全科医生提供的自我保健信息无疑最具有权威性和实用性，因为全科医生最了解患者及其家庭的背景情况。在社区卫生服务过程中，全科医生可以利用一切机会向社区居民提供有科学性和实用性的自我保健信息，并帮助他们制订自我保健计划，对他们的自我保健技能进行培训。

4. 组织开展社区自我保健的自助活动 社区自我保健的自助活动就是在全科医生的帮助下，组织和指导有相同兴趣和健康问题的居民组成"自助小组"，如高血压患者自助小组、糖尿病患者自助小组等。此时，全科医生是小组的主要组织者、领导者、指导者，为小组准备有关资料，举办引导性的技术讲座，制定自助小组的活动计划。在自助小组中，患者可以找到兴趣相同的伙伴，相互交流自我保健的经验，相互鼓励、相互帮助，培养患者的自我责任感，把有问题的人培养成能解决这些问题的人。

第三节 临床预防服务

一、临床预防的定义

临床预防又称个体预防，是预防医学的重要组成部分，是在临床医疗卫生服务过程中，医务工作者在对导致健康损害的主要危险因素进行评价的基础上，对患者、健康者和无症状"患者"实施的具体的个体预防干预措施。在临床环境条件下，提供的以一级预防和二级预防为主的治疗与预防一体化的卫生保健服务。临床预防服务更注重纠正人们的不良行为和生活方式，强调医患双方以相互尊重的方式进行健康咨询并共同决策，以早期诊断和治疗，推行临床与预防一体化的、连续性的卫生保健服务。主要的工作目的是维护和促进健康，以控制或减少危险因素对健康的影响。因此，全科医生应掌握临床预防医学的知识、技能和方法。

二、开展临床预防医学服务的意义

（1）开展临床预防医学服务，可贯彻落实国家预防为主的卫生与健康工作方针、政策，推动全民族健康促进工作。

（2）在人群中进行健康教育、疾病筛检和早期诊断，并给予及时治疗和适时保健，可显著改善患者的生命质量，并可延长寿命。

（3）提供预防接种和综合防治不仅对急、慢性传染性疾病有效，而且对慢性非传染性疾病也有良好的预防效果。

（4）强调临床预防医学，可以提升临床医生的预防意识，通过采取早期预防措施，对阻止疾病的发生和发展有积极的意义。

（5）社区卫生服务将临床和预防紧密结合，有助于改善医患关系和社区预防保健计划的实施。

三、临床预防服务实施的原则

1. 降低发病率、伤残率及死亡率原则 降低发病、伤残及死亡率是临床预防医学服务的基本原则。在社区卫生服务过程中，应落实零级预防政策和采用行之有效的一二级预防措施，以增强居民体质和降低一般疾病发病率为目标。

2. 危险因素选择原则 临床预防对健康危险因素的选择可参照如下标准：①健康危险因素在人群中的流行情况；②健康危险因素对疾病影响的大小。两者应综合考虑，一个相对弱的健康危险因素假若流行范围广，则比一个相对强的却流行范围小的健康危险因素更值得关注。

3. 病例选择原则 临床预防对疾病的选择应参照以下标准：①将疾病的严重性和危害性作为优先考虑因素；②将疾病的预防是否具有确切效果作为决定的参考指标。对于急性传染性疾病，监测和控制疫情具有显而易见的效果，而对于慢性病，可以采用有效期望寿命或伤残（失能）调整寿命年来评价疾病临床预防所带来的成本效益。

4. 遵循个性化原则 遵循个性化的原则是指全科医生在临床上应考虑患者的不同年龄、性别、行为生活方式和存在健康危险因素的程度，选用适宜的方法；对可能造成服务对象承受过大精神压力和经济负担的方法不应当选择。

5. 健康咨询、健康教育优先原则 通过健康咨询和健康教育，可以使某些表面上看似健康的人提高警觉，有助于早期发现疾病线索，提高疾病的早期诊断率，以便及时治疗。

6. 医患双方共同决策原则 开展临床预防服务，在要求扩大临床医生的职责范围的同时，也要尊重患者的知情同意权，是否开展以及如何开展服务都应在医患双方协调一致的基础上做出决策。

7. 实施效果评价原则 采用循证医学方法对临床预防服务的效果与效益、副作用和干预措施的特征（如操作的难易、费用、安全性和可接受性等）进行评价，旨在不断优化临床预防医学服务项目，提高其社会效益和经济效益。

四、临床预防的内容和方法

全科医生常用的临床预防服务方法主要有群体和个体健康教育与健康咨询、患者教育、免疫预防、疾病筛查、化学预防、生长发育评价等。

扫码"看一看"

1. 健康咨询 健康咨询是全科医生与咨询者之间进行的交流，通过开展有针对性的相关知识教育，改变咨询者的不良行为生活方式，减少疾病和损伤的危险因素，阻止疾病的发生和发展。

健康咨询的内容：包括建立良好的医患关系、面向全体患者提供咨询、让患者了解行为与健康之间的关系、全科医生和患者一起评估改变行为存在的障碍、取得患者对改变行为的承诺、患者参与选择拟干预的危险因素以及同意通过随访监测自身行为改变所取得进展等。

健康咨询的方法：①个体咨询：通过与个体谈话交流，给予个别有针对性指导；②群体咨询：组织社区特殊人群，定期举办专题讲座及小组讨论等；③文字教育法：以健康教育小处方、报刊、小册子等为载体，传播健康知识；④形象化教育法：采用实物、示范表演等方式；⑤利用电影、电视、微信、短信等方式进行教育。

2. 患者教育 患者教育是健康教育的一种具体形式，是全科医生日常医疗实践的重要组成部分，也是全科医生与患者进行交流的一种重要方式。全科医生也对健康的人群或有健康问题的特殊人群开展必要的健康教育，但工作中更多的是在日常医疗实践中对个别患者进行针对性教育，即为患者教育。患者健康教育的基本内容有戒烟教育、营养教育、控制体重和减肥教育、运动疗法教育、应对过度紧张方法教育。鉴于患者的性格、生活背景、工作背景和可用资源各不相同，需要和要求亦不一样，而疾病又常常与各自独特的生活方式和行为习惯有关。所以，在全科门诊医疗实践中应根据个别患者的实际情况而采取特殊的患者参与的健康教育措施。

3. 免疫预防 免疫预防是将抗原或抗体等生物制品通过适当的途径和方法接种到人体内，使机体产生特异性的免疫力，以提高人群免疫水平，预防传染性疾病的发生和流行。免疫接种是用人工方法将免疫原或免疫效应物质输入机体内，使机体通过人工自动免疫或人工被动免疫的方法获得防治某种疾病的特异性能力，从而保护易感人群，预防疾病发生。免疫接种是最有效的一级预防措施。免疫预防的种类分为计划免疫和计划外免疫。

（1）计划免疫 是指根据某些传染病的发生规律，将有关疫苗，按科学的免疫程序，有计划地给人群接种，使人体获得对这些传染病的免疫力，从而达到控制以致最终消灭传染源的目的。如在全国范围内使用的乙肝疫苗、卡介苗、脊灰疫苗、白百破疫苗等6种国家免疫规划疫苗基础上，以无细胞白百破疫苗替代白百破疫苗，将甲肝疫苗、流脑疫苗、乙脑疫苗、麻风腮疫苗纳入国家免疫规划，对适龄儿童进行常规接种。

（2）非计划免疫 是指居民自愿受种的且费用自付的其他疫苗。如预防水痘的水痘疫苗、预防甲型肝炎的甲肝减毒或疫苗或甲肝灭活疫苗以及预防狂犬病的狂犬病疫苗等。

4. 疾病筛检 筛检是指通过快速的检验、检查或其他手段，把可能有病但表面健康的人与无病的人区别开。筛检仅是初步检查，不是诊断。对筛检阳性和可疑阳性的人必须进行进一步诊断，确诊后才能进行治疗。

（1）筛检的目的 早期发现可疑患者，做到早诊断、早治疗，提高治愈率，实现疾病的二级预防；发现高危人群，实施相应的干预，降低人群的发病率，实现疾病的第一级预防；了解疾病自然史，进行疾病动态监测等。筛检不仅应用于疾病的筛检，也广泛应用于某种疾病的高危人群的筛检。需要注意的是，筛检可能出现少量的假阳性和假阴性。

（2）筛检的原则 见表6-8。

表6-8 疾病筛检原则汇总

筛检的原则	主要内容或要求
拟筛检的疾病应是危害当地人群的重大公共卫生问题	拟筛检的疾病应是患病率或死亡率高、影响面广或易致伤残、严重的生理缺陷，或已成为当地重大的公共卫生问题等的疾病，并且推迟发现将会造成严重的后果或社会问题
有符合筛检试验条件的方法可供选用	拟采用的筛检方法和技术安全、简便、易行经济，重复性好、无创伤性，具有较高的灵敏度、特异性，易为群众接受
有较高的筛检效益和临床应用价值	拟选择的筛检方法有较高的阳性检出率，筛检出来的疾病或缺陷有进一步确诊的方法、较好的预后、、有效的治疗方法和防治措施，而且早期诊断和治疗的效果明显比常规诊断和治疗的效果好
拟筛检的疾病病史明确，具有较长的可识别的潜伏期	了解该病的自然史，包括从潜伏期发展到临床症状期的病史过程，不应盲目筛检

需要注意的是以上四项原则应根据不同情况来考虑，有时不完全满足上述各项要求，

应权衡利弊得失。筛检计划应是一个连续的过程，还应进行定期检查。

（3）筛检的方法　见表6-9。

表6-9　疾病筛检方法汇总

分类标准	分类
按筛检对象的范围	整群筛检：指对一个地区的整个人群进行筛检，将患某病可能性较大的个体筛检出来 选择性筛检：在某范围内重点选择高危人群或具有某种特征的人群进行筛检
按筛检项目的数量	单项筛检：指用一种筛检方法，仅检查某一种疾病 多项筛检：指同时采用多种筛检方法筛检多种疾病，然后再进一步检查以明确诊断
按筛检的目的	疾病可疑者（临床前期患者）筛检；疾病高危个体筛检

5. 化学预防　化学预防是指对无症状者使用药物、营养素（包括矿物质）、生物制剂或其他天然物质作为第一级预防措施，提高人群抵抗疾病的能力，防止某些疾病的发生。

常用的化学预防方法：对有特效防治药物的传染性疾病，给易感者采用预防性服药措施；给育龄或怀孕的妇女和幼儿补充含铁物质来降低罹患缺铁性贫血的危险；孕期妇女补充叶酸以降低神经管缺陷婴儿出生的危险；绝经后妇女使用雌激素预防骨质疏松症和心脏病；补充氟化物降低龋齿患病率；用低剂量阿司匹林预防心肌梗死、心脏病、脑卒中以及可能的肿瘤等。医生在推荐化学预防时，一定要客观地介绍化学预防的进展和成果，分析所推荐方案的潜在利弊，由使用者参与是否使用，并密切观察由此带来的效果和伴随的副作用。

6. 生长发育评价　生长是人体作为一个整体在形态上不断增长的动态过程。发育是指组织特异性形式和功能成熟度的发展与完善，它反映了个人的遗传特性与环境之间的相互作用。遗传、营养、家庭、情感、团体、社会文化均可影响儿童的心理和生理发育。全科医生掌握儿童生长和发育的正常和异常类型，可帮助儿童最大限度地发挥其潜能。反映儿童生长状况的常用生理指标有：身高（反映骨骼的发育情况）、体重（反映人体软组织、骨骼和体液三者的综合增长水平及营养状况）、头围（代表脑组织和颅内结构的发育情况）、胸围（代表胸廓、胸肌和胸腔脏器的充实程度，表示人体横径的增长状况）、肺活量（反映呼吸功能的容量潜力）、握力和拉力（代表肌肉组织的短时爆发力）。

婴儿的发育包括发音、语言、肢体功能、情感反应、认知能力和智力水平等方面。青少年的发育包括第二性征的出现、性功能的成熟、语言能力、个性发展、情感反应、人生目标和智力水平等方面。

全科医生应根据最新的《国家基本公共卫生服务规范》对"0~6岁儿童"包括生长发育指标在内的相应指标进行全面的健康管理，以确保其健康成长。

本章小结

以预防为先导的健康照顾是全科医疗的重要原则之一，也是社区卫生服务的重要内容。全科医生具有的预防医学观念优势，遵循"预防为主"的四级预防原则，围绕以人为本，以健康为中心的目标，通过健康教育、健康促进以及教育并组织居民开展自我保健工作，并针对不同情况采取有针对性的临床预防医学措施，严格遵循国家基本公共卫生服务规范，为居民提供连续性全方位的健康照顾，履行居民健康"守门人"的职责。

重点提示：以预防为先导的健康照顾、零级预防、三级预防、健康教育、健康促进、社区居民自我保健、临床预防的基本概念；国家基本公共卫生服务类别；全科医生的预防医学优势；全科医生在社区居民自我保健中的作用和临床预防的原则。

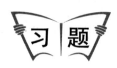

习 题

一、选择题

【A1/A2 型题】

1. 以预防为先导的健康照顾是指全科医生在全科医疗服务中，针对哪期个人提供主动、有针对性的预防服务

   A. 健康期   B. 无症状期和未分化期

   C. 临床前期   D. 治疗康复期

   E. 以上均是

2. 以预防为先导的健康照顾体现了哪些理念或特点

   A. 以人为本   B. 以健康为中心

   C. 连续性健康照顾   D. 全程性健康照顾

   E. 以上均是

3. "零级预防"的责任主体是

   A. 各级政府   B. 医疗卫生机构

   C. 医护人员   D. 单位

   E. 居民个人

4. 零级预防与全生命周期健康管理实施流程为

   A. 风险干预→风险预防→早查早治→防早死、防伤残

   B. 风险预防→风险干预→早查早治→防早死、防伤残

   C. 风险干预→风险预防→防早死、防伤残→早查早治

   D. 防早死、防伤残→早查早治→风险干预→风险预防

   F. 早查早治→防早死、防伤残→风险干预→风险预防

5. 《国家基本公共卫生服务规范（第三版）》制定的目的是

   A. 更好地对居民健康问题实施干预措施

   B. 减少主要健康危险因素

   C. 有效预防和控制传染病及慢性病

   D. 使城乡居民享有均等化的基本公共卫生服务

   E. 以上均是

6. 社区居民自我保健中的生理调节是指

   A. 坚持运动   B. 规律生活

    C. 合理营养　　　　　　　　D. 保护生态环境

    E. 以上均是

二、思考题

1. 为什么说社区卫生服务团队开展以预防为先导的健康照顾具有显著优势?

2. 疾病四级预防的内容是什么?

3. 社区居民自我保健的含义是什么? 全科医生在社区居民自我保健中作用有哪些?

4. 试述临床预防医学服务的主要内容和方法。

(方立亿)

扫码"练一练"

第七章　全科医疗健康档案的建立与管理

学习目标

1. **掌握**　居民健康档案的概念、形式和特征；居民健康档案的建立流程、种类及其内容；SOAP 病历的规范书写；疾病的筛检要点和流程。

2. **熟悉**　居民健康档案的更新管理与要求。

3. **了解**　居民健康档案的功能与应用、建立居民健康档案的目的与意义。

4. 学会运用居民健康档案做好慢病管理和双向转诊，建立为社区居民提供优质服务的理念。

5. 具备建立管理居民健康档案和规范书写 SOAP 病历的能力；建立疾病筛检预防的概念。

第一节　概　述

城乡居民健康档案的建立是指辖区内常住居民（居住半年以上的户籍及非户籍居民）到乡镇卫生院、村卫生室、社区卫生服务中心（站）接受服务时，由医务人员负责为其建立居民健康档案，并根据其主要健康问题和服务提供情况填写的相应记录，同时为服务对象填写并发放居民健康档案信息卡。

国家基本公共卫生服务规范要求基层医疗机构医务人员应以 0~6 岁儿童、孕产妇、老年人、慢性病患者、严重精神障碍患者和肺结核患者等人群为重点，建立居民健康档案。已经建立电子健康档案的地区，逐步为服务对象制作发放居民健康卡，替代居民健康档案信息卡，作为电子健康档案进行身份识别和调阅更新的凭证。按照全科医疗健康档案管理要求，全科医生应将辖区居民在医疗卫生服务过程中填写的健康档案相关记录表单，装入居民健康档案袋统一存放保管；居民电子健康档案的数据应存放在电子健康档案数据中心。

一、健康档案的基本定义与形式

1. 定义　城乡居民健康档案是基层医疗卫生机构为城乡居民提供医疗卫生服务过程中的规范记录，是以居民个人健康为核心、贯穿整个生命过程、涵盖各个健康相关因素，满足居民自我保健和健康管理、健康决策需要的系统化信息资源。因此健康档案可以定义为：是居民及其家庭成员疾病防治、健康保护、健康促进等生命全过程的规范、科学记录，是有关居民健康信息的系统化文件，包括居民的个人基本信息记录、病历诊疗记录、健康检查记录、保健卡片以及个人相关健康问题定期随访和家庭一般情况信息记录等。

城乡居民健康档案是基层医疗卫生机构工作中收集、记录城乡居民健康信息的重要工具，是全科医生实现全科医疗持续性照顾不可缺少的有效工具，也是居民享有均等化公共卫生服务的重要体现，城乡居民健康档案还是增进居民自我健康管理的有效途径。

2. 形式　城乡居民健康档案主要有三种形式：纸质健康档案、电子版病案以及电子健康档案。随着医疗卫生事业的改革和发展以及计算机在医疗卫生机构的普及与应用，电子健康档案已经取代纸质健康档案，成为城乡居民健康档案的主要载体。

二、建立健康档案的目的与意义

健康档案的重要性已广为医界人士所认同，它在健康服务、医学教育、科研及司法工作等方面都占有相当重要的地位。随着国家医疗改革的进一步推进，居民健康档案对于当前转变医学模式、构建整合性服务体系、加快建立分级诊疗制度均具有重要的引领和支撑作用。

（一）掌握居民的基本情况和健康状况，提高居民自我保健能力

城乡居民健康档案是对居民、家庭成员的健康状况，影响健康的危险因素以及与健康相关的各种因素进行完整、全程、规范的健康维护记录，是全科医生全面掌握居民健康状况的基本工具和提供连续性服务的信息媒介。全科医生通过居民健康档案要正确理解和鉴定居民或患者所提出的问题，充分了解居民个人和家庭的背景资料，掌握居民的基本健康状况。

城乡居民健康档案也是居民自我保健不可缺少的医学资料。居民通过一段时间内相关医学检查及接受卫生服务效果的数据比较，可发现自身健康状况的变化及疾病发展趋向等，提高自我预防保健意识和识别健康危险因素的能力，主动接受医疗卫生机构的健康咨询和指导，提高自我保健能力。

（二）实施科学的健康管理和全程健康检测

全科医生在实施社区卫生服务工作中，要为社区居民提供连续性、综合性、协调性和高质量的医疗保健服务。通过城乡居民健康档案管理掌握和了解社区居民的健康状况，主动挖掘个人、家庭的问题，及时分析健康问题发生的原因，实施科学的健康管理和全程健康检测。

（三）为社区诊断和解决社区居民健康问题提供依据

完整的健康档案不仅记载了城乡居民健康状况以及与之相关的健康信息，还记载了有关社区卫生服务、卫生人力等社区资源的信息，从而为社区诊断、制定社区卫生服务计划、解决社区居民主要健康问题提供基础性资料。

（四）为全科医学教学与科研提供重要资源

城乡居民健康档案是对社区居民以问题为中心的健康记录，反映了生物、心理和社会方面的问题，具有连续性、逻辑性，可运用于医学教育，有利于培养医学生的临床思维和处理问题的能力。真实、完整、规范和连续性的居民健康档案为前瞻性研究居民健康状况、探讨健康危险因素等科研提供了非常重要的资料。

（五）为社区卫生服务质量和技术的评价提供依据

城乡居民健康档案是居民从生到死生命全过程的、以问题为中心的健康记录，强调完整性、逻辑性、准确性，在一定程度上反映全科医生的工作质量和技术水平，因此也是考核全科医生处理各种健康问题的能力以及社区卫生服务的质量和技术水平的重要依据。

（六）为处理法律纠纷提供凭证

真实、完整、规范和动态的城乡居民健康档案是社区卫生服务机构对社区居民健康管理的重要工作记录，是处理法律纠纷重要的医疗法律文书。

（七）为全科医生有效开展循证医疗服务

城乡居民健康档案是全科医生开展连续性服务的基础，是实现双向转诊的必备条件，也是评价居民个体健康水平并对个体进行医疗、预防、保健和康复的重要依据。居民健康档案的建立、管理和动态应用的过程中，需充分掌握患者的病史、体征和初步的检查资料，从专业角度提出问题，严格评价所收集的证据的真实性、可靠性和可利用性，将收集的证据应用于临床实践。运用循证医学的思维指导临床决策和实践，对推进家庭医生签约服务以及建立分级诊疗制度具有重要作用。

三、建立健康档案时应遵循的原则

（一）逐步完善原则

城乡居民健康档案中部分内容需要通过长期、连续的记录观察、服务指导、综合分析等才能做出全面、准确的判断，从而逐步完善居民的健康档案。

（二）资料收集前瞻性原则

城乡居民健康档案记录的重点为既往曾经影响、现在仍在影响、将来还会影响个体、家庭健康的主要问题及影响因素，档案里这些信息资料的重要性当时并非都能意识到，将伴随个体、家庭所面临问题的变化而变化。因此，在收集与问题密切相关的健康信息时，应遵循前瞻性原则，及时更新档案和保存信息资料。

（三）基本项目动态性原则

城乡居民健康档案是居民从生到死生命全过程的、以问题为中心的健康记录，其中一些基本项目也是在不断变化中，全科医生及社区卫生服务机构在应用中应对一些不符合实际或已发生变迁的基本信息以及新出现的健康问题进行及时更新和完善。

（四）客观性和准确性原则

城乡居民健康档案是对社区居民以问题为中心的健康记录，反映了生物、心理和社会方面的问题，社区卫生机构和全科医生在居民健康档案的建立和管理过程中收集和记录内容应齐全完整、真实准确、书写规范、基础内容无缺失并及时更新补充，确保居民健康档案的客观和准确。

（五）保密性原则

城乡居民健康档案中有涉及社区居民、家庭的隐私信息内容，社区卫生服务机构应充分保障当事人的权利和要求，不得以任何形式或理由泄密，对已经建立电子健康档案的，要注意保护信息系统的数据安全。

第二节　城乡居民健康档案的内容

城乡居民健康档案包括城乡居民个人健康档案、家庭健康档案和社区健康档案。个人健康档案及家庭健康档案主要通过入户服务（调查）、疾病筛查、健康体检、预防保健、居民就诊等多种方式，由乡镇卫生院、村卫生室、社区卫生服务中心（站）组织医务人员为城乡居民建立健康档案，并根据其主要健康问题和服务提供情况填写相应记录。社区健康档案则需要通过社区调查的方式将社区卫生服务状况、卫生资源以及居民健康状况进行统计分析后才得以建立（详见第四章内容）。

一、个人健康档案

全科医生诊疗过程中的个人健康问题记录多采用以问题为导向的临床方法和病历记录（POMR）方式，与传统的以疾病为导向的病历记录不同，全科医生所记录的不仅仅是疾病，还包括居民的个人基本信息、主观不适、客观检查、健康评估、健康指导，以及与健康有关的家庭、宗教、心理、行为、社会、经济等方面的问题。个人健康档案是指一个人从出生到死亡的整个过程中，其健康状况的发展变化情况以及所接受的各项卫生服务记录的总和。个人健康档案主要是由以问题为中心的个人健康问题记录和以预防为导向的周期性健康检查记录两个部分组成，主要包括个人基本信息、健康体检、重点人群健康管理记录以及其他卫生服务记录（接诊、转诊、会诊记录）等内容。

重点人群健康管理记录包括国家基本公共卫生服务项目要求的 0~6 岁儿童、孕产妇、老年人、慢性病（包括 35 岁及以上的高血压和 2 型糖尿病患者）、严重精神障碍和肺结核患者等各类重点人群的健康管理记录。

（一）以问题为导向记录

1. 个人基本信息　个人基本信息反映居民个人固有特征，贯穿整个生命过程，内容相对稳定，且客观性较强（表 7-1，表 7-2）。

（1）人口学资料　包括年龄、性别、民族、血型、身份证号码、户籍住址或常住地址、教育程度、职业、婚姻状况、社会经济状况、医疗费支付形式、联系方式（个人及亲属联系人电话）等。

（2）既往健康状况　包括药物过敏史、暴露史、疾病诊疗史、手术史、外伤史和输血史等。

（3）家庭生活史　包括家族史、家庭遗传疾病史、家庭成员的主要疾病史、目前健康状况、家庭主要生活事件等。

（4）生活环境　厨房排风设施、燃料类型、饮用水、厕所、禽畜栏等情况。

表 7-1　居民健康档案封面

编号□□□□□-□□□-□□□-□□□□□

居民健康档案

姓　　名：

现 住 址：

户籍地址：

联系电话：

乡镇（街道）名称：

村（居）委会名称：

建档单位：

建 档 人：

责任医生：

建档日期：　　年　　月　　日

表7-2 个人基本信息表

姓名：⁣⁣⁣⁣⁣⁣⁣⁣⁣ 　　　　　　　　　　　　　　　　　　　编号□□□-□□□□□

性别	0 未知的性别 1 男 2 女 9 未说明的性别　□	出生日期	□□□□□□□□
身份证号		工作单位	
本人电话		联系人姓名	联系人电话
常住类型	1 户籍　　　2 非户籍　　　□	民族	1 汉族　2 少数民族　□

血型	1 A 型　　2 B 型　3 O 型　4 AB 型　5 不详 / Rh：1 阴性 2 阳性 3 不详　□/□
文化程度	1 研究生　2 大学本科　3 大学专科和专科学校　4 中等专业学校　5 技工学校　6 高中　7 初中 8 小学　9 文盲或半文盲　10 不详　□
职业	0 国家机关、党群组织、企业、事业单位负责人　1 专业技术人员　2 办事人员和有关人员 3 商业、服务业人员　4 农、林、牧、渔、水利业生产人员　5 生产、运输设备操作人员及有关人员 6 军人　7 不便分类的其他从业人员　8 无职业　□
婚姻状况	1 未婚　2 已婚　3 丧偶　4 离婚　5 未说明的婚姻状况　□
医疗费用 支付方式	1 城镇职工基本医疗保险　　2 城镇居民基本医疗保险　　3 新型农村合作医疗 4 贫困救助　5 商业医疗保险　　6 全公费　　7 全自费　　8 其他　□
药物过敏史	1 无　　2 青霉素　3 磺胺　　4 链霉素　5 其他　□/□/□
暴露史	1 无　　2 化学品　3 毒物　　4 射线　□/□/□/□

既往史	疾病	1 无　　2 高血压　3 糖尿病　4 冠心病　5 慢性阻塞性肺疾病　6 恶性肿瘤 7 脑卒中　8 严重精神障碍　9 结核病　10 肝炎　11 其他法定传染病　12 职业病　13 其他 □确诊时间　　年　　月 /□确诊时间　　年　　月 /□确诊时间　　年　　月 □确诊时间　　年　　月 /□确诊时间　　年　　月 /□确诊时间　　年　　月
	手术	1 无　2 有：名称①　　时间　　/名称②　　时间□
	外伤	1 无　2 有：名称①　　时间　　/名称②　　时间□
	输血	1 无　2 有：名称①　　时间　　/名称②　　时间□

家族史	父亲	□/□/□/□/□/□	母亲	□/□/□/□/□/□
	兄弟姐妹	□/□/□/□/□/□	子女	□/□/□/□/□/□
	1 无　2 高血压　3 糖尿病　4 冠心病　5 慢性阻塞性肺疾病　　6 恶性肿瘤　　7 脑卒中 8 严重精神障碍　9 结核病　　10 肝炎　　11 先天畸形　12 其他　□			

遗传病史	1 无　　2 有：疾病名称　□
残疾情况	1 无残疾　　2 视力残疾　　3 听力残疾　　4 言语残疾 5 肢体残疾　6 智力残疾　7 精神残疾　8 其他残疾　□/□/□/□/□

生活环境	厨房排风设施	1 无　2 油烟机　3 换气扇　4 烟囱　□
	燃料类型	1 液化气　2 煤　3 天然气　4 沼气　5 柴火　6 其他　□
	饮水	1 自来水　2 经净化过滤的水　3 井水　4 河湖水　5 池塘水　6 其他　□
	厕所	1 卫生厕所　2 一格或二格粪池式　3 马桶　4 露天粪坑　5 简易棚厕　□
	禽畜栏	1 无　2 单设　3 室内　4 室外　□

注：资料来源于国家卫生计生委 2017 年国家基本公共卫生服务规范（第三版）

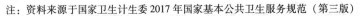

填表说明：

1. 本表用于居民首次建立健康档案时填写。如果居民的个人信息有所变动，可在原条目处修改，并注明修改时间或重新填写。若失访，在空白处写明失访原因；若死亡，写明死亡日期和死亡原因；若迁出，记录迁往地点基本情况、档案交接记录。0~6 岁儿童无须填写该表。

2. 性别：按照国标分为男、女、未知的性别及未说明的性别。

3. 出生日期：根据居民身份证的出生日期，按照年（4 位）、月（2 位）、日（2 位）顺序填写，如 19490101。

4. 工作单位：应填写目前所在工作单位的全称。离退休者填写最后工作单位的全称；下岗待业或无工作经历者需具体注明。

5. 联系人姓名：填写与建档对象关系紧密的亲友姓名。

6. 民族：少数民族应填写全称，如彝族、回族等。

7. 血型：在前一个"□"内填写与 ABO 血型对应编号的数字；在后一个"□"内填写与"Rh"血型对应编号的数字。

8. 文化程度：指截至建档时间，本人接受国内外教育所取得的最高学历或现有水平所相当的学历。

9. 药物过敏史：表中药物过敏主要列出青霉素、磺胺或者链霉素过敏，如有其他药物过敏，请在其他栏中写明名称。

10. 既往史

（1）疾病：填写现在和过去曾经患过的某种疾病，包括建档时还未治愈的慢性病或某些反复发作的疾病，并写明确诊时间，如有恶性肿瘤，请写明具体的部位或疾病名称，如有职业病，请填写具体名称。对于经医疗单位明确诊断的疾病都应以一级及以上医院的正式诊断为依据，有病史卡的以卡上的疾病名称为准，没有病史卡的应有证据证明是经过医院明确诊断的。可以多选。

（2）手术：填写曾经接受过的手术治疗。如有，应填写具体手术名称和手术时间。

（3）外伤：填写曾经发生的后果比较严重的外伤经历。如有，应填写具体外伤名称和发生时间。

（4）输血：填写曾经接受过的输血情况。如有，应填写具体输血原因和发生时间。

11. 家族史：指直系亲属（父亲、母亲、兄弟姐妹、子女）中是否患过所列出的具有遗传性或遗传倾向的疾病或症状。有则选择具体疾病名称对应编号的数字，可以多选。没有列出的请在"其他"中写明。

12. 生活环境：农村地区在建立居民健康档案时需根据实际情况选择填写此项

2. 健康体检信息 健康体检包括一般健康检查、生活方式、实验室检查和辅助检查及其疾病用药情况、健康评价等。健康体检表应在居民首次建立健康档案时，或老年人、慢性病患者、严重精神障碍患者和肺结核患者等在接受年度健康检查时填写。

（1）症状（主诉） 包括无症状或头痛、头晕、心悸、胸闷、胸痛、慢性咳嗽、咳痰、呼吸困难、多饮多尿、体重下降、乏力、关节肿痛、视物模糊、手脚麻木、尿急、尿痛、便秘、腹泻、恶心呕吐、耳鸣、乳房胀痛等。

（2）一般状况 包括体温、脉搏、呼吸频率、血压、身高、体重、腰围、体重指数（BMI）；老年人健康状况自我评估、老年人生活自理能力自我评估及老年人情感状态等。

（3）生活方式 包括体育锻炼、饮食习惯、吸烟情况、饮酒情况、职业病危害接触史等。

（4）脏器功能 包括口腔、视力、听力及运动功能。

（5）查体 包括眼底、皮肤、巩膜、淋巴结、肺、心脏、腹部、下肢、足背动脉搏动、肛门指诊、乳腺及妇科情况等。

（6）实验室检查和辅助检查 包括血尿常规、空腹血糖、心电图、尿微量蛋白、粪便潜血、糖化血红蛋白、乙肝表面抗原、肝功能、肾功能、血脂、X 线胸片、B 超、宫颈涂片等。

（7）现存主要健康问题 包括脑血管疾病、肾脏疾病、心脏疾病、血管疾病、眼部疾病、神经系统疾病及其他系统疾病。

（8）住院治疗情况 包括住院史（入出院日期、住院原因、所住医院等）和家庭病床史（建/撤床日期、建床原因及建床医疗机构）。

（9）主要用药情况 包括药品名称、用法、用量、用药时间及服药依从性情况。

（10）非免疫计划预防接种史 包括疫苗名称、接种日期和接种机构信息。

（11）健康评价、健康指导 根据体检情况作出本次体检健康评价，并进行个性化健康指导。

（12）危险因素控制和不良生活方式干预等。

3. 健康问题目录 健康问题目录一般作为城乡居民健康档案资料的首要内容，是健康问题的索引，按全科医生接诊日期的顺序编号排列。问题目录分为主要问题目录和暂时性问题目录，是健康档案的主要内容，其作用就是为了使全科医生在短时间内查询到城乡居民既往就诊信息和健康状况。

主要健康问题是指长期或经常性困扰居民健康的问题，如慢性疾病、传染病或严重精神疾病等；暂时性问题目录是指急性、一次性或短期的健康问题，如一般常见、多发性疾病等。全科医生在全科门诊工作中对所有诊疗信息（问题记录）都记录在门诊日志里，对门诊和住院患者一般全科医生只列出主要问题目录，而把暂时性问题目录放在 SOAP 日常医疗记录中（表 7-3、表 7-4）。

表 7-3 主要问题目录

序号	发生日期	记录日期	问题名称	处理方法	问题转归	备注
1	2016/05/06	2016/05/06	高血压	低盐低脂、控制体重、药物治疗	门诊随访	纳入慢性病管理
2	2016/11/15	2016/11/15	2 型糖尿病	控制饮食、适量运动、口服降糖	门诊随访	纳入慢性病管理
3	……					
4	……					

表 7-4 暂时性问题目录

序号	发生日期	就诊日期	问题名称	处理方法	问题转归	备注
1	2015/02/05	2015/02/06	急性胃肠炎	口服盐酸小檗碱	1 天后症状消失	
2	2015/10/15	2015/10/16	急性上呼吸道感染	板蓝根颗粒、康泰克	4 天后痊愈	
3	2016/03/12	2016/03/12	右前臂表皮擦伤	清创换药	5 天后创面结痂	
4	……					

4. 病情流程表 又称诊疗工作流程表，是临床指南常用的工具，是某一问题在某一时间段内演变和进展情况的摘要，它概括地反映与该问题有关的一些重要指标的动态观察及跟踪随访记录。病情流程表是将管理住院患者的理念和方法应用于慢性疾病和某些特殊疾病的管理，通过动态观察和实际采集健康的信息，及时发现日常诊疗工作中出现的问题，调整治疗方案。诊疗工作流程表特别适合于工作繁忙的全科医生使用（表 7-5）。

表 7-5　病情流程表

问题1	高血压			
日期与时间	血压（mmHg）	心率（次/分）	用药及干预指导	备注
2015/03/05 14:30	176/110	102	美托洛尔 25mg tid	低盐、低脂、运动
2015/04/02 14:30	166/106	92	美托洛尔 25mg tid	低盐、低脂、运动
2015/05/04 14:30	150/94	86	美托洛尔 25mg bid	低盐、低脂、运动
……				
……				
2015/11/05 14:30	130/84	80	美托洛尔 25mg qd	低盐、低脂、运动

5. 问题描述及进展记录（接诊记录）　是健康问题解释的核心部分，是全科医生重要的工作内容，即每次患者就诊内容的详细资料记录。问题描述及进展记录常采用 SOAP 形式对健康问题逐一进行描述。S（subjective data）表示就诊者的主观资料，O（objective data）表示就诊者的客观资料，A（assessment）表示对健康问题的评估，P（plan）表示对健康问题的处置计划（表 7-6）。

S 主观资料是由就诊者或其就医时的陪伴者提供的主诉、症状、患者的主观感觉、疾病史、家族史和社会生活史等。

O 客观资料是社区卫生服务人员在诊疗过程中所观察到的患者资料，包括体检所见、实验室检查结果、心理行为测量结果以及全科医生观察到的患者的态度、行为等。

A 评估是问题描述中最重要的部分。完整的评估应包括诊断、鉴别诊断、问题的轻重程度及预后等，它不同于以往的以疾病为中心的诊断模式，问题可以是生理问题、心理问题、社会问题或未明确的症状和（或）主诉。

P 处理计划是针对问题而提出的，体现全科医生以患者为中心、预防为导向以及生物-心理-社会医学模式的全方位考虑，而不仅限于治疗或开具药物，还应包括预防、保健、康复、健康教育和行为干预等内容，计划内容一般应包括诊断计划、治疗计划、对患者的各项健康指导等。

表 7-6　接诊记录表（SOAP 记录）

姓名：　　　　　　　　　　　　　　　　　　　　　编号 □□□-□□□□□

就诊者的主观资料：
就诊者的客观资料：
评估：
处理计划：
医生签字：
接诊日期：　　　年　　月　　日

注：资料来源于国家卫生计生委 2017 年国家基本公共卫生服务规范（第三版）

填表说明：

1. 本表供居民由于急性或短期健康问题接受咨询或医疗卫生服务时使用，以能够如实反映居民接受服务的全过程为目的、根据居民接受服务的具体情况填写。

2. 就诊者的主观资料：包括主诉、咨询问题和卫生服务要求等。

3. 就诊者的客观资料：包括查体、实验室检查、影像检查等结果。

4. 评估：根据就诊者的主、客观资料作出的初步印象、疾病诊断或健康问题评估。

5. 处理计划：指在评估基础上制定的处理计划，包括诊断计划、治疗计划、患者指导计划等

高血压患者首诊 SOAP 书写格式与记录的内容范例（表 7-7）。

表 7-7　高血压首诊的 SOAP 格式接诊记录表

姓名：×××　　　　　　　　　　　　　　　　　　　　　　编号 □□□-□□□□□

就诊者的主观资料（S）

头痛、头晕 1 个月余

以往曾偶有头晕史，测血压较高，未就诊；本次发病就诊为首诊

饮酒史 22 年，这 10 年来每天饮 2 次白酒（中晚餐），每次约 3 两

饮食习惯以荤食为主，味咸；活动少，睡眠可；已退休，家庭和睦，近期无生活事件发生；父亲有高血压病史，65 岁死于脑梗死

就诊者的客观资料（O）

男性，62 岁，身高 170cm，体重 84kg，面红体胖，性格开朗

血压 184/112mmHg，心率 102 次/分

眼底检查：提示眼底动脉硬化；尿常规：蛋白质（-）

评估（A）

根据患者主诉资料和体格检查结果，初步印象为原发性高血压 3 级（极高危）

结合其家族史和可能出现的并发症，应积极采取措施控制血压，并纳入随访观察

处理计划（P）

1. 诊断计划：①心电图检查、X 线胸片检查；②肝功能、血糖、肾功能及血脂测定

2. 治疗计划：①降压药物治疗，制定合理的降压方案，监测血压；②低盐饮食，控制食盐量至≤6g/天；③低脂饮食，减少富含胆固醇食物，增加膳食纤维；④加强运动，控制体重；⑤控制饮酒，少量饮酒（2 两/天）

3. 健康教育计划：①有关高血压知识介绍、影响高血压病情的危险因素介绍；②介绍控制饮食的意义及方法，培养良好的生活方式和干预不良生活行为；③自我保健知识指导，教患者学会自我监测血压，指导患者正确使用降压药物，并了解所用药物的注意事项和不良反应；④患者家属的健康教育和协助干预

医生签字：×××

接诊日期：　　　年　月　日

6. 病情随访表　按照国家基本公共卫生服务规范要求，全科医生必须对辖区内诊断明确的慢性疾病进行定期随访和规范管理，目前要求全科医生对辖区内 35 岁及以上的高血压患者和 2 型糖尿病患者、严重精神障碍患者和肺结核患者等重点人群进行季度随访和分类干预管理；对辖区内孕产妇、0~6 岁儿童及 65 岁及以上老年人进行定期健康保健管理，并记录个人健康管理信息（表 7-8）。

表 7-8　产后访视记录表

姓名：　　　　　　　　　　　　　　　　　　　　　　　编号 □□□-□□□□□

随访日期	年　　月　　日		
分娩日期	年　月　日	出院日期	年　　月　　日
体温（℃）			
一般健康情况			

续表

一般心理状况	
血压（mmHg）	
乳房	1 未见异常　2 异常□
恶露	1 未见异常　2 异常□
子宫	1 未见异常　2 异常□
伤口	1 未见异常　2 异常□
其他	
分类	1 未见异常　2 异常□
指导	1 个人卫生　2 心理　3 营养　4 母乳喂养　5 新生儿护理与喂养 6 其他□/□/□/□/□
转诊	1 无　2 有　　原因：□ 机构及科室：
下次随访日期	
随访医生签名	

注：资料来源于国家卫生计生委 2017 年国家基本公共卫生服务规范（第三版）

填表说明：

（1）本表为产妇出院后一周内由医务人员到产妇家中进行产后检查时填写。

（2）一般健康状况：对产妇一般情况进行检查，具体描述并填写。

（3）一般心理状况：评估产妇是否有产后抑郁的症状。

（4）血压：测量产妇血压，填写具体数值。

（5）乳房、恶露、子宫、伤口：对产妇进行检查，若有异常，具体描述。

（6）分类：根据此次随访情况，对产妇进行分类，若为其他异常，具体写明情况。

（7）指导：可以多选，未列出的其他指导请具体填写。

（8）转诊：若有需转诊的情况，具体填写。

（9）随访医生签名：随访完毕，核查无误后随访医生签名

7. 会诊转诊记录　会诊和双向转诊是全科医生的重要任务，既体现了全科医生对患者的全面负责精神，也是全科医疗质量保证的重要工作内容。在双向转诊过程中，全科医生不仅要帮助患者选择转诊的医院和医生，还要积极参与到所转诊医院和接诊医生诊疗计划和康复方案的制定中，为转诊医疗机构和接诊医生提供患者必需的健康信息资料。

会诊记录是全科医生根据居民健康情况需要接受会诊服务时使用。会诊医生应填写患者会诊的主要情况（会诊原因）、主要处理和指导意见，填写会诊医生所在医疗卫生机构名称并签署会诊医生姓名，来自同一医疗卫生机构的会诊医生可以只填写一次机构名称，然后在同一行依次签署姓名。

双向转诊是全科医生在重要转诊时使用，由转诊医生填写。填写内容包括初步印象（根据患者病情做出的初步判断）、主要现病史（患者转诊时存在的主要临床问题）、主要既往史（患者既往存在的主要疾病史）、主要检查结果（患者检查的主要结果）、治疗经过（经治医生对患者实施的主要诊治措施）以及下一步治疗方案及康复建议（经治医生对患者转出后需要进一步治疗及康复提出的指导建议）等（表 7-9、表 7-10）。

表 7-9　双向转诊单

存根

患者姓名_____性别____年龄____档案编号_____

家庭住址_____联系电话_____

于_____年____月____日因病情需要，转入_____单位

_____科室接诊医生。

转诊医生（签字）：

年　　月　　日

双向转诊（转出）单

_____（医疗机构）：

现有患者_____性别_____年龄____因病情需要，需转入贵单位，请予以接诊。

初步印象：

主要现病史（转出原因）：

主要既往史：

诊疗经过：

转诊医生（签字）：

联系电话：

_____（医疗机构）

年　　月　　日

表 7-10　双向转诊单

存根

患者姓名_____性别____年龄____档案编号_____

家庭住址_____联系电话_____

于_____年____月____日因病情需要，转回_____单位

_____科室接诊医生。

转诊医生（签字）：

年　　月　　日

双向转诊（回转）单

_____（医疗机构）：

现有患者_____因病情需要，现转回贵单位，请予以接诊。

诊断结果_____住院病案号_____

主要检查结果：

经过治疗、下一步治疗方案及康复建议：

转诊医生（签字）：

联系电话：

_____（医疗机构）

年　　月　　日

8. 居民健康档案信息卡的发放　居民健康档案信息卡为正反两面，根据居民信息如实填写，应与健康档案对应项目的填写内容一致。过敏史：过敏主要指青霉素、磺胺、链霉素过敏，如有其他药物或食物等其他物质（如花粉、酒精、油漆等）过敏，请写明过敏物质名称（表7-11）。

表7-11　居民健康档案信息卡

（正面）

姓名			性别		出生年月	
	健康档案编号				□□□-□□□□□	
ABO 血型	□A □B □O □AB		Rh 血型		□Rh 阴性 □Rh 阳性 □不详	
慢性病患病情况： □无 □高血压 □糖尿病 □脑卒中 □冠心病 □哮喘 □职业病 □其他疾病						
过敏史：						

（反面）

家庭住址		家庭电话	
紧急情况联系人		联系人电话	
建档机构名称		联系电话	
责任医生或护士		联系电话	
其他说明：			

（二）以预防为导向的记录

以预防为导向的记录是城乡居民健康档案的重要内容，它是全科医生面向部分特殊居民和健康人群提供的以预防保健为主要内容的健康管理信息记录。按照目前国家规定，现阶段健康保健人群主要为：0~6岁儿童、孕产妇、65岁及以上老年人；各省市县在此基础上根据当地实际情况再增加了部分重点关注的人群，如辖区内育龄妇女、60岁及以上老年人、80岁以上高龄老人、独居老人、空巢老人（家庭）、失独家庭、优抚家庭及低保户家庭等。

1. 周期性健康检查记录　周期性健康检查是全科医生运用格式化的健康筛查表格，针对这些居民在某些特殊阶段或时期所存在的危险因素作为个体设计并进行的健康检查。周期性健康检查是全科医生以无症状的个体为对象，以早期发现病患及危险因素进而加以防治为目的。它与传统的定期体格检查的最大区别在于周期性健康检查是针对性的、个性化体检，检查的周期依据居民的健康状况不同而各异。

老年人周期性健康检查范例：社区卫生服务机构医务人员必须为辖区内老年人每年提供1次健康管理服务，服务内容包括生活方式和健康状况评估、体格检查、辅助检查和健康指导，其中健康指导应包括告知评价结果并进行针对性、个性化健康教育和指导。对发现已确诊的原发性高血压和2型糖尿病等患者同时开展相应的慢性病患者健康管理；对患有其他疾病的（非高血压或糖尿病），应及时治疗或转诊；对发现有异常的老年人建议定期复查或向上级医疗机构转诊；进行健康生活方式及疫苗接种、骨质疏松预防、防跌倒措施、意外伤害预防和自救、认知和情感等健康指导；告知或预约下一次健康管理服务的时间。生活自理能力的评估见表7-12。

表7-12　老年人生活自理能力评估表

姓名：　　　　　　　　　　　　　　　　　　　　　　　　评估日期：　年　月　日

评估事项、内容与评分	程度等级				判断评分
	可自理	轻度依赖	中度依赖	不能自理	
进餐：使用餐具将饭菜送入口、咀嚼、吞菜	独立完成	—	需要协助，如切碎、搅拌食物等	完全需要帮助	
评分	0	0	3	5	
梳洗：梳头、洗脸、刷牙、剃须、洗澡等活动	独立完成	能独立地洗脸、梳头、剃须等；洗澡需要协助	在协助下和适当的时间内，能完成部分梳洗活动	完全需要帮助	
评分	0	1	3	7	
穿衣：穿衣裤、袜子、鞋子等活动	独立完成	—	需要协助，在适当的时间内完成部分穿衣	完全需要帮助	
评分	0	0	3	5	
如厕：排尿、排便等活动及自控	不需协助，可自控	偶尔失禁，但基本上能如厕或使用便具	经常失禁，在很多提示和协助下尚能如厕或使用便具	完全失禁，完全需要帮助	
评分	0	1	5	10	
活动：站立、室内行走、上下楼梯、户外活动	独立完成所有活动	借助较小的外力或辅助装置能完成站立、行走、上下楼梯等	借助较大的外力才能完成站立、行走，不能上下楼梯	卧床不起，活动完全需要帮助	
评分	0	1	5	10	
总得分					

2. 预防保健记录　预防保健记录是乡镇卫生院、村卫生室和社区卫生服务中心（站）全科医生针对辖区内儿童（主要为0~6岁儿童）和育龄妇女（包括孕产妇）健康保健管理记录。0~6岁儿童保健记录主要包括出生医学证明信息、新生儿家庭访视记录、儿童健康检查记录（包括1~8月龄、12~30月龄及3~6岁儿童健康检查记录）、体弱儿童管理信息、男童生长发育监测图和女童生长发育监测图等。妇女保健包括婚前保健服务信息、妇女病普查信息、计划生育技术服务信息、孕产妇保健服务与高危产妇管理信息、产前检查与诊断信息、产后家庭访视（产褥期健康管理）记录以及出生缺陷检测信息等。

二、家庭健康档案

家庭健康档案，一般首次为居民建档时一同完成其家庭健康档案的主要内容记录，待家庭发生变动或结合社区实际情况再补充或增减有关内容。家庭主要问题目录应随时记录。

家庭健康档案包括家庭的基本信息资料（同第三章相关内容）、家系图（同第三章相关内容）、家庭评估资料、家庭主要问题目录、问题描述和家庭各成员的个人健康档案（其形式和内容同居民个人健康档案）。

（一）家庭评估及资料

1. 家庭基本资料　包括家庭住址、居住环境、家庭成员基本情况、家用设施（包括厨房和卫生设施等）、家庭经济、家庭生活史以及家庭的健康信念和行为等。

家庭生活史是指主要的家庭生活事件、家庭生活周期、家庭问题、家庭成员的健康问题等。

家庭的健康信念和行为包括：①生活方式、健康维护和健康促进的行为，如吸烟、饮酒、饮食结构、体育锻炼等；②疾病预防和控制措施，如免疫接种、定期体检、儿童保健、计划生育等；③医疗保健服务的可用性、可及性和熟悉程度，医疗保险的类型、对医保的熟悉程度和可及性；④对健康的关心程度、是否能及时作出求医决定，家庭照顾患者的能力如何等。

2. 家庭功能评估　家庭功能主要有两方面的作用，即对家庭成员的作用和对社会的作用。家庭功能与患者的家庭照顾关系密切，因此，家庭功能的好坏与家庭成员的身心健康及疾病的预后有很大关系。

家庭功能可以通过"家庭关怀指数"量表，简称 APGAR 问卷测试，即适应（adaptation）、合作（partnership）、成长（growth）、情感（affection）、亲密（resolve）五个维度评价，由受测试者对来自其家庭的支持和照顾情况作主观的判断，评价结果分为家庭功能良好、家庭功能中度障碍和家庭功能严重障碍。这种家庭功能评估的方法属于患者自我评价的一种类型，主要反映个别家庭成员对家庭功能的主观满意度。该方法简单易行，全科医生可通过这种方法在门诊完成对患者的家庭功能初步筛检（详见第三章第三节内容，表 3-3、表 3-4）。

（二）家庭主要问题目录及描述

1. 家庭主要问题目录　家庭主要问题与家庭生活压力事件直接相关，生活压力事件一般分为四类：①家庭生活事件，如家庭成员的去世、丧偶、离异或者夫妻感情问题、家庭矛盾、新的家庭成员的加入等；②个人生活事件，包括开始恋爱或者失恋、伤病、生活环境改变、违法行为等；③工作生活事件，包括就业、工作调整、退休、失业等；④经济生活事件，包括收入减少、中奖、大额贷款等。

按家庭问题与健康的相关性将家庭主要问题可分为两大类：一类是健康问题，即家庭成员中发生的某些重大健康问题，如家庭成员患大病、死亡等；另一类是与健康紧密相关的社会与家庭问题，如失业、负债、中大奖、地位发生重大变化等。问题可涉及家庭生活和家庭功能的各个方面。

2. 家庭主要健康问题描述　家庭主要健康问题描述一般采用 SOAP 格式记录（表 7-13）。

表 7-13　家庭主要健康问题目录

1. 家庭成员主要健康问题			2. 家庭主要健康问题			
姓名：　　　档案号：			姓名：　　　档案号：			
序号	发生时间	问题名称	序号	发生时间	问题名称	备注

（三）家庭成员健康记录

家庭成员健康记录其形式和内容同居民个人健康档案。

扫码"看一看"

第三节　社区居民健康档案的管理与应用

城乡居民健康档案记载了城乡居民一生中有关健康问题的全部，是基层卫生服务机构工作中收集、记录辖区居民健康信息的重要工具，是全科医生实现全科医疗持续性照顾不可缺少的有效工具，也是居民享有均等化公共卫生服务的重要体现，居民健康档案还是增进居民自我健康管理的有效途径。社区卫生服务机构应将所有健康档案资料集中存放保管，安排专人负责；居民健康档案建立的最重要目的就是动态使用，居民每次就诊或实施健康保健服务时，能及时调阅、就诊、登记、完善和归档。有条件的地区或单位应逐步建立居民健康档案网络化管理，既有利于全科医生及时查阅、记录和完善，也有利于提高居民健康档案的利用率。

一、健康档案的建立过程

（一）建档的对象和方法

城乡居民健康档案坚持以乡镇卫生院、村卫生室和社区卫生服务中心（站）建档为主，其他医疗保健机构为辅。乡镇卫生院、村卫生室和社区卫生服务中心（站）基层卫生服务机构负责确定建档对象。针对辖区内常住居民（指居住半年以上的户籍及非户籍居民）及重点管理人群，按照自愿与引导相结合的原则进行建档。建档对象主要包括两类。

一类为到基层卫生服务机构就诊或寻求健康咨询、指导的本辖区常住居民。辖区居民到乡镇卫生院、村卫生室和社区卫生服务中心（站）等基层卫生服务机构接受服务时，医务人员应主动宣传和耐心解释健康档案的作用，争取居民自愿建立健康档案。全科医生可以在接诊服务中及时建立健康档案，也可以采取预约的方式，在服务机构、村或居委会、居民家中建立。

另一类为基层卫生服务机构重点管理人群，包括0~6岁儿童、孕产妇、老年人、慢性病患者、严重精神障碍患者和肺结核患者等。按照国家有关公共卫生服务政策要求，加大宣传和引导力度，积极主动为这类重点人群建立居民健康档案。可以通过入户访视和调查、疾病筛查、健康体检、预防保健、门诊接诊等方式，由基层卫生服务机构组织医务人员在机构内或居民家中分批、分期建立健康档案。

（二）建档原则和制度

1. 建档的原则　健康档案的建立要遵循自愿与引导相结合的原则，在使用过程中要注意保护服务对象的个人隐私。建立电子健康档案的地区，要注意保护信息系统的数据安全。

建档的原则包括五方面：逐步完善原则、资料收集前瞻性原则、基本项目动态性原则、客观性和准确性原则及保密性原则。

2. 建档的制度　为使健康档案内容完整、准确、全面地反映居民一生的健康状况，有必要按照国家、省市县各级卫生计生行政部门相关规定和标准制定有关健康档案的建立、保管、使用和保密等制度，完善相应的设备，配备专或兼职人员，妥善保管健康档案资料。

（三）建档的流程

居民健康档案的建立流程是基层卫生服务机构医务人员在为辖区居民实施医疗保健服务过程中按服务对象的分类、建档对象的确定等流程建立健康档案（图7-1、图7-2）。

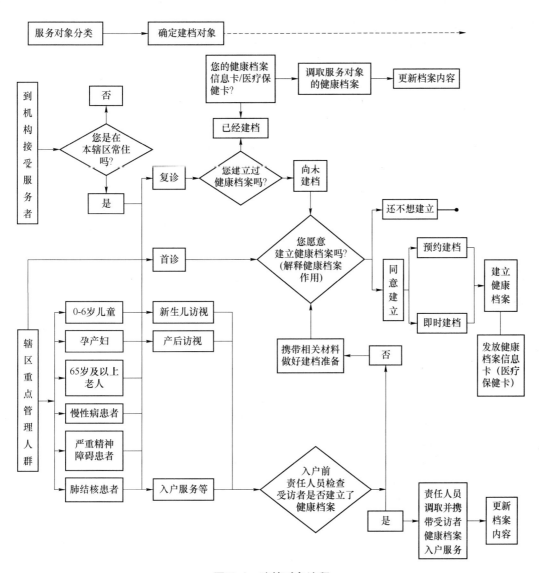

图 7-1 建档对象流程

二、健康档案的归档与保管

乡镇卫生院、村卫生室、社区卫生服务中心（站）负责首次建立居民健康档案、更新信息、保存档案；其他医疗卫生机构负责将相关医疗卫生服务信息及时汇总、更新至健康档案；各级卫生计生行政部门负责健康档案的监督与管理。在乡镇卫生院、村卫生室、社区卫生服务中心（站），居民健康档案的归档、存放和保管可根据其规模及人员编制情况而定，可以设立档案室（处），管理人员可以根据机构实际情况确定专/兼职档案管理人员，也可由责任医务人员进行兼职管理，保证健康档案完整、安全。

（一）城乡居民健康档案的归档

乡镇卫生院、村卫生室、社区卫生服务中心（站）应通过多种信息采集方式建立居民健康档案，及时更新健康档案信息。已建立电子健康档案的地区应保证居民接受医疗卫生服务的信息能汇总到电子健康档案中，保持资料的连续性。基层医疗机构应统一为居民健康档案进行编码，采用 17 位编码制，以国家统一的行政区划编码为基础，以村（居）委会为单位，编制居民健康档案唯一编码。同时将建档居民的身份证号作为身份识别码，为在

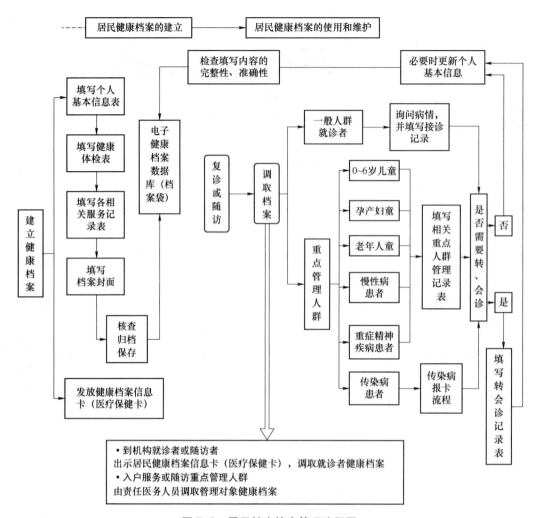

图 7-2　居民健康档案管理流程图

信息平台上实现资源共享奠定基础。

按照国家有关专项服务规范要求记录相关内容，记录内容应齐全完整、真实准确、书写规范、基础内容无缺失。各类检查报告单据和转、会诊的相关记录应粘贴留存归档，如果服务对象需要可提供副本。已建立电子版化验和检查报告单据的机构，化验及检查的报告单据交居民留存。

个人健康档案的排列顺序一般为封面、个人基本信息、健康体检表、重点人群健康管理记录、其他医疗卫生服务记录等。这些资料最好装成可随时增加页数的合订本，合订本最后一页应留有空白页，供辅助检查资料的粘贴。居民健康档案所包含的资料较多，需要装在档案袋内，档案袋的设计要便于查找和提取。通常档案室横向摆放在档案室（柜）的搁架上，因此，档案袋正面右上角的顶边和右侧边可分别标上档案号或印上不同的颜色标记，方便查找。中间部分应写上居民姓名和住址。

（二）城乡居民健康档案的保管

健康档案管理要具有必需的档案保管设施设备，按照防盗、防晒、防高温、防火、防潮、防尘、防鼠和防虫等要求妥善保管健康档案，指定专（兼）职人员负责健康档案管理工作，保证健康档案完整、安全。电子健康档案应有专（兼）职人员维护。

（1）居民健康档案的终止缘由包括死亡、迁出、失访等，均需记录日期。对于迁出辖区的还要记录迁往地点的基本情况、档案交接记录等。

（2）纸质健康档案应逐步过渡到电子健康档案，纸质和电子健康档案，由健康档案管理单位（即居民死亡或失访前管理其健康档案的单位）参照现有规定中的病历的保存年限、方式负责保存。

（3）健康档案中已经记录的信息，绝不能出于某种需要而任意改动，以保证居民健康档案的真实可靠。如改动，必须经特定的审批流程，并留下修改记录，以备核查。

三、健康档案的应用

基层医疗机构在档案建立后要定期或不定期地分析其间的有关内容，及时发现个人、家庭的主要问题，有针对性地提出防治措施，做到物尽其用，充分发挥健康档案在提高居民健康水平中的作用。

（一）在全科医疗和社区卫生服务中的应用

1. 在疾病诊疗和预防保健服务中的应用　已建档居民到乡镇卫生院、村卫生室、社区卫生服务中心（站）复诊时，应持居民健康信息卡，由基层医疗机构医务人员（分诊人员）在健康档案室调取其健康档案后，由接诊医生根据复诊情况，对于需要转诊、会诊的服务对象，由接诊医生填写转诊、会诊记录。全科医生应负责及时更新、补充相应诊疗记录内容。完整、动态的居民健康档案，有利于全科医疗和社区卫生服务机构今后定期分析居民健康内容，及时发现居民健康问题、有针对性提出防治干预计划。

2. 在慢性病管理服务中的应用　乡镇卫生院、村卫生室、社区卫生服务中心（站）在定期开展慢性病人群健康管理服务时（目前基层医疗机构主要开展高血压管理、2型糖尿病管理、严重精神障碍患者管理和肺结核患者管理），应事先查阅服务对象的健康档案并携带慢性病随访表单，在服务过程中记录慢性病患者的主观、一般情况（体重指数）、指标（血压和血糖）控制、生活行为、药物使用、健康教育和指导、分类管理干预等相应内容。按国家相关规定基层医疗机构医务人员对明确诊断的高血压和糖尿病等慢性病患者每季度至少有一次随访记录，慢性病患者健康档案内每年至少有四次随访记录、一次健康体检，通过对这些慢性病人群健康管理记录的分析，既可对慢性病患者间断性健康状况做出初步评估，也可以作为全科医生开展慢性病管理服务质量的考评依据。

3. 统一管理，及时更新　所有的服务记录由责任医务人员或档案管理人员统一汇总、及时归档。已建立电子健康档案信息系统的机构应同时更新电子健康档案。

（二）健康档案在教学科研中的应用

城乡居民健康档案为医学科研教学提供了重要的资料来源。对科研教学具有重要的利用价值。居民健康档案收集了一个人从出生到死亡的整个过程中其健康状况的发展变化情况以及所接受的各项卫生服务记录。资料的全面性和连续性不但满足了基层卫生机构连续性医疗服务的需求，还可以为不同类型的课题研究提供良好素材。同时，居民健康档案是以问题为导向的健康记录，反映居民生理、心理和社会方面的问题，具有连续性、逻辑性，是很好的教材，有利于培养学生的临床思维和全科医疗思维能力。

本章小结

　　城乡居民健康档案是基层医疗卫生机构医务人员为城乡居民提供医疗卫生服务过程中的规范记录，是以居民个人健康为核心、贯穿整个生命过程、涵盖各个健康相关因素，满足居民自我保健和健康管理、健康决策需要的系统化信息资源。城乡居民健康档案是全科医生实现全科医疗持续性照顾不可缺少的有效工具，也是居民享有均等化公共卫生服务的重要体现，城乡居民健康档案还是增进居民自我健康管理的有效途径。重点是明确建立和运用健康档案的意义，提倡开发网络化管理，提高居民健康档案的利用率。

　　重点提示：城乡居民健康档案是居民及其家庭成员疾病防治、健康保护、健康促进等生命全过程的规范、科学记录。全科医生应理解建立居民健康档案的目的与意义；全科医生在建档过程中，必须把握以问题为导向，掌握 SOAP 病历的规范书写，能熟练应用并更新管理居民健康档案。

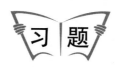

习 题

一、选择题

【A1/A2 型题】

1. 建档对象是指辖区内常住居民，具体指的是

　　A. 居住半年以上的户籍居民

　　B. 居住半年以上的非户籍居民

　　C. 居住半年以上的户籍及非户籍居民

　　D. 居住 1 年以上的户籍及非户籍居民

　　E. 辖区内所有户籍居民

2. 全科医生对患者问题的处理计划包括

　　A. 开具处方药物

　　B. 对患者的预防、保健和康复等健康教育与指导

　　C. 不良生活行为干预

　　D. 对患者家属的健康教育和协助干预

　　E. 以上都是

3. 建立居民健康档案的最重要目的就是

　　A. 提高居民自我保健能力　　　　B. 为社区诊断提供依据

　　C. 动态使用　　　　　　　　　　D. 为全科医学教学与科研提供重要资源

　　E. 为全科医生有效开展循证医疗服务

4. 与传统的专科诊疗记录所不同，全科医生诊疗过程中规范的病历记录方式是

　　A. 周期性健康检查记录　　　　　B. 以问题为导向的记录

　　C. 以疾病为导向的记录　　　　　D. 以预防保健为主的记录

E. 以上都是

5. 全科医生接诊记录常采用 SOAP 形式对健康问题逐一进行描述，其中 P

　　A. 表示就诊者的主观资料　　　　B. 表示对健康问题的评估

　　C. 表示对健康问题的处置计划　　D. 表示就诊者的客观资料

　　E. 表示对患者的预防、保健和康复等健康教育与指导

二、思考题

1. 城乡居民健康档案以问题为导向的记录包括哪些？居民个人健康档案包括哪些主要内容？

2. 建立居民健康档案的目的和意义是什么？

3. 全科医师如何规范书写 SOAP 病历？

4. 居民健康档案中以预防为导向的记录主要针对哪些重点人群？

扫码"练一练"

（罗　群）

第八章 慢性非传染性疾病的管理

随着人口的老龄化及社会经济快速发展，人们的生活方式与习惯发生变化，慢性非传染性疾病（慢性病）已成为影响人民健康和死亡的首要原因，因此，全科医师熟悉和掌握慢性疾病的健康管理尤为重要，本章主要介绍呼吸系统、心脑血管系统常见慢性病及糖尿病的管理。

第一节 呼吸系统常见慢性病管理

一、呼吸系统疾病概述

（一）呼吸系统疾病的流行病学

呼吸系统疾病是我国的常见病和多发病，其患病率和死亡率都比较高。据统计，呼吸系统疾病（不包括肺癌）在城市的死亡病因中占第4位，在农村则占首位。呼吸系统的某些疾病具有明显的流行病学特征，对于全科医师而言，了解呼吸系统疾病的流行特点，有助于对疾病的预防和处理。

1. 人群分布 呼吸系统疾病可发生于任何年龄段的人群，但不同人群对疾病的易感性有差异。儿童支气管哮喘的患病率高于成人；慢性支气管炎、阻塞性肺疾病、肺癌常见于中老年人群，且随年龄的增长发病增加。

2. 地区分布 某些呼吸系统疾病在地域分布上差异明显。慢性支气管炎、慢性阻塞性肺疾病的患病率北方高于南方，农村高于城市。肺癌的患病率城市高于农村。支气管哮喘患病率平原地区高于高原地区，城市高于农村。

3. 时间分布 季节和气候的变化对呼吸系统疾病有明显的影响。支气管哮喘易在春秋季及冬季多发。慢性支气管炎、慢性阻塞性肺疾病、慢性肺源性心脏病在冬春季节或气候突变时发病增加。

（二）常见呼吸系统慢性疾病的危害

由于吸烟、工业经济发展、大气污染所致的理化因子、生物因子吸入增加及人口年龄老化加速等因素，使近年来呼吸系统疾病的发病率居高不下。呼吸系统疾病大多呈慢性病程，肺功能损害进行性加重，严重影响患者的生活质量，给家庭和社会带来沉重负担。因此，需要全科医师提供持续性、综合性、协调性的服务，在预防、保健和康复等方面发挥积极作用，特别是慢性疾病，如慢性阻塞性肺疾病、支气管哮喘的管理工作。

慢性阻塞性肺疾病（chronic obstructive pulmoriary disease，COPD）是一种严重危害人类健康的常见病、多发病，严重影响患者的生命质量，病死率较高，并给患者及其家庭以及社会带来沉重的经济负担。据全球疾病负担研究项目估计，2020 年 COPD 将位居全球死亡原因的第 3 位。世界银行和世界卫生组织的资料表明，至 2020 年 COPD 将位居世界疾病经济负担的第 5 位。

支气管哮喘是常见的慢性呼吸道疾病，近年来其患病率在全球范围内有逐年增加的趋势。该疾病常反复发作、病程长，不仅会增加经济负担，而且易致患者产生不同程度的精神障碍，如抑郁、焦虑、自卑，甚至自虐、自杀等。

二、全科医生在呼吸系统疾病预防中的作用

（一）常见呼吸系统慢性疾病的危险因素

呼吸系统与外界相通，大多数呼吸系统疾病的发生与外界环境变化密切相关，各种原因引起机体防御功能下降或外界的刺激过强均可引起呼吸系统的损伤和病变。

1. 吸烟 吸烟是呼吸系统疾病的最重要危险因素，呼吸系统疾病发病的增加与吸烟密切相关。烟草中的焦油、尼古丁、氢氰酸等化学物质具有多种损伤效应。据调查表明，吸烟者慢性支气管炎的发病率较非吸烟者高 2~8 倍；吸烟者死于 COPD 的人数多于非吸烟者；开始吸烟年龄越早、烟龄越长、吸烟量越多，肺癌死亡率就越高。故戒烟能降低呼吸系统疾病发生的危险性。

2. 空气污染 呼吸系统疾病的增加与大气污染密切相关，大气中的二氧化硫、二氧化氮、氯气等可损伤气道黏膜上皮，增加感染机会。职业性粉尘浓度过大或接触时间过久，可增加 COPD 的发生。工业废气中的致癌物，是肺癌发病率增加的重要原因。家庭中燃料燃烧及烹调过程中产生的油烟亦可引起呼吸系统损伤，引发疾病。

3. 感染因素 呼吸道最易受到病毒、支原体、细菌等微生物侵入，且呼吸道的不同部位，致病微生物亦不同。上呼吸道以病毒感染为主，下呼吸道则以细菌感染为主。

4. 过敏因素 某些呼吸系统疾病与过敏有关，例如支气管哮喘、慢性支气管炎、过敏性肺炎等。常见的过敏原分吸入性和非吸入性物质，常见吸入性过敏原有花粉、真菌、尘螨、动物毛屑、氨气、二氧化硫、烟雾等；非吸入性过敏原有虾、蟹、鱼、蛋类、牛奶、化妆品等。另外食物添加剂、防腐剂等，亦可致过敏性疾病的发生。

5. 遗传 部分疾病可能与遗传有关、如支气管哮喘与多基因遗传有关、肺癌有家族聚集性、COPD 的发生与基因突变有关。

6. 药物 部分药物引起的肺部反应称为药源性肺病，如胺碘酮、血管紧张素转换酶抑制剂、胆碱酯酶抑制剂、造影剂、磺胺类药、秋水仙碱等，某些细胞毒性药物如环磷酰胺、博来霉素、白消安可导致肺纤维化。

7. 其他因素 免疫、年龄、气候等因素均与慢性支气管炎有关；COPD 的发病还与患者的社会经济地位有关；饮食与营养、运动、伴随疾病等与呼吸系统疾病的发病亦有关。

知识链接

　　呼吸系统结构与疾病密切相关。呼吸系统与体外环境相通，成人在静息状态下，每天约有10000L的气体进出入呼吸道。吸入氧气并排出二氧化碳，这种气体交换是肺最重要的功能。肺具有广泛的呼吸面积，成人的总呼吸面积约有100m²，有3亿~7.5亿个肺泡。在呼吸过程中，外界环境中的有机或无机粉尘，包括各种微生物、变应原、有害气体等皆可进入呼吸道和肺部引起各种疾病，因而呼吸系统的防御功能至关重要。

（二）全科医生在呼吸系统疾病预防中的职责

　　一级预防：呼吸系统疾病的一级预防主要是针对病因和危险因素进行预防。全科医师工作于社区，对社区的环境及居民的家庭情况有所了解，可通过健康教育，如劝导戒烟、改善不良生活方式、加强体育锻炼、增强免疫力、减少职业暴露、远离过敏源、保护高危人群、预防疾病发生等。

　　二级预防：呼吸系统疾病的二级预防是为了阻止或延缓疾病的发展而采取的措施，强调早发现、早诊断、早治疗。可通过定期健康体检、普查、筛查等手段实现。常用的筛查方法有痰液检查、影像学检查、肺功能检查等。如胸部X线、胸部CT等是肺结核、肺癌较好的普查方式；肺功能检查可早期发现COPD；支气管激发试验或舒张试验对哮喘有确诊价值。一旦确诊疾病，全科医生应告知患者及其家属，并根据情况予以治疗或转给专科医生治疗。

　　三级预防：呼吸系统疾病的三级预防是为了防止伤残和促进功能恢复，提高生存质量，延长寿命，降低病死率。加强呼吸系统慢性疾病人群的健康教育工作，督促患者坚持药物治疗并定期复查。对于慢性疾病患者除了予以药物治疗外，还应采取综合措施最大程度减少患者肺功能的损害或延缓肺功能下降的速度，如鼓励COPD患者作有氧运动，长期进行家庭氧疗等可以提高患者的运动耐量，阻止或减缓呼吸衰竭的发生。

三、全科医学中呼吸系统疾病诊治与管理

（一）常见呼吸系统慢性疾病的诊治

1. 慢性阻塞性肺疾病诊治

　　（1）诊断　COPD与慢性支气管炎和肺气肿密切相关。当慢性支气管炎和肺气肿患者的肺功能检查出现持续气流受限时，即可诊断为COPD。COPD气流受限不完全可逆，呈进行性发展，是可以预防和治疗的疾病。

　　（2）临床表现

　　症状：①呼吸困难是COPD最重要的症状，也是患者体能丧失和焦虑不安的主要原因；②慢性咳嗽，通常为首发症状，早晨明显；③咳痰：咳嗽后通常咳少量黏液性痰，清晨较多，合并感染时痰量增多，常有脓性痰；④喘息和胸闷等，为非特异性症状，重症患者可有明显的喘息；⑤晚期患者可有体重下降，食欲减退等症状。

　　体征：①视诊及触诊：桶状胸，常见呼吸变浅、频率增快，重症患者可见胸腹矛盾运动，双侧语颤减弱；②叩诊：肺部过清音，心浊音界缩小，肺肝界降低；③听诊：双肺呼吸音减低，呼气延长，可闻及干啰音。

COPD 的诊断根据危险因素接触史、临床表现及肺功能检查等，并除外其他疾病，可确定诊断。肺功能检查提示持续气流受限是诊断 COPD 必备条件，吸入支气管舒张剂后第一秒用力呼气量/用力肺活量（FEV_1/FVC）<70%，即明确存在持续的气流受限。

目前多主张对稳定期 COPD 患者采用综合指标体系进行病情严重程度评估（表 8-1、表 8-2）。

表 8-1　改良版英国医学研究委员会呼吸问卷

（慢性阻塞性肺疾病诊治指南 2013 年修订版）

呼吸困难评价等级	呼吸困难严重程度
0 级	只有在剧烈活动时感到呼吸困难
1 级	在平地快步行走或步行爬小坡时出现气短
2 级	由于气短，平地行走时比同龄人慢或者需要停下来休息
3 级	在平地行走约 100m 或数分钟后需要停下来喘气
4 级	因为严重呼吸困难而不能离开家，或在穿脱衣服时出现呼吸困难

表 8-2　气流受限严重程度的肺功能分级

（慢性阻塞性肺疾病诊治指南 2013 年修订版）

肺功能分级	气流受限程度	FEV_1 占预计值%
Ⅰ 级	轻度	≥80%
Ⅱ 级	中度	50%~79%
Ⅲ 级	重度	30%~49%
Ⅳ 级	极重度	<30%

注：为吸入支气管舒张剂后的 FEV_1 值

（3）治疗　COPD 的治疗目标是缓解症状、改善运动耐量和改善健康状况；防止或延缓疾病进展、COPD 急性加重和降低病死率。

①药物治疗：药物治疗常用于预防和控制症状，减少急性加重的频率和严重程度，提高运动耐力和生命质量。需根据疾病的严重程度，逐步增加治疗，如没有出现明显的药物不良反应或病情恶化，则应在同一水平维持长期的规律治疗。定期评估患者治疗效果，必要时及时调整治疗方案。

支气管舒张药：短期按需应用暂时缓解症状，长期规律应用减轻症状。常用药物有 β 受体激动剂，如沙丁胺醇气雾剂、特布他林、沙美特罗、福莫特罗等；抗胆碱能药，如异丙托溴铵气雾剂、噻托溴铵等；茶碱类，如茶碱缓释、茶碱控释片等。

祛痰药：可用于痰不易咳出者，常用药物有盐酸氨溴索、羧甲司坦。

糖皮质激素：用于重度和极重度患者（Ⅲ级和Ⅳ级）及反复加重的患者。研究证明，长期吸入糖皮质激素与长效 $β_2$ 受体激动剂联合制剂，可增加患者运动耐量、减少急性加重发作次数、改善肺功能，提高患者生活质量。常用剂型有沙美特罗加氟替卡松、福莫特罗加布地奈德。

抗生素：用于急性加重期患者，需要明确急性加重的原因和病情严重程度，最多见原因是细菌或病毒感染，应酌情使用抗生素。可根据患者所在地常见病原菌类型及药物敏感情况合理选用抗生素治疗。

②长期家庭氧疗（LTOT）：指征包括 PaO_2≤55mmHg 或 SaO_2≤88%，有或没有高碳酸血症；PaO_2 55~60mmHg 或 SaO_2<89%，并有肺动脉高压、心力衰竭、水肿或红细胞增多

症。一般用鼻导管吸氧，氧流量为 1.0~2.0L/min，吸氧时间 10~15h/d。目的是使患者在静息状态下，达到 $PaO_2 \geq 60mmHg$ 和（或）使 SaO_2 升至 90%。可提高 COPD 慢性呼吸衰竭患者生活质量和生存率。

（4）转诊　转诊指征：不适症状出现的频率明显增加，如突然发生休息时呼吸困难、生命体征改变；重度急性加重的 COPD 患者；出现新的体征者，如发绀、外周水肿；对初始治疗方案无反应的急性加重患者；伴随明显并发症者或新发生心律失常者；频繁发生急性加重者；诊断不能明确者；在社区处理较困难的老年患者。

2. 支气管哮喘的诊治

（1）诊断　①诊断标准：反复发作喘息、气急，伴或不伴胸闷或咳嗽，夜间及晨间多发；发作时双肺可闻及散在或弥漫性哮鸣音，呼气相延长；上述症状和体征可自行缓解或治疗后缓解。②气流受限的客观检查指标：支气管舒张试验阳性；支气管激发试验阳性；呼气流量峰值平均每日昼夜变异率 $\geq 20\%$。

符合上述症状和体征，同时具备气流受限客观检查指标中的任一条，并除外其他疾病所引起的喘息、气急、胸闷及咳嗽，即可诊断为哮喘。

（2）分期及控制水平分级　①急性发作期：指喘息、气促、咳嗽、胸闷等症状突然发生，或原有症状急剧加重，常有呼吸困难，以呼气流量降低为其特征，常因接触变应原等刺激物或呼吸道感染诱发。急性发作时严重程度可以分为轻度、中度、重度、危重 4 级（表 8-3）。②慢性持续期：指患者每周均不同频度和（或）不同程度地出现喘息、气急、胸闷、咳嗽等症状。③临床缓解期：患者无喘息、气急、胸闷、咳嗽等症状，并维持 1 年以上。

表 8-3　哮喘急性发作时病情严重程度的分级

中国支气管哮喘防治指南（基层版）

临床特点	轻度	中度	重度	危重
气短	步行、上楼时	稍事活动	休息时	—
体位	可平卧	喜坐	端坐呼吸	—
讲话方式	连续成句	单词	单字	不能讲话
精神状态	可有焦虑、尚安静	时有焦虑或烦躁	常有焦虑或烦躁	嗜睡或意识模糊
出汗	无	有	大汗淋漓	—
呼吸频率	轻度增加	增加	常>30 次/分	—
辅助呼吸肌活动及三凹征	常无	可有	常有	腹部矛盾运动
哮鸣音	散在，呼吸末期	响亮、弥漫	响亮、弥漫	减弱，乃至无

注：只要符合某一严重程度的某些指标，而不需要满足全部指标

哮喘的慢性持续期及临床缓解期评估严重性的方法为哮喘控制水平（表 8-4）。

表 8-4　控制水平分级

中国支气管哮喘防治指南（基层版）

	完全控制 （满足以下所有条件）	部分控制 （任何 1 周内出现以下 1~2 项特征）	未控制 （任何 1 周内出现以下 1~2 项特征）
日间症状	无（或≤2 次/周）	>2 次/周	>2 次/周
活动受限	无	有	有

	完全控制 （满足以下所有条件）	部分控制 （任何 1 周内出现以下 1~2 项特征）	未控制 （任何 1 周内出现以下 1~2 项特征）
夜间症状/憋醒	无	有	有
需要使用缓解药次数	无（或≤2 次/周）	>2 次/周	>2 次/周
肺功能	正常或≥正常预计值/ 本人最佳值的 80%）	<正常预计值 （或本人最佳值的 80%）	<正常预计值 （或本人最佳值的 80%）
急性发作	无	≥每年 1 次	任何 1 周内出现 1 次

（3）治疗　治疗哮喘的药物分为控制药物和缓解药物。①控制药物：主要通过抗炎作用使哮喘维持临床控制，需要每天使用并长时间维持，常用药物有吸入性糖皮质激素（ICS）、全身性激素、白三烯调节剂、长效 β_2 受体激动剂（LABA）、缓释茶碱、色甘酸钠、抗 IgE 抗体等。②缓解药物：能迅速解除支气管平滑肌痉挛、缓解气喘症状，通常按需使用。首选速效吸入 β_2 受体激动剂（SABA），还有吸入性短效抗胆碱药物（SAMA）、短效茶碱、口服 β_2 受体激动剂及全身用糖皮质激素等。

哮喘长期治疗方案分为 5 级（表 8-5）。整个治疗过程中需要对患者进行连续性评估、观察治疗反应并根据病情变化调整方案。控制性药物的升降级应按照阶梯式方案选择。哮喘控制并维持 3 个月以上可以考虑降级治疗，并维持达到控制哮喘的最低有效治疗级别。

表 8-5　哮喘长期阶梯式治疗方案

（支气管哮喘防治指南 2016 年版）

治疗方案	第 1 级	第 2 级	第 3 级	第 4 级	第 5 级
推荐选择控制药物	不需使用药物	低剂量 ICS	低剂量 ICS/LABA	中/高剂量 ICS/LABA	加其他治疗，如口服激素
其他选择控制药物	低剂量 ICS	白三烯受体拮抗剂（LTRA） 低剂量茶碱	中/高剂量 ICS 低剂量 ICS/LTRA（或加茶碱）	中/高剂量 ICS/LABA 加 LAMA 高剂量 ICS/LTRA（或加茶碱）	加 LAMA IgE 单克隆抗体
缓解药物	按需使用 SABA	按需使用 SABA	按需使用 SABA或低剂量布地奈德/福莫特罗或倍氯米松/福莫特罗	按需使用 SABA或低剂量布地奈德/福莫特罗或倍氯米松/福莫特罗	按需使用 SABA或低剂量布地奈德/福莫特罗或倍氯米松/福莫特罗

（4）转诊　转诊指征：①轻、中度急性发作经治疗 24 小时后，效果不佳或病情加重者。②虽属中度发作，但发病急，尤其具有哮喘相关死亡高危因素者。③初次病情评估时病情属重度和危重度急性发作者。

对于②和③两种情况，转诊前需做紧急处理，转诊途中应保证氧供，建立静脉通道，监测生命体征，做好气管插管等急救准备。

（二）随访与复查

慢性呼吸系统疾病多数需要长期，甚至终身治疗，因此全科医师应对患者进行详细的随访和复查，实施全程长期管理和干预，达到控制疾病、预防复发的目的。

1. COPD 患者的随访与复查　内容包括：了解患者疾病相关危险因素；动态观察患者病情变化，指导患者自我监测并记录；了解患者药物使用情况，督促规范药物治疗，评价治疗效果；定期检查，综合评估病情，是否需要调整诊疗方案或转至上级医院进一步治疗。

2. 支气管哮喘患者的随访与复查　内容包括：检查吸入装置使用是否正确；患者治疗依从性如何及影响因素；是否进行自我监测与管理；检查患者的症状或哮喘日记；评估疗效及有无并发症；评估症状控制水平，是否需要升级或降级治疗。1~3 个月随访一次，急性发作后 2~4 周随访一次。

（三）健康教育与指导

1. 健康教育　COPD 教育的内容包括：使患者了解 COPD 的危险因素、诊断及治疗；宣讲常用药物的使用方法及注意事项；劝导患者及其家属戒烟；掌握一般和某些特殊的急救方法；学会自我控制病情的技巧，如腹式呼吸及缩唇呼吸锻炼等；识别病情变化，何时需要及时就诊等。通过教育提高患者及其家属对 COPD 的认识及自身处理疾病的能力，减少反复发作，维持病情稳定，提高生存质量。

对社区居民和哮喘患者进行哮喘知识教育是哮喘健康管理最基本的环节。哮喘教育的内容包括：哮喘的诱发因素、诊断、基本治疗；如何避免危险或诱发因素；哮喘通过长期规范治疗可以有效控制；药物吸入装置的正确使用方法；缓解药物与控制药物的差别；如何进行自我管理及急性发作时的紧急处理。

2. 健康指导

（1）**饮食指导**　慢性呼吸系统疾病患者后期由于缺氧、感染、心功能障碍、机体消耗增加等原因，常伴有不同程度的营养不良。营养因素是影响 COPD 患者预后因素之一，全科医生可根据自己掌握的知识，制定患者的饮食方案，保证每日热量需要。对于哮喘患者，应建立过敏物质卡片，严格禁食过敏食物，为患者提供合理的饮食方案，既能保证营养，又可避免诱发哮喘发作。

（2）**戒烟指导**　研究证实，戒烟可以使肺功能下降的速度减慢，可提高 COPD 患者的生活质量，延长生命。全科医生应积极向患者及其家属宣讲吸烟危害，劝导戒烟，可介绍一些戒烟的方法，如咀嚼戒烟口香糖、尼古丁替代疗法、针灸、耳穴法等。对不同的患者，应结合实际情况，选择易于接受的戒烟方案。

（3）**心理指导**　慢性呼吸系统疾病病程长，常反复发作，易使患者产生抑郁、焦虑、紧张、恐惧等精神障碍，影响患者生活质量。全科医生首先应指导患者正确认识疾病，积极配合治疗，并加强与患者家属的交流沟通。其次指导患者学会自我调节，控制情绪。对于 COPD 患者，应鼓励其尽可能做到生活自理，参加社交活动；对于哮喘患者，需引导其正确认识疾病，从而提高依从性，减轻心理和精神压力。

（4）**运动指导**　运动不仅包括躯体运动，还包括呼吸功能锻炼。躯体运动如步行、慢跑、跳舞、打太极等；呼吸肌锻炼如腹式呼吸、缩唇呼吸训练等。适度的运动训练可以提高呼吸肌的运动耐量，改善症状，提高生活质量。

第二节　心脑血管疾病管理

扫码"看一看"

一、常见心脑血管慢性疾病概述

（一）心脑血管系统疾病的流行病学

心脑血管疾病包括心血管疾病和脑血管疾病。常见的慢性心脑血管疾病主要有冠状动脉粥样硬化性心脏病（冠心病）、高血压、短暂性脑缺血发作及脑梗死等，是可防可控性疾病。全科医生充分了解心脑血管疾病的流行病学特征，才能将社区居民的疾病防治工作做到更好。

1. 地区分布　心脑血管疾病的流行趋势在地域上存在明显的差异。与发达国家相比，我国及部分发展中国家脑血管疾病的发病率的发病率和死亡率高于心血管疾病。我国高血压、冠心病发病率和死亡率北方明显高于南方；脑血管疾病的分布特点呈北高南低、东高西低的趋势；同一地区心脑血管疾病的发病率城市高于农村。

2. 人群分布　心脑血管疾病的发病率与性别和年龄有一定的相关性。冠心病在 50 岁以前，男性发病率明显高于女性，男、女发病率之比为 7：1，60 岁以后男、女发病率大致相等。心血管疾病具有显著的年龄分布差异，无论城市还是农村，无论男女，皆随年龄增加而增加。脑血管疾病的发病率、患病率及死亡率，总趋势为随年龄的增加而升高。

3. 时间分布　心脑血管疾病的发病与死亡有一定的季节性。脑卒中一年四季均可发病，但冬季好发。冠心病在冬季较为频发，1 月份为发病高峰。

（二）心脑血管疾病危害

1. 死亡率高　心脑血管疾病是人类健康的主要威胁。据世界卫生组织调查，心脑血管疾病死亡居于死因的首位，在我国心脑血管疾病也是居首位的致残、致死原因。

2. 医疗、经济负担重　心肌梗死、脑梗死等心脑血管疾病不仅死亡率、致残率高，而且发病率、住院率也高，相应医疗资源消耗较多，家庭和社会经济负担加重。

3. 生活质量下降　心脑血管疾病具有高致残率，并发症多的特点。脑梗死患者可能会遗留不同程度的工作生活能力下降，甚至不能完全自理，家庭成员同样因照顾患者付出时间和精力，影响生活质量。

二、全科医生在心脑血管系统疾病预防中的作用

（一）常见的心脑血管疾病危险因素

1. 高血压　高血压可累及全身大、小动脉，使心脏、脑血管、肾、视网膜等靶器官不同程度的受损，引起一系列的症状，威胁患者的健康。流行病学研究表明，当血压水平偏高或处于正常高值时，冠心病、脑卒中的发病率和相对危险度明显增高。故积极开展高血压的防治，控制血压水平，对降低心脑血管疾病的发病率及死亡率尤为重要。

2. 糖尿病　糖尿病是冠心病、缺血性脑卒中的独立的危险因素。流行病学研究表明，糖尿病患者发生心、脑血管疾病的风险是非糖尿病患者的 2~4 倍。

3. 血脂异常　可导致动脉粥样硬化的发生，与高血压、冠心病、2 型糖尿病、脑卒中、肥胖症关系密切，使心脑血管疾病的发病率和死亡率增加，严重威胁人们的健康。血脂异常主要表现在甘油三酯、血清胆固醇、低密度脂蛋白水平增高，和（或）高密度脂蛋白水

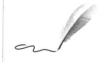

平降低。

4. 超重与肥胖 是心血管疾病的重要危险因素，常用的指标是体重指数（BMI），BMI＝体重（kg）/身高（m^2）。BMI每增加1个单位（kg/m^2），5年内高血压风险可增加9%。研究表明，腹型肥胖（腰围：男性>90cm，女性>85cm）危险性更大。

5. 吸烟 吸烟是心脑血管疾病的独立危险因素。研究表明，吸烟者心脑血管疾病的发病率比不吸烟者高2~3倍，且吸烟量越大、年限越长，心脑血管疾病的发病率和病死率也越高。

6. 遗传 部分心脑血管疾病有遗传倾向，如高血压有家族史，如双亲均有高血压，则其子女患病率可高达46%。

7. 其他 不合理膳食、缺乏体育锻炼、不良生活习惯、不良心理因素、口服避孕药、药物滥用、高同型半胱氨酸血症、炎症、血黏度增高等。如高钠、低钾膳食可增加高血压的风险；大量饮酒者较不饮酒者患高血压的风险明显增加。

（二）全科医生在心脑血管疾病预防中的职责

心脑血管疾病的发病是多因素的，多数危险因素与人们的生活方式相关，是可防可控的。通过开展对危险因素的干预，可明显降低心脑血管疾病的发病率和死亡率。最有效、最重要的措施就是全科医师在社区开展三级预防工作。

1. 一级预防 主要以无病防病、促进健康为手段，针对疾病的相关危险因素采取的措施，是预防疾病的根本措施。全科医生肩负着社区医疗保健的重任，主要是开展心脑血管疾病的防病教育，劝导戒烟限酒、合理膳食、适量运动及保持心理平衡。提倡健康的生活方式，干预危险因素，提高人们对预防心脑血管疾病的自觉性。

（1）合理膳食 膳食与心脑血管疾病，尤其与高血压、冠心病及脑卒中的关系密切。

①限钠补钾：提倡摄入适量钠盐和含钾丰富的食物。WHO建议成人每人每天食盐摄入量不超过6g，补钾在高血压防治中有明显作用，补钾的最佳来源是食物，如新鲜水果、蔬菜等。

②减少脂肪，增加蛋白质摄入量：血清胆固醇、甘油三酯等升高者，应食用低胆固醇、低动物性脂肪食物，如鱼肉、鸡肉、各种瘦肉、蛋白、豆制品等。年龄超过40岁者应避免过多食用动物性脂肪和含胆固醇较高的食物，如动物内脏、牡蛎、墨鱼、猪油、蛋黄、奶油及其制成品等。

③控制体重：减重主要通过限制热量摄入和增加热量消耗来实现。限制热量摄入应遵循以下原则：食用低脂（脂肪摄入量不超过总热量的30%，动物性脂肪不超10%）、低胆固醇（每日不超过300mg）膳食，并限制酒、蔗糖及其他含糖食物的摄入。

（2）体育锻炼 适宜的体力活动和体育运动，有助于预防肥胖、调节血脂代谢及循环系统的功能，可预防心脑血管疾病的发生。

（3）戒烟限酒 吸烟有害健康，鼓励支持戒烟。推荐不饮酒或适度饮酒，是预防心脑血管疾病的重要措施。

（4）积极治疗伴随疾病 如高血压、高脂血症、糖尿病、高尿酸血症等，减少心脑血管疾病的发生。

（5）心理-社会因素 加强对心脑血管疾病患者心理方面的宣教，如生活规律，保持乐观愉悦的心情，调整自己的心态和情绪，加强自我保健等。

全科医生在开展一级预防的工作中应注意：①评估患者的家族史，发现其他家庭成员是否具有遗传因素和相同的环境危险因素，减少心脑血管疾病发生；②评价就诊居民或体检者的心脑血管疾病危险因素，针对高危人群，指导其有效避免危险因素；③针对一般人群，及时发现是否存在不良的生活习惯和心理压力，尽早予以指导干预危险因素。

2. 二级预防　二级预防是指导心脑血管疾病的患者控制各种危险因素，防止或延缓疾病的进展及并发症的发生，强调早发现、早诊断和早治疗。"三早"措施的落实主要是加强对社区居民的健康教育及公共卫生的普及，提高人们自检、早发现疾病、早就诊的意识。全科医师通过对社区居民定期开展普测血压，检测血脂、血糖水平等，以便早期发现疾病、诊断疾病、及早治疗，降低心脑血管疾病发生率和死亡率。

3. 三级预防　三级预防主要是为了减少疾病的危害而采取的措施，尤其是对心、脑血管疾病的重症，如急性心肌梗死、脑梗死等危重患者，采取积极有效的措施，提高抢救的成功率，降低死亡率和致残率，提高生活质量。提倡早期综合治疗，包括康复医疗。

对全科医生而言，对社区人群开展综合防治，一级预防和二级预防相结合，多种危险因素综合预防，是心脑血管疾病防治的根本途径。

三、全科医学中心脑血管系统疾病诊治与管理

（一）高血压的诊治与管理

1. 高血压的诊断标准、分级及危险分层

（1）诊断标准：高血压诊断主要根据诊室测量的血压值，采用经核准的水银柱或电子血压计，测量坐位安静休息时上臂肱动脉部位血压，非同日测量三次血压值收缩压均≥140mmHg 和（或）舒张压均≥90mmHg 可诊断高血压。诊断高血压，不能仅凭 1 次或 2 次诊室血压测量值，避免白大衣效应，需随访进一步观察血压变化和总体水平。

（2）分级：根据血压升高水平，可分为三级（表8-6）。

表8-6　血压水平的定义和分级

中国高血压基层管理指南（2014 年修订版）

级别	收缩压（mmHg）		舒张压（mmHg）
正常血压	<120	和	<80
正常高值血压	120~139	和（或）	80~89
高血压	≥140	和（或）	≥90
1 级高血压（轻度）	140~159	和（或）	90~99
2 级高血压（中度）	160~179	和（或）	100~109
3 级高血压（重度）	≥180	和（或）	≥110
单纯收缩期高血压	≥140	和	<90

注：①若患者的收缩压与舒张压分属不同级别时，则以较高的级别为准；②单纯收缩期高血压也可按照收缩压水平分为1、2、3级

（3）高血压预后评估和危险分层　高血压患者的预后不仅与血压水平有关，而且与是否合并其他心血管危险因素及靶器官损害程度有关。

心血管疾病危险因素：血压水平、年龄（男>55 岁、女>65 岁）、吸烟、血脂异常、肥胖（BMI≥28kg/m² 或腹型肥胖）、早发心血管疾病家族史、血同型半胱氨酸水平升高。

靶器官损害：左心室肥厚、颈动脉内膜增厚或斑块、血肌酐水平轻度升高、尿微量白蛋白 30~300mg/24h 或白蛋白/肌酐≥30mg/g。

伴随临床疾患：脑血管病（脑出血、脑卒中、短暂性脑缺血发作）、心脏疾病（冠心病、冠状动脉重建、心绞痛、心肌梗死、心力衰竭）、肾脏疾病、周围血管病、视网膜病、糖尿病。

为指导治疗和判断预后，对高血压患者进行心血管危险分层，将高血压患者分为低危、中危、高危和很高危（表 8-7）。

表 8-7　高血压患者心血管危险分层标准

（2010 年中国高血压防治指南）

其他危险因素和病史	血压		
	1 级	2 级	3 级
无	低危	中危	高危
1~2 个其他危险因素	中危	中危	很高危
>3 个其他危险因素或靶器官损害	高危	高危	很高危
临床并发症或合并糖尿病	很高危	很高危	很高危

2. 治疗　高血压治疗的目的是最大限度地降低心脑血管病发病及死亡总危险。基本目标是血压达标。一般高血压患者血压降至 140/90mmHg 以下；65 岁及以上老年高血压患者的血压降至 150/90mmHg 以下，如能耐受可进一步降低；伴有糖尿病或慢性肾脏病患者血压应控制在 130/80 mmHg 以下。

降压采用非药物和药物相结合的方式，坚持个体化原则，长期平稳降压。非药物治疗是血压治疗的基石，药物治疗是血压达标的关键。非药物治疗提倡健康生活方式，消除不利于心理和身体健康的行为和习惯，如减少食盐摄入、合理膳食、戒烟限酒、控制体重、规律运动等。常用的降压药物有钙离子通道阻滞剂、血管紧张素转化酶抑制剂（ACEI）、血管紧张素Ⅱ受体阻滞剂（ARB）、噻嗪类利尿药、β受体阻滞剂及复方制剂等。药物治疗遵循小剂量开始，尽量用长效药，联合用药，个体化治疗的原则。

3. 转诊

（1）初诊高血压转诊的指征　合并严重的临床情况或靶器官损害；血压水平高达 3 级的年轻患者；怀疑为继发性高血压患者；妊娠和哺乳期妇女；怀疑白大衣高血压的可能，需明确诊断者。

（2）社区随诊高血压转诊的指征　规律治疗 2~3 个月，血压仍不达标者；平时血压控制平稳，突发血压升高且难以控制者；血压波动较大，社区处理有困难者；随访过程中出现新的严重临床疾病者；出现严重药物不良反应者；高血压伴发多重危险因素或靶器官损害而处理困难者。

4. 健康教育　积极宣传高血压防治知识，提高社区人群自我保健知识；倡导"合理膳食、适量运动、戒烟限酒、心理平衡"的健康生活方式，改善生活质量，提高健康水平，提高社区人群高血压防治的知识和技能。

5. 健康管理与指导　全科医生对确诊的高血压患者进行登记并随访。按照国家基本公共卫生服务规范要求：高血压病患者全科医生每季度面对面随访不少于 1 次，每年不少于 4 次；随访过程中对患者用药情况，不良反应，血糖、血脂等危险因素，靶器官损害及不良生活习惯等情况进行评估，并及时予以干预和指导，提高患者的自我管理能力；随访中发现符合转诊指征者应及时建议转上级医院诊治。

（二）冠状动脉粥样硬化性心脏病诊治与管理

冠状动脉粥样硬化性心脏病指冠脉发生粥样硬化引起管腔狭窄或闭塞，导致心肌缺血缺氧或坏死而引起的心脏病，简称冠心病。冠心病是严重危害人类健康和生命的重大疾病，根据发病特点和治疗原则不同分为两大类：①慢性冠脉病（稳定型心绞痛、缺血性心肌病和隐匿型冠心病等）；②急性冠状动脉综合征（不稳定型心绞痛、非 ST 段抬高型心肌梗死和 ST 段抬高型心肌梗死）。现重点讲述稳定型心绞痛的诊治与管理。

稳定型心绞痛也称劳力性心绞痛，常发生于劳力负荷增加或情绪激动时，为阵发性前胸压榨样疼痛或憋闷感觉，主要位于胸骨后部，可放射至心前区和左上肢尺侧，持续数分钟，休息或服用硝酸酯制剂后疼痛消失。疼痛发作的程度、频度、性质及诱发因素在数周内无明显变化。

1. 诊断　根据典型心绞痛的发作特点，结合年龄和存在冠心病危险因素，一般即可初步建立诊断。心绞痛发作时心电图检查可见 ST-T 改变，冠状动脉造影检查可明确冠状动脉病变的严重程度，有助于明确诊断。

加拿大心血管病学会（CCS）将心绞痛严重度分为四级。

Ⅰ级：一般体力活动（如步行和登楼）不受限，仅在强、快或持续用力时发生心绞痛。

Ⅱ级：一般体力活动轻度受限。快步、饭后、寒冷或刮风中、精神应激或醒后数小时内发作心绞痛。一般情况下平地步行 200m 以上或登楼一层以上受限。

Ⅲ级：一般体力活动明显受限，一般速度平地步行 200m，或登楼一层引起心绞痛。

Ⅳ级：轻微活动或休息时即可发生心绞痛。

2. 治疗　稳定型心绞痛的治疗原则是改善冠状动脉血供和降低心肌耗氧以改善患者症状，提高生活质量，同时治疗冠状动脉粥样硬化，预防心肌梗死和死亡，以延长生存期。

（1）一般性治疗　调整生活方式：合理饮食、适量运动、控制体重、戒烟限酒、减轻精神负担。控制血压、血糖、血脂等危险因素。

（2）药物治疗　急性发作时：立刻休息，停止活动；可使用作用较快的硝酸酯制剂（硝酸甘油或硝酸异山梨酯），缓解心绞痛。缓解期的治疗可用以下几类药物。

β 受体阻滞剂：可减慢心率、减弱心肌收缩力、降低血压，从而降低心肌耗氧量以减少心绞痛发作和增加运动耐量。β 受体阻滞剂的使用剂量应个体化，从较小剂量开始，逐级增加剂量，以能缓解症状，心率不低于 50 次/分为宜。

硝酸酯类药：可减少心肌需氧和改善心肌灌注，从而减低心绞痛发作的频率和程度，增加运动耐量。缓解期常用的硝酸酯类药物包括硝酸甘油、二硝酸异山梨酯和单硝酸异山梨酯等。每天用药时应注意给予足够的无药间期，以减少耐药性的发生。

钙离子通道阻滞剂：可抑制心肌收缩，减少心肌氧耗；扩张冠状动脉，改善心内膜心肌的供血；扩张周围血管，降低动脉压，减轻心脏负荷；降低血黏度，抗血小板聚集，改善心肌微循环。尤其适用于伴有高血压的患者。常用制剂有维拉帕米、硝苯地平、氨氯地平、地尔硫䓬等。

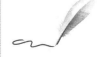

阿司匹林：有抗血小板聚集的作用，最佳剂量范围 75~150mg/d。主要不良反应为胃肠道出血或过敏，不耐受者可用氯吡格雷替代治疗。

他汀类药物：他汀类药物能有效降低总胆固醇（TC）和低密度脂蛋白胆固醇（LDL-C），还有延缓斑块进展、稳定斑块和抗炎等的作用。所有冠心病患者，无论血脂水平如何，均应予他汀类药物。临床常用的药物有辛伐他汀、阿托伐他汀、普伐他汀、氟伐他汀、瑞舒伐他汀等。

ACEI 或 ARB：可使冠心病患者的心血管死亡、非致死性心肌梗死等主要终点事件的相对危险性显著降低。对合并高血压、糖尿病、心力衰竭或左心室收缩功能不全的高危患者建议使用 ACEI。临床常用的 ACEI 类药物包括卡托普利、依那普利、贝那普利等。不能耐受者可使用 ARB 类药物。

3. 转诊　稳定型心绞痛可以发展为急性冠状动脉综合征，若患者达到下列任一条件，应及时转至综合性医院治疗。

（1）首次发生心绞痛者。

（2）已确诊为稳定型心绞痛患者，出现发作频率增加、胸痛加重、持续时间延长或伴有严重并发症。

（3）心电图提示 ST-T 有动态异常变化，或出现左、右束支传导阻滞，提示有发生严重心律失常可能。

（4）出现新的其他心血管疾病，如急性冠状动脉综合征、心力衰竭等。

（5）需要进一步检查或需要调整治疗方案者。

4. 健康教育　全科医师需做好相关知识宣教，帮助患者正确处理心脏突发问题，学会自己监测心绞痛发作的情况（频度、程度、持续时间），监测血压、脉率和心率；掌握随身携带急救药物的使用方法等。此外，仍需倡导"合理膳食、适量运动、控制体重、戒烟限酒、心理平衡"的健康生活方式。

5. 健康指导　全科医师在做好健康教育的同时，需做好以下指导。

（1）定期检查，监测血压、血压、血脂、血糖等，评估相关危险因素。

（2）督促并指导患者按照专科医师开具的运动处方开展康复治疗。

（3）评估干预效果及药物不良反应，指导患者合理选择药物。

（三）脑缺血性疾病的诊治与管理

1. 短暂性脑缺血性发作定义、临床表现及诊治

（1）定义　短暂性脑缺血性发作（TIA）是局灶性脑或视网膜缺血导致突发短暂性、可逆性神经功能缺损。临床症状一般不超过 1 小时，最长不超过 24 小时，且无责任病灶的证据。

（2）临床表现　TIA 常突然发作、一般不留后遗症，多好发于伴有高血脂、高血压、糖尿病、动脉粥样硬化等危险因素的中老年人，男性多于女性。①颈内动脉系统 TIA 常表现为突发偏身运动障碍、偏身感觉障碍、空间定向障碍、单眼一过性黑蒙、一过性语言障碍等。②椎-基底动脉系统 TIA 常表现为眩晕、平衡障碍、眼球运动异常和复视，交叉性运动和感觉障碍、跌倒发作、短暂性全面遗忘等。

（3）诊断　主要依靠病史，中老年患者突然出现局灶性脑功能损害症状和体征，并多在 1 小时内症状完全恢复，可初步诊断为 TIA，进一步行 CT 或 MRI 等检查排除其他疾病。

（4）治疗 TIA 患者早期易发生脑卒中，全科医师应对患者进行紧急评估和干预。TIA 短期卒中风险评估常用的危险分层工具为 ABCD^{2}评分（表8-8）。

表8-8 ABCD^{2}评分表

	TIA 的临床特征	得分
年龄（A）	>60 岁	1
血压（B）	收缩压>140 或舒张压> 90mmHg	1
临床症状（C）	单侧无力	2
	不伴无力的言语障碍	1
症状持续时间（D）	>60 分钟	2
	10~59 分钟	1
糖尿病（D）	有	1

注：0~3分低危，4~5分中危，6~7高危

①非药物治疗：干预危险因素、合理膳食、适量运动等。TIA 是急症，全科医生对初步诊断和高度怀疑为 TIA 患者应及时转入综合医院，对短时间反复发作、症状加重者应紧急处理后及时转诊。

②TIA 患者随访药物治疗：非心源性栓塞性 TIA 推荐抗血小板治疗，常用药物有阿司匹林和氯吡格雷；心源性栓塞性 TIA 可采用抗凝治疗，常用药物有肝素、低分子肝素和华法林；积极治疗相关伴随疾病，如房颤、高血压、糖尿病、高脂血症等。

2. 脑梗死的定义、分型、诊断与康复治疗

（1）定义 脑梗死又称缺血性脑卒中，是因脑部血液供应障碍，导致局部脑组织缺血、缺氧性坏死，进而出现相应神经功能缺损的一类临床综合征。

（2）分型

脑血栓形成：是脑梗死常见的类型，动脉粥样硬化是本病的根本病因，动脉粥样硬化斑块导致管腔狭窄、血栓形成，血栓可见于颈内动脉、椎-基底动脉系统任何部位，以分叉处多见。临床表现取决于梗死灶的大小和部位。

脑栓塞：约占全部脑梗死的1/3，是指血液中的各种栓子随血流进入脑动脉使血管腔狭窄或闭塞，引起该血管供血区脑组织发生缺血坏死及功能障碍，其中心源性脑栓塞占全部脑栓塞的60%~75%。脑栓塞可发生于任何年龄，多在活动中急骤发病，无前驱症状，局灶性神经缺损症状短时间内达到高峰，多表现为完全性卒中。

腔隙性梗死：占全部脑梗死的20%~30%，是指大脑半球或脑干深部的小穿通动脉，在长期高血压等危险因素基础上，血管壁发生病变，导致管腔闭塞，形成的梗死灶（一般梗死灶直径<1.5~2.0cm）。常见部位有基底核、丘脑及脑桥等。本病多见于中老年患者，多有高血压病史，常突然或逐渐起病，出现偏瘫或偏身感觉障碍等局灶症状，症状较轻，预后相对较好。

（3）诊断 全科医生一般不能明确诊断脑梗死，主要承担早期识别、现场急救、及时转诊至上级医院治疗的任务。

早期识别：若患者突然出现下列症状时应考虑脑梗死可能。①一侧肢体（伴或不伴面部）无力或麻木；②一侧面部麻木或口角歪斜；③说话不清或理解语言困难；④双眼向一

侧凝视；⑤一侧或双眼视力丧失或模糊；⑥眩晕伴呕吐；⑦严重头痛、呕吐；⑧意识障碍或抽搐。

现场急救：对高度怀疑为脑梗死的患者，应立即进行简要评估和急救处理，并尽快转诊至附近有条件的医院（能 24 小时进行急诊 CT 检查），因为脑梗死成功治疗的时间窗（小于 6 小时）非常短暂。现场急救处理包括：①清理呼吸道，保持畅通；②处理呼吸和循环问题，维持生命体征；③建立静脉通道；④吸氧；⑤评估有无低血糖；⑥避免过度降低血压；⑦迅速获取简要相关病史。

（4）康复治疗 脑梗死具有高发病率、高致残率的特点，多数脑梗死患者因为残疾不能独立生活，康复是降低致残率最有效的方法。脑梗死的三级康复可帮助患者获得更好的运动功能、日常生活活动能力、生活质量，减少并发症，其中"一级康复"是指患者早期在医院急诊室或神经内科的常规治疗及早期康复治疗；"二级康复"是指患者在康复病房或康复中心进行的康复治疗；"三级康复"是指在社区或家中的继续康复治疗。三级康复是全科医生关注的重点内容，全科医生应协助患者及家属制订个体化全方位的康复计划，主要包括运动功能障碍康复，感觉功能障碍康复，认知障碍康复，情绪障碍康复，语言障碍康复，吞咽、排泄障碍康复，心肺功能障碍康复及心理疏导等，帮助患者尽可能恢复生活能力、提高生活质量、回归社会。

（5）健康教育 全科医生需在社区定期开展健康教育讲座，普及脑血管疾病的相关知识，使人们充分认识到脑血管疾病发生的症状，早期识别，及时就医；了解脑血管疾病的严重危害及主要危险因素和诱发因素，促使人们主动改变不良生活习惯，干预危险因素，避免诱发因素，预防疾病发生。

（6）健康指导 全科医生在日常随访的过程中，应做好以下指导监督工作。

①督促其改善不良生活方式，合理饮食、戒烟限酒、适量运动、控制体重；②定期体检，监测血压、血压、血脂、血糖等，评估相关危险因素，减少脑血管疾病的发生率；③脑梗死患者可能会遗留不同程度的功能障碍，指导其进行康复锻炼，尽可能促进功能障碍恢复；④定期评估患者的综合情况，及时调整诊疗方案，安排随访时间。

第三节 糖尿病管理

一、糖尿病概述

（一）糖尿病的流行病学特征

糖尿病（DM）是一种常见的慢性内分泌和代谢性疾病。近年来其患病率急剧上升，糖尿病及其相关并发症已经给人类健康和社会发展带来了严重的负担。糖尿病在全世界的患病率呈增高趋势，尤其是经济发展迅速的国家，其发病率明显上升。据国际糖尿病联盟统计，全球糖尿病患者在 2010 年有 2.85 亿，2011 年糖尿病患者人数较 2010 年增加约 30%。中华医学会糖尿病学分会于 2007 年至 2008 年，在全国 14 个省市进行了糖尿病的流行病学调查，结果提示我国 20 岁以上的成年人糖尿病患病率为 9.7%。近几十年来，随着我国经济快速发展、人民生活水平提高、人口日益老龄化，肥胖人数增加，我国糖尿病患病率亦增长明显，且我国人口基数大，可能已成为糖尿病患病人数最多的国家。更严重的是，我国约 60.7% 的糖尿病患者未被诊断而无法及时接受有效的治疗。

（二）糖尿病危害

糖尿病的急、慢性并发症可累及多个器官，严重影响患者的身心健康，对患者的生命和生存质量威胁极大，它可导致残疾和早亡，不仅给个人、家庭和社会带来沉重的负担，还会造成巨大的社会资金和资源上的浪费。据统计，2010 年全世界 11.6% 的医疗卫生费用花费在防治糖尿病上。世界卫生组织估计，2005 年至 2015 年中国由于糖尿病及相关心血管疾病导致的经济损失达 5577 亿美元。

1. 代谢紊乱症状群 血糖升高后因渗透性利尿引起多尿，继而口渴多饮；外周组织对葡萄糖利用障碍，脂肪分解增多，蛋白质代谢负平衡，引起乏力、消瘦、体重下降，儿童生长发育受阻，常被描述为"三多一少"，即多尿、多饮、多食和体重减轻。血糖升高较快时可使眼压改变引起屈光改变致视物模糊；可有皮肤瘙痒，外阴瘙痒多见；部分患者血糖升高较缓，可无任何症状，仅于体检或因其他疾病就诊时发现血糖升高。

2. 急性严重代谢紊乱

（1）糖尿病酮症酸中毒（DKA）为最常见的糖尿病急症。以高血糖（一般为 16.7~33.3mmol/L，可达 55.5mmol/L 以上）、酮症和酸中毒为主要表现。临床表现早期"三多一少"症状加重，酸中毒失代偿，疲乏、食欲减退、恶心、呕吐，多尿、口干、头痛、嗜睡，呼吸深快，呼气中有烂苹果味（丙酮）；后期严重失水，尿量减少、眼眶下陷、皮肤黏膜干燥，血压下降、心率加快，四肢厥冷；晚期可有不同程度意识障碍，昏迷。

（2）高渗高血糖综合征（hyperosmolar hyperglycemic syndrome，HHS）是糖尿病急性代谢紊乱的另一类型，以严重高血糖（一般为 33.3~66.8mmol/L）、高血浆渗透压（一般为 320~430mOsm/L）、脱水为特点，无明显酮症，患者可有不同程度的意识障碍或昏迷，部分患者可伴有酮症。主要见于老年 2 型糖尿病患者，起病缓慢，早期表现为多尿、多饮，但多食不明显，逐渐出现严重脱水和神经精神症状，如反应迟钝、烦躁或淡漠、嗜睡，甚至昏迷、抽搐，晚期少尿、无尿。本症病情危重、并发症多，病死率高于 DKA。

（3）低血糖 低血糖容易发生在糖尿病治疗的过程中。轻者表现为心慌、大汗、无力、手抖、饥饿感等，重者可出现意识模糊、嗜睡、抽搐、昏迷甚至死亡。低血糖发生多由于降糖药物剂量过大、进食量过少，活动过多等引起。

3. 感染性疾病 糖尿病易并发各种感染，血糖控制差者发生率更高、更严重。疖、痈等皮肤化脓性感染可反复发生，甚至出现败血症或脓毒血症。皮肤真菌感染如足癣、体癣常见。肾盂肾炎和膀胱炎多见于女性患者，严重者可发生肾及肾周脓肿、肾乳头坏死。真菌性阴道炎和巴氏腺炎是女性患者常见并发症，糖尿病合并肺结核的发生率显著增高。

4. 慢性并发症 可累及全身各器官，在我国糖尿病是导致成人失明、非创伤性截肢的主要原因，是终末期肾脏病的常见原因。糖尿病使心脏、脑和周围血管疾病风险增加 2~7 倍，与非糖尿病患者相比，糖尿病患者心血管病死亡率、失明和下肢截肢风险均明显增高。其中心血管疾病是糖尿病患者致残、致死的主要原因。

（1）大血管病变 动脉粥样硬化是糖尿病的重要并发症，主要累及大血管，尤其是主动脉、冠状动脉、脑动脉、肾动脉、肢体动脉等，引起冠心病、缺血性或出血性脑血管病、肾动脉硬化、肢体动脉硬化等。

（2）微血管病变 可累及全身各组织器官，主要表现在视网膜、肾、神经和心肌组织，其中以糖尿病肾病和视网膜病变尤为突出。

糖尿病肾病：慢性肾脏病变的一种重要类型，是导致终末期肾衰竭的常见原因，是1型糖尿病（T1DM）的主要死因；在2型糖尿病（T2DM），其严重性仅次于心脑血管疾病。常见于病史超过10年的患者。T1DM所致肾损害的发生、发展可分五期。Ⅰ期：糖尿病初期，肾小球超滤过是此期最突出的特征，肾小球滤过率（GFR）明显升高；Ⅱ期：尿白蛋白排泄率（UAER）多数正常，可间歇性增高（如运动后、应激状态），GFR轻度增高；Ⅲ期：早期糖尿病肾病期，出现持续微量白蛋白尿，GFR仍正常或高于正常；Ⅳ期：临床糖尿病肾病期，尿蛋白逐渐增多，尿蛋白总量>0.5g/24h；GFR下降，可伴有水肿和高血压，肾功能逐渐减退；Ⅴ期：尿毒症，血肌酐升高，血压升高。

糖尿病性视网膜病变：病程超过10年的糖尿病患者常合并程度不等的视网膜病变，是失明的主要原因之一。糖尿病视网膜改变分为两大类、六期。Ⅰ期：微血管瘤、小出血点；Ⅱ期：出现硬性渗出；Ⅲ期：出现棉絮状软性渗出；Ⅳ期：新生血管形成、玻璃体积血；Ⅴ期：纤维血管增殖、玻璃体机化；Ⅵ期：牵拉性视网膜脱离、失明。以上Ⅰ～Ⅲ期为非增殖期视网膜病变（NPDR），Ⅳ～Ⅵ期为增殖期视网膜病变（PDR）。当出现PDR时，常伴有糖尿病肾病及神经病变。

糖尿病神经病变：中枢神经病变为伴随严重DKA、高渗高血糖状态或低血糖症出现的神志改变，缺血性脑卒中，脑老化加速及老年性痴呆等。周围神经病变为远端对称性多发性神经病变，是最常见的类型，以手足远端感觉运动神经受累最多见。自主神经病变多表现为胃排空延迟、腹泻、便秘等；休息时心动过速、直立性低血压、Q-T间期延长等，严重者可发生心源性猝死；残尿量增加、尿失禁、尿潴留等；瞳孔改变、排汗异常等。

（3）糖尿病足 轻者表现为足部畸形、皮肤干燥和发凉、胼胝（高危足）；重者可出现足部溃疡、坏疽。糖尿病足是糖尿病最严重和治疗费用最多的慢性并发症之一，也是糖尿病非外伤性截肢的最主要原因。

（4）其他 糖尿病还可引起视网膜黄斑病、白内障、青光眼、屈光改变、虹膜睫状体病变等。牙周病是最常见的糖尿病口腔并发症。此外，抑郁、焦虑和认知功能损害等也较常见。

二、全科医生在糖尿病预防中的作用

（一）糖尿病危险因素

T1DM绝大多数是自身免疫性疾病，遗传因素和环境因素共同参与其发病。T1DM遗传易感性涉及多个基因；某些环境因素（如病毒感染、化学毒物和饮食等）作用于有遗传易感性的个体，激活一系列自身免疫反应，引起选择性胰岛B细胞破坏和功能衰竭，体内胰岛素分泌不足进行性加重，最终导致糖尿病。

T2DM也是由遗传因素及环境因素共同作用而形成的多基因遗传性病。同卵双生子中T2DM的同病率接近100%。环境因素包括老龄化、生活方式、营养过剩、体力活动减少、子宫内环境以及生理或心理应激、化学毒物、胰岛素抵抗等。在遗传因素和上述环境因素共同作用下所引起的肥胖，特别是中心性肥胖，与胰岛素抵抗和T2DM的发生密切相关。

对于遗传因素我们暂无能为力，但环境中的危险因素则可通过健康教育、改变不良生活方式、监督指导等进行预防，减少糖尿病的发生、发展。因此，全科医生对危险因素的全面认识有益于糖尿病的预防。

（二）全科医生在糖尿病预防中的职责

糖尿病是社区常见病、多发病，加强对糖尿病高危人群的筛查和预防、对诊断明确的糖尿病患者规范随访与管理是国家基本公共卫生服务规范对全科医生的基本要求。因此，糖尿病的筛查预防、随访管理、双向转诊和康复指导已成为社区卫生服务机构面临的重要任务。全科医生工作于基层社区，在三级预防工作的开展过程中，具有独特的优势。全科医生熟悉社区环境，易得到社区人际支持，并且可提供患者教育、咨询等服务，利于糖尿病预防工作开展。目前防治糖尿病就是采取切实可行的综合防治措施，积极开展三级预防，有效预防、延缓或控制疾病发展。

1. 一级预防　T1DM 多是自身免疫相关性疾病，发病与遗传及环境因素关系密切。其一级预防措施主要是筛选易感者，避免接触对胰岛 B 细胞有损害的化学物质，以及积极预防并治疗相关病毒感染。

多数 T2DM 是可以预防的，一级预防旨在降低糖尿病的患病率。主要通过改变糖尿病的可控性危险因素，预防糖尿病发生。T2DM 的预防应从青壮年开始，针对一般人群，加强宣传糖尿病知识，提高人群对糖尿病及其危害性的认识，普及健康教育，提倡健康的生活方式，定期体检，早发现，及早干预。针对高危人群（年龄>40 岁，有糖尿病家族史，肥胖者，有巨大儿分娩史的妇女，高血压，高血脂，冠心病等）采取针对性预防措施来预防糖尿病发生。具体措施包括：改变不良的饮食习惯，避免高脂饮食，多食蔬菜和富含维生素的食品；坚持体育锻炼和适当体力活动，防止超重和肥胖，保持理想体重；对高血压、冠心病和高脂血症等早发现、早治疗；戒除烟酒等不良嗜好；高危人群进行定期健康体检，对于糖尿病前期患者实施早期药物干预。

全科医生在社区面对相对固定的人群和背景，关系相对和谐，对患者及其家庭情况、相关危险因素了解深入，可制定系统化、个体化的预防保健措施，并且易促使预防措施生效，因此全科医生在一级预防中的作用尤为重要。

2. 二级预防　糖尿病二级预防主要是全科医生通过对社区人群进行筛查，对早期发现的糖尿病患者进行治疗和管理，减少或防止糖尿病急、慢性并发症的发生。人群筛查是早期发现糖尿病的有效方法。早期发现糖耐量减低或无症状的糖尿病患者，可指导患者通过控制饮食、体育锻炼、减轻体重或用药维持血糖正常，从而预防或减缓糖尿病及其并发症的发生。对已确诊的糖尿病患者应积极控制血糖、血压和血脂，并进行相关并发症的筛查，早发现、早治疗，防止疾病的进一步发展和恶化。

开展人群的筛查工作，对诊断的糖耐量减低或糖尿病患者进行随访观察和干预治疗，减少其进一步发展和恶化的可能性，是全科医生的职责。

3. 三级预防　三级预防主要对糖尿病患者施行综合治疗、强化治疗，尽可能使患者的血糖降至正常或接近正常水平，预防急性代谢紊乱的发生，逆转或延缓慢性并发症的发展。目的是减少糖尿病的病残率和死亡率，改善糖尿病患者的生存质量。在此过程中，全科医生不仅需做好糖尿病患者的随访管理工作，还应发挥好专科医生和患者之间的桥梁作用，当患者的病情发生急性严重变化时，及时将患者转诊至上级医院。

建立社区居民健康档案，对患者进行登记管理，定期随访，全面掌握居民糖尿病的发病及进展，对糖尿病患者的健康进行连续、有效的管理，是全科医生的职责。

三、全科医学中糖尿病诊治与管理

（一）糖尿病的诊治

1. 诊断

（1）症状　指多尿、烦渴多饮和难以解释的体重减轻。

（2）诊断　糖尿病诊断基于空腹血糖（FPG）（至少8小时内无任何热量摄入）、任意时间（一日内任何时间，无论上一次进餐时间及食物摄入量）或口服葡萄糖耐量（OGTT）中2小时血糖值（2hPG），以血糖异常升高作为依据。对于无糖尿病症状、仅一次血糖值达到糖尿病诊断标准者，须他日复查确定诊断。

FPG：3.9~6.0mmol/L为正常；6.1~6.9mmol/L为空腹血糖受损（IFG）；≥7.0mmol/L应考虑糖尿病。

OGTT 2hPG：<7.7mmol/L为正常糖耐量；7.8~11.0mmol/L为糖耐量减低（IGT）；>11.1mmol/L应考虑糖尿病。

妊娠糖尿病（GDM）：GDM的诊断定义为达到或超过下列至少一项指标 FPG≥5.1mmol/L，OGTT试验1hPG≥10mmol/L和（或）2hPG≥8.5mmol/L。对于有高危因素的孕妇（GDM个人史、肥胖、尿糖阳性或有糖尿病家族史者），孕期首次产前检查时未诊断T2DM，可在孕24~28周行OGTT，筛查有无GDM。

2. 治疗　糖尿病治疗的近期目标是通过控制高血糖，消除糖尿病症状和防止急性严重代谢紊乱发生；远期目标是延缓糖尿病慢性并发症的发生和发展，维持良好健康和学习、劳动能力，保障生长发育，提高患者生活质量、降低病死率和延长寿命。糖尿病管理需遵循早期和长期、积极而理性、综合治疗和全面达标、治疗措施个体化等原则（表8-9）。糖尿病综合管理五个要点：糖尿病教育、医学营养治疗、运动治疗、血糖监测和药物治疗，有"五驾马车"之称。

表8-9　糖尿病综合控制目标

（2013年中国2型糖尿病防治指南）

检测指标	目标值
血糖（mmol/L）	
空腹	3.9~7.2
非空腹	≤10
HbA1c（%）	<7.0
血压（mmHg）	<130/80
HDL-C（mmol/L）	
男性	>1.0
女性	>1.3
TG（mmol/L）	<1.7
LDL-C（mmol/L）	
未合并冠心病	<2.6
合并冠心病	<2.07
BMI（kg/m²）	<24
主动有氧活动（分/周）	≥150

注：HbA1c糖化血红蛋白

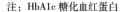

（1）口服降糖药物

二甲双胍：二甲双胍是 T2DM 患者的一线治疗用药，对于无禁忌证者，应贯穿全程治疗。二甲双胍主要作用是抑制肝糖的输出，增加胰岛素的敏感性，可使 HbA1c 水平下降 1.0%~2.0%，并可减轻体重。单独使用不导致低血糖，但与胰岛素或促胰岛素分泌剂联合使用时，可增加低血糖发生的危险。主要不良反应是胃肠道反应，严重不良反应是诱发乳酸性酸中毒。从小剂量开始，逐渐加量是减少不良反应的有效方法。双胍类药物禁用于肝肾功能不全、严重感染、缺氧、接受大手术的患者，以及药物过敏或有严重不良反应者。

磺酰脲类：是我国常用降糖药物，主要作用是促进胰岛 B 细胞分泌胰岛素，可使 HbA1c 降低 1.0%~2.0%。主要不良反应：低血糖最常见，尤其在老年和肝、肾功能不全患者中多见；体重增加；皮肤过敏；消化道不适等。建议小剂量开始，有肾功能轻度不全的患者，宜选择格列喹酮。

格列奈类：非磺脲类胰岛素促泌剂，通过刺激胰岛素的早期分泌，有效降低餐后血糖，具有吸收快、起效快和作用时间短的特点，可降低 HbA1c 0.3%~1.5%，于餐前或进餐时口服。常见不良反应是低血糖和体重增加。

糖苷酶抑制剂：主要作用是延缓碳水化合物在胃肠道的吸收，降低餐后血糖。可降低 HbA1c 0.5%~0.8%，不增加体重，可与其他降糖药物联用。于进食第一口食物后服用，从小剂量开始，常见不良反应为胃肠道反应如腹胀、排气多等。

二肽基肽酶 4 抑制剂（DPP4 抑制剂）：DPP4 抑制剂的主要作用是葡萄糖依赖性地促进胰岛素分泌，抑制胰高血糖素的分泌。可降低 HbA1c 0.5%~1.0%，单独使用不增加低血糖发生的风险，也不增加体重。在有肾功能不全的患者中使用，应减少药物剂量。

噻唑烷二酮类（TZDs）：是胰岛素增敏剂，可降低 HbA1c 1.0%~1.5%。常见不良反应是体重增加和水肿，单独使用不导致低血糖，但联用胰岛素或促胰岛素分泌剂时可增加低血糖风险。有心力衰竭、活动性肝病、肝酶异常、严重骨质疏松及骨折的患者禁用本类药物。

两种口服药物联合治疗，需遵循以下原则：同一类药的不同药物之间避免同时应用；不同类型的药物两种联用，如需要也可三种联用。

（2）胰岛素治疗 胰岛素是控制高血糖的重要和有效手段。使用胰岛素的适应证有：①T1DM；②手术、妊娠和分娩；③糖尿病急性或慢性并发症严重者；④新发病且与 T1DM 鉴别困难的消瘦糖尿病患者；⑤T2DM 胰岛 B 细胞功能明显减退者；⑥新诊断的 T2DM 伴有明显高血糖或在糖尿病病程中无明显诱因出现体重显著下降者；⑦某些特殊类型糖尿病。

（二）转诊

转至上级医院指征：初次发现血糖异常，但病因及分型不明确者；儿童糖尿病患者；妊娠和哺乳期妇女血糖异常者；糖尿病患者发生急性并发症，如 DKA、HHS、乳酸性酸中毒等；反复发生低血糖者；血糖、血压、血脂持续不达标者；出现降糖药物严重不良反应者；糖尿病慢性并发症的筛查、治疗方案的制定和疗效评估在社区处理有困难者；糖尿病慢性并发症导致严重靶器官损害需要紧急救治者；血糖波动较大，需要调整降糖方案者。

（三）随访和复查

初诊糖尿病患者要详细询问糖尿病病情，是否存在糖尿病并发症和糖尿病家族史。全科医生对已经诊断的糖尿病患者，应纳入慢性病规范随访管理（糖尿病患者全科医生每季度面对面随访不少于 1 次，每年不少于 4 次）：需评价血糖控制情况及疗效，并进行体格检查（如身高、体重、计算 BMI、腰围、血压和足背动脉搏动等），实验室检查（如空腹血糖、餐后血糖、糖化血红蛋白、血脂、尿常规、肝肾功能、尿微量白蛋白和尿肌酐等），特殊检查（如眼底检查、心电图、神经病变等相关检查）。并结合患者的相关危险因素，确定个体化的血糖控制目标，制定有针对性的饮食和运动方案。建议患者戒烟和限酒；肥胖患者确定减轻体重的目标。根据患者的具体病情给予合理的降糖药物并指导药物的使用；指导患者进行自我血糖监测并记录；预约下次随诊的时间及注意事项。

> **知识链接**
>
> 国家基本公共卫生服务规范（第三版）强调：2 型糖尿病患者的健康管理由医生负责，应与门诊服务相结合，对未能按照健康管理要求接受随访的患者，乡镇卫生院、村卫生室、社区卫生服务中心（站）应主动与患者联系，保证管理的连续性；注重随访评估工作和健康教育；推进社区规范化管理。

（四）健康教育与指导

1. 健康教育 健康教育糖尿病管理的核心，健康教育内容一般包括：宣讲糖尿病知识、让人们认识到糖尿病的防治是一个长期的过程，积极控制血糖可减少并发症的发生；讲解低血糖发作时的症状和及时处理方法；强调合理饮食、体育锻炼、控制体重、戒烟限酒以及自我监测血糖的重要性。糖尿病健康教育对象应包括患者和家属。糖尿病知识教育可以帮助患者进行自我管理和掌握病情监测技能，积极配合并主动参与治疗，从而减少并发症的发生，减少医疗费用，提高患者的生活质量。

2. 健康指导

（1）运动指导 糖尿病患者的运动锻炼宜简单有效、低强度、低冲击性、时间较持续的运动项目较好。糖尿病患者运动强度应保持心率（次/分）＝（220－年龄）×（60%～70%）。运动时间以饭后 1~2 小时开始，一般每次运动持续时间 30~60 分钟为宜。

表 8-10 推荐运动方式

（2013 年中国糖尿病防治指南基层版）

运动强度	运动方式
轻度	购物、散步、做操、太极拳、气功等
中度	快走、慢跑、骑车、爬楼梯、健身操等
稍强度	跳绳、爬山、游泳、球类、跳舞等

正式运动前做低强度热身运动，注射胰岛素的患者，运动前最好将胰岛素注射在身体的非运动区，减少低血糖发生概率。运动的过程中需要注意心率变化及感觉，注意适量补充水分，若出现乏力、头晕、心慌、胸闷、憋气、出虚汗，以及腿痛等不适，应立即停止运动，原地休息。运动后仔细检查双足，发现红肿、青紫、水疱、血疱、感染等及时就医。最好在运动前和运动后各测一次血糖，不适时及时自测血糖，以便找到合适的运动强度。

（2）营养指导 医学营养治疗是糖尿病基础管理措施，其依从性是决定患者能否达到理想代谢控制的关键影响因素。糖尿病患者应终身实施医学营养治疗，以达到纠正代谢紊乱、代谢良好控制、改善健康状况、减缓胰岛 B 细胞功能障碍进展的目标。总原则是确定合理的总能量摄入，合理、均衡地分配各营养物质，恢复并维持理想体重。

摄取总热量：糖尿病患者摄取的总能量应根据理想体重和劳动强度来制定。理想体重（kg）＝身高（cm）－105，成年人休息状态下每日每千克理想体重需热量 25～30kcal，轻体力劳动 30～35kcal，中度体力劳动 35～40kcal，重体力劳动 40kcal 以上。儿童、孕妇、乳母、营养不良及伴有消耗性疾病者酌情增加，肥胖者酌减。

饮食结构：膳食中碳水化合物所提供的能量应占饮食总热量的 50%～60%。肾功能正常的糖尿病患者，推荐蛋白质的摄入量占供能总量 10%～15%，成人每日每千克理想体重 0.8～1.2g，至少 1/3 来源于动物蛋白质。膳食中由脂肪提供的能量不超过总热量的 30%，其中饱和脂肪酸不应超过总热量的 7%。膳食纤维可延缓食物吸收，降低餐后血糖高峰，利于改善糖脂代谢紊乱，推荐每日摄入量至少 14g/kcal。每日摄盐量应低于 6g。

饮食安排：每日三餐可分配为 1/5、2/5、2/5 或 1/3、1/3、1/3。

使用降糖药物过程中，按血糖变化，及时调整。

（3）心理指导　糖尿病的漫长病程、长期严格控制饮食、服用药物或使用胰岛素、大血管和微血管的各种慢性并发症极易使患者产生苦恼、自卑、抑郁等不良心理反应。全科医生应定期对患者进行心理指导，疏导其负面情绪，使患者保持思想乐观，情绪稳定积极配合治疗。

本章小结

慢性非传染性疾病（慢病），是一类起病隐匿、潜伏期长、病程长且缓慢、病情迁延、无明确治愈指征的疾病总称。常见慢病主要有慢性阻塞性肺疾病、哮喘、心脑血管疾病和糖尿病等。慢性病因其发病率高、死亡率高、知晓率低、控制率低和疾病经济负担重等特点，已不仅只是我国重要的公共卫生问题，也是当前世界面临的重大健康威胁。目前已有研究表明慢病是可防可控的，对慢病进行科学的管理不仅能够对患者的治疗发挥积极的作用，增强患者的治疗效果，促进患者的康复，还能够降低患者并发症的发生率，减轻患者和家庭的各种负担，提高患者的生活质量，因此全科医生在慢病管理的各个环节中均发挥重要作用。

重点提示：全科医疗中呼吸系统、心脑血管系统常见慢性病及糖尿病的流行病学特征、常见危险因素、预防措施、诊治、转诊、随访及健康教育与指导。

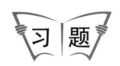

习 题

一、选择题

【A1/A2 型题】

1. 慢性病筛查属于哪级预防的主要措施是

　　A. 一级预防　　　　B. 二级预防　　　　C. 三级预防　　　　D. 病因预防

E. 以上都不是

2. 以下哪一项是慢性病的特点
  A. 绝大多数都可以治愈   B. 绝大多数都不可以预防
  C. 绝大多数都可以治疗，也可以治愈   D. 绝大多数都可以治疗，但不可以治愈
  E. 以上都不是

3. 脑血管疾病、糖尿病和呼吸系统疾病的共同的危险因素是
  A. 吸烟、不健康饮食、静坐生活方式   B. 吸烟、饮酒、静坐生活方式
  C. 饮酒、不健康饮食、静坐生活方式   D. 吸烟、饮酒、不健康饮食
  E. 以上都不是

4. 国家基本卫生服务规范中要求定期对高血压患者进行随访和管理，每年至少随访
  A. 每年随访 1 次   B. 每年随访 2 次
  C. 每年至少随访 4 次   D. 每年随访 6 次
  E. 以上都不是

5. 卫生服务规范中要求定期对糖尿病患者进行随访和管理，每年至少随访
  A. 每年至少随访 1~2 次   B. 每年至少随访 2~3 次
  C. 每年随访至少随访 4 次   D. 每年随访 6 次
  E. 以上都不是

二、思考题

1. 全科医生在社区呼吸系统疾病诊治过程中主要职责有哪些？
2. 全科医生在呼吸系统常见慢性病的预防、健康指导中的重要性是什么？
3. 心脑血管疾病常见危险因素有哪些？
4. 全科医生在心脑血管疾病临床预防中的作用是什么？
5. 糖尿病的常见危险因素及常见并发症有哪些？

扫码"练一练"

（李云涛）

第九章　医学人文在全科医学中的运用

学习目标

1. **掌握**　医患关系的定义、医患沟通的基本原则、医学伦理学的基本原则。
2. **熟悉**　影响医患关系的因素、全科医疗中常见的伦理学问题、全科医疗临床实践中的法律问题。
3. **了解**　转诊中的伦理问题、医疗事故的预防与处置。
4. 具备医患沟通的能力，以及运用医患沟通的原则及技巧，建立良好的医患关系，避免全科医疗常见的伦理学问题及法律问题的发生；具备将医学人文相关知识运用到全科医学诊疗活动中的能力。

第一节　全科医疗中的医患关系与人际沟通

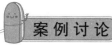**案例讨论**

[案例] 李某，男，78 岁，因"反复咳嗽、咳痰 30 多年，再发加重 5 天"到某社区卫生服务中心就诊。本次就诊过程中，患者因病情需要外出病房行胸部 CT 平扫检查，外出前陪同家属准备给患者躺的平车上平铺一条毛毯为患者保暖，但陪同检查的张护士说"平车不用铺毛毯的。"检查时因排队人员较多、等待检查时间较长，回病房后家属要求张护士向患者本人道歉，原因是家属认为因为张护士说不用铺毛毯。所以，李某在长时间的等待中受凉加重病情了。

[讨论]

1. 如果你是张护士应如何与患者家属沟通？
2. 日常医疗工作中如何避免此类情况的发生？

扫码"看一看"

一、医患关系及其基础

（一）医患关系的定义

医患关系是指在医疗实践活动中所产生的人际关系。医患关系有广义和狭义之分。广义的医患关系是指以医生为主体的与从事医疗活动有关的"医方"群体，同以患者为主体的与求医行为有关的"患方"群体之间的人际关系。"医方"既包括医生、护士、药师、技师等医务人员，也包括医疗机构及其行政人员、后勤人员等；"患方"不仅包括患者本人，还包括患者的亲属、监护人等关系人。狭义的医患关系是指医生与患者之间形成的人际关系。本章所指的医患关系是狭义的医患关系。

（二）医患关系的模式

医患关系的模式是指在历史和现实中存在的具有一定普遍性、代表性的医患关系的样式。良好的医患关系有利于医疗工作的顺利进行，同时可以增进医患之间的了解，减轻患者因为疾病所造成的心理应激。

医患关系的基本模式有以下4种。

1. 主动-被动型 是一种传统的医患关系模式。其特征是医生在诊疗过程中起主导作用，是绝对的权威，患者只能被动接受医生的诊治。这种模式适用于无关系人照护的休克昏迷、急诊重度外伤及意识丧失的患者。

2. 指导-合作型 是现代医患关系的一种基本模式。医生起指导作用，患者在接受医生诊疗方案和意见的情况下发挥自身的主动性，从而提高疗效、恢复健康。此种模式的适用对象往往是意识清醒的急性期或感染期患者。

3. 共同参与型 是现代医患关系模式的一种发展趋势。其特点是患者不再被动接受诊疗，而是积极的参与者，包括积极协助医生作出正确诊断、制定和实施质量方案、密切跟踪反馈质量效果等。慢性病、心理疾病及有一定医学知识的患者一般适用于这种模式。

4. 医生及患者道德模式 又称信托性模式，这种模式要求医生尽其道义上的职责，在作出医疗决策时充分考虑患者的利益，给予患者较多的决定权，并帮助患者实现这些权利。而患者则应该对医生充分尊重，信任医生，把自己的健康和生命托付给医生。所以，这种医患关系模式称为"信托性模式"。在这个模式中医患双方在道义上、责任上的要求都可得到满足。这种医患关系模式是医学各学科、特别是临床医学学科应有的医学关系模式。

医患道德模式是一种较为理想的医患关系模式，有助于消除医患隔阂，减少冲突，对于全科医学而言，医患道德模式几乎是只能采取的唯一可行的医患关系模式，因为全科医学的基本特点决定了其必须强调医患关系的建立与维护。

二、医患关系的作用及影响因素

（一）良好的医患关系在全科医学中的作用

良好的医患关系本身就具有治疗的效力，它可以使患者心情愉快、信心倍增，可充分发挥患者的主观能动性，增加患者对医嘱的顺从性和对自身健康问题的了解与责任，从而提高医疗服务的效果。具体有以下几点作用。

1. 有利于提高医疗服务质量 良好的医患关系有利于减轻患者身心痛苦，促进医患间的理解与支持，提高治疗效果。医生的关心、对病情的详细解释、让患者了解在治疗康复中应注意的事项对患者来说事实上也是一种治疗。因此相同的治疗方案由不同的医生使用，疗效可能大相径庭，因为疗效不仅仅在于治疗的手段，还夹杂着感情的因素。

2. 有利于提高患者的满意度 患者对医生是否满意并不会完全根据医生所给予治疗的优劣，而在很大程度上还取决于医生的服务态度和医德。良好的医患关系一方面有助于医生了解完整、准确的病史资料和背景资料，从而给予患者适当的治疗，同时也有利于减少医患冲突，提高医疗服务的质量和患者的满意度。

3. 有利于提高医生自身职业满意度 良好的医患关系不但有利于患者疾病的康复，也可以提高医生对自身生活和事业的满意度，有利于医生调整心态，增强自信和进取心。这对于全科医生尤为重要，因为全科医生对生活和事业的满意度很大程度上取决于医患关系的好坏和自己在社区中的威望。

（二）影响医患关系的因素

良好的医患关系是取得满意医疗效果的关键要素之一，这在全科医学的医疗服务中更为重要。全科医生所照顾的是所负责社区的居民和家庭，在这一区域里，人们不仅仅要求获得一时、一段的疾病处理，而且需要获得健康的持续管理和长期照顾，这就需要全科医生与患者建立良好的、持续性的医患关系，这是全科医生的职业性质及全科医疗的特点所决定的。而医患关系的好坏主要取决于下列因素。

1. 医务人员方面 医生在诊疗过程中，传统上占主导地位，所以医患关系的好坏也主要在医生方面。当医生表现出亲切、关怀、真诚与责任心时很容易取得患者的信赖而建立良好的关系。

2. 患者方面 患者对医患关系所持的态度亦受其人格特质的影响，包括世界观、人生观、价值观、受教育的程度、道德修养等。两者不同的是医生以提供医疗服务为职业，对医患关系形成了一个固定的理念，而患者只是在生病时面临医患关系的问题。所以，患者对医患关系的态度除了人格特质外，亦取决于其对疾病的认知程度。"自己的健康自己负责"应该成为每个患者的共识。在这个基础上，较易建立良好的医患关系。患者对疾病的认知取决于其文化背景、健康信念、经济基础、社会地位及个人经验等。当然，医患关系既然是双向的，患者的态度亦受医生态度的影响。所以，从全科医学的角度而言医生应当为建立良好的医患关系而努力。

3. 医疗管理机构和制度方面 医疗管理机构和制度相对落后，医疗卫生管理不完善是造成医患关系日趋紧张的重要原因。据报道，全国医疗机构每年提供的医疗服务人次达20多亿，而医疗卫生人员严重不足和医疗资源分布的不平均和不合理是造成医患关系不和谐的最主要原因之一。所以，医疗机构要加强管理和相关制度的完善，努力构建良好的医患关系。

三、沟通是建立良好医患关系的主要途径

（一）医生与患者沟通的重要性

医患关系是医疗实践活动中最基本的人际关系，这一关系的协调与否直接影响整个医疗实践活动的开展与良性运转。医患关系是否良好受医生、患者、医院管理层、政策法规及社会舆论等多方面影响，其中医患沟通良好与否是影响良好医患关系建立最重要的因素之一。因为医患关系不协调的本质是信任危机，而信任危机产生的根源就在于医患双方之间缺乏良好的交流与沟通。

医患沟通是指在医疗卫生和保健工作中，医患双方围绕疾病诊疗、预防、保健、康复等主题，以患者为本，以医生为主导，对各种信息进行全方位分析和多途径交流的过程。医患沟通的目的是使医患双方能充分、有效的表达对医疗活动的理解、意愿和要求，通过协商达到相互理解、相互支持、相互协作，共同参与健康问题的解决，减少不必要的误解和纠纷，以达到维护健康、促进医学发展和社会进步的目的。

全科医疗服务中良好而有效的医患沟通可以科学地指引医生更好地为患者提供优质的医疗卫生和保健服务，有助于医务人员调整自己或患者的医学观念，增进医患相互理解，协调关系，保证医疗活动的顺利进行。医患沟通是医患之间各种联系和一切诊疗活动的基础。

（二）沟通的基本原则

通过全方位、多层次，甚至问题发生前"预防为主"的沟通，可以增强患者对医生的

信任和理解，构建和谐的医患关系。

全科医生在沟通中需要掌握以下原则。

1. 真诚原则 全科医生与患者进行有效沟通，一个重要的因素就是医务人员在沟通时所表现的态度。医生的谈吐、口才等沟通技巧固然关系着医务人员的理念能否充分表达，然而医生所表现出来的态度（是否真诚地关心患者），对于患者更具有影响力。

2. 共情原则 全科医生在与患者及其家属沟通时，应该设身处地、站在患者的立场上去考虑问题，想其所想，急其所急。避免只把自己认为重要或必要的信息传达给患者及其家属，而忽略了他们所认为重要的信息。有些在医生看来不起眼的小事，但可能是让患者及其家属困扰的大事情。

3. 平等原则 虽然在医患沟通中存在双方对于医疗信息上的不对等，但是医患双方是平等的。患者首先是一个具有独立人格的社会人，然后才是一个需要帮助的患者。平等是全科医生与患者进行良好沟通的前提。

4. 尊重原则 尊重是建立在平等的基础之上的尊敬和敬重，尊重患者是良好沟通的另一个重要前提。每个人都有被尊重和自我尊严感的需求。没有发自内心的尊重就没有良好的沟通，可以说，尊重本身就是一种沟通。

5. 共同参与原则 医患沟通的最终目标是帮助患者诊治疾病，维护和促进健康。由于大多数疾病的发病、治疗、转归、康复都和患者的心理、社会因素密切相关，所以在整个医疗服务过程中，全科医生都应当让患者共同参与，发挥患者的主观能动性。

（三）沟通的技巧

1. 语言沟通艺术 医患沟通的技巧主要包括语言沟通技巧和非语言沟通技巧，其中交谈是医患沟通的主要形式。交谈是一种双向的沟通，一般从打招呼开始，医生以引导的方式提出问题，患者描述相关的病情，然后，医生总结后再与患者商讨进一步诊断、治疗方案等，从而完成整个交谈的过程。

古代西方的医圣希波克拉底说过："医生有两种东西可以治病，一是药物；二是语言。"语言与药物一样都是治病的工具。所以，在与患者的交流中遣词用句就像选择药物与斟酌剂量一样也应十分慎重。在交谈中应以简单明了的字句使患者明确认知，并根据患者的文化背景加以选择，避免使用专业术语。有时患者因涉及隐私而用词含糊时则应予以确认。在交谈中宜多用关怀的语句，在检查时应询问有无不适，皆可使患者感到亲切。

（1）营造宽松氛围 患者进入诊室后，医生宜以亲切之笑容向其打招呼，不可直呼其名，不要用诊号代替姓名，这样可使患者觉得受尊重。招呼患者坐下、握手或寒暄可以消除其不安。不要一接触就直接问病情，以免让人感到医生关心的是疾病而不是患病的人。在开始询问病情时，不妨先闲聊些家常或天气之类，也可以谈工作、锻炼、用药等。交谈之初即应给患者留下良好的印象，在会谈中应尽量避免闲杂人员进出，医生也不宜频频接听电话或被打搅，这些都会令患者感到缺乏隐私权及不受重视。

（2）认真倾听 倾听是沟通中最重要，也是最基本的一项技巧，有效的语言沟通很大程度上取决于倾听。倾听是一种情感的活动，它不仅仅是通过耳朵听到相应的声音，倾听还需要通过面部表情和肢体语言，还有用语言来回应对方，传递给对方一种你很想听他说话的感觉，以鼓励患者进一步诉说。因此我们说倾听是一种情感活动，在倾听时应该给患者充分的尊重、情感的关注和积极的回应。

（3）开放式提问　为了让患者自由地叙述其感受，医生在询问病情时，最好采用开放式提问，如"你有什么不舒服呢?""还有呢?"等，这样有利于引出患者用自己的语言描述相关的症状，获得更多的信息。

（4）引导会谈方向　会谈的过程中医生是交谈的主导者，会谈时医生一方面要尽量多让患者诉说，使其充分表达自己的想法或要求，但另一方面也要善于引导会谈方向，使会谈过程自然流畅。应在仔细倾听患者诉说的基础上，不时提出问题，以进一步深入了解情况。

（5）及时澄清问题　只有当信息沟通所用的语言和传递方式能被沟通双方所理解，才是有效的沟通。所以，信息的表达应清楚、准确，避免措辞不当、思维混乱、重点不突出、方言难听懂及讲对方不易理解的术语等情况。同时，还应注重问题的时效性，在适当的时间点及时说明问题，避免问题滞后所带来的误会。人接受的信息量和思维集中程度都是有限的，如果信息量过多或语速过快等，接收者就难以理解和记忆。因此，对于关键信息的适当重复是必要的。

（6）注意信息的准确性　在交谈的过程中，对于重要的问题或细节要及时进行确认，适当总结会谈内容有助于患者确认信息的准确性，也给他提供了补充信息的机会。在交谈结束时，医生可对本次会谈内容在进行总结，也可以让患者知道你倾听并且理解了他说的话，有助于医患沟通的顺利进行。

2. 非语言沟通的艺术　有位心理学家指出，在会谈信息的效果中，语词占7%，音调占38%，而面部表情和身体动作要占55%，后两者都是非语言性沟通方式。在会谈中如何正确理解、认识与运用非语言沟通技巧，对促进医患沟通有重要价值。

（1）诊室环境　诊室的安静至关重要，应避免闲杂人员进出，通风应该良好，光线应该柔和。如有条件应尽可能地安排一位医生使用一个诊间，以保证患者病情的私密性，促成沟通的成功。

（2）医生衣着　英国行为学家罗兰德博士指出"患者初次接触医生时他们的面前不可能放着医生的简历，医生的外表是患者对医生进行判断的全部依据。如果医生的表现不符合患者的预期，他们的焦虑感就会增加"。因此，医生的着装对"给患者一个好印象"非常重要，希波克拉底就曾经强调医生的着装要整洁、得体。

（3）身体姿势　身体姿势常能传递个体情绪状态的信息，能反映交谈双方彼此的态度、关系和交谈的愿望。医生的坐姿应轻松，上身微微前倾或微微点头可使患者觉得医生在十分专注地听他讲述病情。如患者有紧张不安的表现，医生可用握手、拍肩表示关怀，可使患者放松一些。

（4）表情眼神　表情是人的情绪、情感的外在表现。眼神是最重要的体势语言之一，表情眼神是非语言沟通中主要的信息渠道，在交谈时应注视对方，保持目光的接触，医生的表情应与患者的感情合拍，当患者讲述他的痛苦时，医生的表情应该庄重、专注，甚至眉头紧锁。当患者讲到兴奋之处时医生的表情应该是面带微笑，表示分享其快乐。当患者叙述原委时医生应以深沉的点头表示理解。当患者述及隐私时医生应将上身前倾，缩小与患者的距离，以表示倾听和为其保密。这种"支持动作"将使医生的形象和蔼可亲。这样既是礼貌，又是对患者的尊重，也可以促进与患者的沟通，有鼓励患者继续倾诉的作用。

（5）会谈的距离　应根据双方的关系和具体情况来掌握。一般来讲，医患双方的座位应摆成一定的角度（直角），并有适当的距离（约一个手臂的长度），以避免面对面的直视。这种位置使患者和医生的目光可以自由地接触和分离，而不致尴尬和有压迫感。

（四）沟通的评估

1. 医生与患者的沟通对建立良好的医患关系至关重要，沟通的成败可依以下几点进行评估。

（1）治疗的顺从性　患者顺从性佳者，表示医患沟通良好。

（2）关系的持续性　医生与患者建立了持续性关系，表示医患沟通的成功。

2. 当患者的治疗顺从性不佳及其满意度差时，要考虑有无沟通的障碍，而患者满意度差常因以下因素引起。

（1）医生只谈病情而缺少社交上的沟通。

（2）医生只从医学的立场处理病情，而未重视患者所关心的问题。

（3）医生与患者的人格特质、目标、认识上的差距过大。

如沟通不良由前两项因素引起，全科医生应当改进其工作；如为人格特质差距而估计较难改善时，可考虑予以转诊。

第二节　全科医疗中的伦理学问题

案例讨论

[案例] 周某，男，38岁，因"发热1个月，加重2天"到某社区卫生服务中心就诊，初步诊断：发热原因待查。在诊治周某病情的过程中，发现患者发热原因可能为艾滋病感染所致。一天下午管床医生与护士在病房讨论该患者病情时，正好被某患者听到，该患者及其家属在病区告知其他患者并立即要求赶走周某。周某很气愤管床医生对其他人泄露自己的病情，故不依不饶地向医院讨说法。

[讨论]

1. 上述案例中管床医生侵犯了患者哪些权利？

2. 医疗工作中应如何避免此类情况发生？

一、医学伦理学的基本原则

（一）不伤害原则

不伤害原则是指在医疗服务中不使患者受到不应有的损伤。意义在于强调医务人员为患者负责，保护患者健康和生命，努力使患者免受不应有的伤害。医疗伤害依据其与医务人员主观意志的关系，可划分为有意伤害与无意伤害、可知伤害与意外伤害、可控伤害与不可控伤害、责任伤害与非责任伤害。有意伤害是指由于医务人员不负责任，拒绝给患者做必要的诊治、抢救或出于增加收入的目的，为患者实施不必要的诊治手段所造成的伤害。医务人员实施正常诊治中导致的间接伤害属于无意伤害。可知伤害是医务人员知晓的不可避免的伤害。医务人员无法预先知晓的伤害是意外伤害，如麻醉意外等。可控制伤害医务人员经过努力可以降低，甚至可以杜绝的伤害。超出医务人员控制能力的伤害是不可控伤害。责任伤害是指有意伤害以及虽然无意但属可知、可控而未加认真预防与控制的伤害。意外伤害、虽可知但不可控的伤害属于非责任伤害。不伤害原则是针对责任伤害提出的。

责任伤害，可依据伤害内容、指向划分为身体伤害、精神伤害以及经济损失。身体伤害是指因误诊误治而导致患者躯体疼痛、功能损害、身体伤残、生命丧失等伤害。精神伤害是指因隐私被泄露、人格权被侵害等导致患者心理、人格、尊严受到的伤害。经济损失是指由上述两种伤害导致的患者付出的诊治费用，以及因此而减少的正常经济收入。

不伤害原则对医务人员的具体要求是，强化以患者为中心和维护患者利益的动机和意识，坚决杜绝有意和责任伤害；恪尽职守，千方百计防范无意的但可知的伤害以及意外伤害的出现，不给患者造成本可避免的身体上、精神上的伤害和经济上的损失；选择最佳治疗方案，并在实施中尽最大努力，把可控伤害控制在最低限度之内。

（二）有利于原则

有利原则，又称行善原则，是指把有利于患者健康放在第一位并切实为患者谋利益的伦理原则。对医务人员的要求：救死扶伤、防病治病的医学任务和职业责任，要求医务人员直接或间接地对生命或者患者施以有益的德行。并尽可能避免、减少伤害和风险。有利原则是医学职业本质属性的基本要求。有利原则是医学界的传统原则。对于医者而言，"有利"是指一种义务，也就是帮助患者促进他们重要的合法的权益。

1. 有利原则的具体要求　包括准确、有效、择优等具体要求。

（1）准确准则　要求医务人员充分利用现有的医疗技术条件，认真、严肃、审慎地对患者病情做出符合实际、实事求是的判断和处置，最大限度提高诊断的准确性，避免误诊。医生既不能以维护医方利益为目的，盲目地做"大撒网式"的检查，人为地增加患者的负担；又不能由于顾虑承担医疗责任，而让患者接受准确诊断需要之外的检查。应把握适当的度从患者的诊断治疗病情的需要、对诊断方法的耐受程度、经济状况等方面综合考虑，慎重选择。

（2）有效准则　有效准则要求医务人员在充分、准确判断患者病情的前提下，所采取的治疗措施切实能够帮助患者维护、恢复和改善健康。对患者确有助益，是衡量和判断是否有效的基本准则；有效准则是诊断环节的基本要求。

（3）择优准则　择优准则要求在疾病治疗的过程中，医务人员根据患者病情恰当地选择治疗目标，选择较为理想的治疗方法，以使患者付出较小的代价而获得较大的利益。择优准则是针对诊断和治疗全过程的要求。

（三）尊重原则

尊重原则是指医务人员在医疗服务过程中尊重患者及家属的自主性，保证患者在能够理性地选择诊治决策时的自主性，其实质是对患者自主权利的尊重和维护，凡是涉及其利益的医疗行为均应获得患者或者其监护人的同意才能进行。实现这一原则，是我们切实保障患者利益和建立和谐医患关系的基础和前提。

尊重患者的知情同意权是尊重原则的主要内容。患者的自主决定权与知情同意权，又往往联系在一起的。患者的自主决定权，主要是强调患者的地位和权力，对患者采取的任何措施和行为，都应该详细地向患者说明。患者在享有充分知情权的基础上，经过深思熟虑，权衡利弊得失，就自己的疾病和健康问题，自主作出同意或者不同意的意思表示。一旦患者做出了决定，医者原则上应该尊重他们的选择；对于缺乏自主能力的人，如儿童、痴呆症患者等，其自主权应由其监护人帮助行使。但是，医生要慎重对待患者的拒绝，即知情不同意。

然而，医生或者医疗机构尊重患者自主选择的权利，也并不是绝对的，而是有条件的。患者的自主选择，以不违背法律、法规和社会公益利益、社会公共道德为前提，以不损害他人利益为条件。当自主权与以上前提和条件发生矛盾和冲突时，这种自主权就会受到限制，且得不到尊重。另外，医生尊重患者的自主选择权，并不意味着放弃自己的责任。在适当情况下要帮助引导或限制患者进行选择。医者应该提供有关诊治的所有信息，并提供诊治的最佳方案，使患者的选择达到真正的自愿。当患者的选择和医者的建议不一致时，医者应该提出劝告，使之做出有利于疾病治疗的最佳方案。在患者不接受、不采纳的情况下，如果患者的选择不危及生命时，原则上应尊重其选择；当患者的自主选择有可能危及其生命时，应积极劝导患者做出最佳选择；患者的选择与他人、社会利益发生矛盾和冲突时，医者应该本着既不损害他人和社会利益的原则，又对患者的危害降到最低的情况下，选择进行适当的调整；但是当患者的选择危及其他人和社会利益时，患者的自主权应给予适当的限制。

（四）知情同意原则

知情同意原则是指医务人员在为患者作出诊断和治疗方案后，必须向患者提供包括诊断结论、治疗决策、病情预后及诊治费用等方面真实、充分的信息，尤其是诊疗方案的性质、作用、依据、损伤、风险、不可预测的意外及其他可供选择的诊疗方案及其利弊等信息，是患者或家属经深思熟虑自主作出选择，并以相应方式表达其接受或拒绝此种方案的意愿和承诺；在得到患方明确承诺后，才可最终确定和实施由其确认的诊治方案。知情同意的实施需要满足相当的条件，这些条件包括：患者及其家属具有一定的文化基础和自主决定能力，这是患方知情同意的前提。医方提供信息的真实性、准确性和充分性，特别是医方应该向患者或家属属实、详细地说明病情信息，告知预后情况，提供各种实际上可能给予的医疗方案，解释清楚各种治疗方案的可知后果。这有赖于医务人员丰富的专业知识、经验及高尚的医德信念和修养，是实现知情同意原则的根本条件。患者与家属或代理人和经治医师达成在患者利益和相互价值观念上的一致性，是知情同意原则实现的必要条件。而知情同意的方式还应遵循特定的程序、签写书面协议并保存备查等。

（五）公正原则

公正原则是指要遵循人类社会的公平、正义，没有偏私的基本要求，合理实现资源分配的公正、利益分享的公正和风险承担的公正三个基本内容，不能仅仅满足少数人的利益需要。在医疗卫生领域，公正原则要求医务人员能够公正对待每一位患者，保证他们平等地享有有限的卫生资源的机会等。

1. 公正原则的分类　包括两个既相互联系又相互区别的层面，即形式公正和内容公正。形式公正是指同样的人给予相同的待遇；不同的人给予不同的待遇；内容公正是指依据个人的地位、能力、需要、贡献等给以相应的义务和权利。

2. 公正原则的要求　医疗卫生领域中的公正原则是形式公正与内容公正的有机统一，即做出同样社会贡献具有相同条件的患者，应该得到同样的医疗待遇；贡献和条件不同的患者则享受有差别的医疗待遇；在基本医疗保健需求上，应做到绝对公正，即人人同样享有；在特殊医疗保健需求上，则应做到相对公正，即为具有同样条件的患者提供同样的服务。

（六）讲真话和保密原则

讲真话原则是指一个人有义务说出真相，而不欺骗别人。患者与医生之间的交流应当是诚实的，这是一种美德，是医患之间真诚关系的基础。患者要对医生讲真话，如实而不隐瞒地将自己的病情告诉医生；医生说话应以事实为依据，真实地告诉患者有关诊疗及预后等情况。但是讲真话义务不是绝对的，当讲真话与其他原则冲突时不说出真相也是可以的。如当说出诊断或预后破坏有利原则和不伤害原则时，可以不对患者说出真相；当医务人员不可能知道全部真相或医务人员可能知道而患者或受试者不可能理解全部真相时，不说出真相并不破坏说真话义务；当某些患者，尤其是病情非常严重垂死的患者并不真正要求知道关于他病情的真相时，也可以不说出真相。

医疗保密是指医务人员在医疗中不向他人泄露能造成医疗不良后果的有关患者疾病的隐私。这一概念有以下三层含义。

1. 患者疾病的隐私　包含患者根据医生诊断的需要而提供的有关个人生活、行为、生理和心理等方面的隐私，同时也包括诊断中已了解到的有关患者疾病性质、诊断、预后、治疗等方面的信息。

2. 不向他人泄露　是指不向知密医生或治疗小组的医务人员之外的其他人员泄露患者的隐私。

3. 医疗不良后果　是指泄露患者隐私会直接或间接损害患者心身健康及人格、尊严和声誉等。

当保密的原则与其他原则发生冲突时，应以不伤害原则为先。如当为患者保守秘密会给患者带来不利或危害时，医务人员可以并应该不保守秘密。

二、全科医疗中常见的伦理学问题

（一）隐私权和保密性问题

隐私权是指患者不妨碍他人与社会利益，而在个人内心和身体中存在不愿别人知晓的秘密的权利。在医患关系中，医方有义务对患者的特殊病情及隐私予以保密。而为了更好地履行此义务，医务人员需要在日常的工作中清楚了解患者隐私权的概念、保护范围以及法律规定等，从而正确、适度、合理地把握医疗行为的界限，有效行使自己的权利，既保护自己的权利不受侵害，也保证医疗活动的正常进行。

在具体的医疗活动中，医务人员应当从以下方面更好地保护患者隐私权。

1. 提高保护患者隐私的法律意识　在医疗活动中，各级医疗机构应当组织开展相关知识的培训与学习，提高医务人员的法律素质和守法意识，督促医务人员在医疗活动中，自觉遵守相关法律条例，维护患者权益。

2. 养成保护患者隐私的习惯　在疾病诊治过程中，医务人员应当养成保护患者隐私的习惯，尊重患者，细致耐心，获取患者信任。在进行医疗活动时，应适当回避其他患者及患者家属，在单独对患者进行检查时，应当有第二位医务人员在场。同时，当患者被检查出某些传染性疾病时，应当首先告知患者本人，征得患者本人同意和授权后，再告知其家属。

3. 改善医疗条件，创造良好的医疗环境　医疗机构应当设立严密保护患者隐私的设施，避免泄露患者的个人隐私。教学医院应当加强管理，开创新的教学方法，如要进行教学，必须事先征得患者同意及授权后方可开展。

（二）知情同意

知情同意是指患者有权知晓自己的病情，并可以对医务人员所采取的防治医疗措施决定取舍的权利。知情同意必须包括同意的能力、信息的告知、信息的理解、自主的选择四个要素。

知情同意是一种自主选择和同意的行为。知情同意是在知情基础上的同意，知情同意应该包括知情和同意两层含义。知情是同意的前提，没有知情，就没有真正自愿的同意。同意不仅包括患者对医务人员诊疗的许可，也包括患者对诊疗措施的选择与否定。患者的知情同意权应当是对所有医疗措施的具体同意，重要的是告知患者应当知道和决定的内容，由患者自主决定。

知情同意的范围包括以下内容。

1. 患者对医疗机构的知情　患者在就诊期间，有权对医疗机构的相关规章制度，如住院须知、门诊须知等知情，同时，也有权知晓为其诊疗的相关医务人员的姓名、执业身份和专业技术职称等信息。我国《医疗机构管理条例》中规定"医疗机构必须将《医疗机构执业许可证》、诊疗科目、诊疗时间和收费标准悬挂于明显处所""医疗机构工作人员上岗工作，必须佩戴带有本人姓名职务或职称的标牌。"

2. 患者对病历资料的知情　我国在《医疗事故处理条例》规定："患者有权复印或者复制其门诊病历、住院志、体温单、医嘱单、化验单（检验报告）、医学影像检查报告、特殊检查同意书、手术同意书、手术及麻醉记录单、病理报告以及国务院卫生行政部门规定的其他病历资料。"

3. 患者对医疗方案的知情　我国《执业医师法》规定："医师应当如实向患者或其家属介绍病情，但应注意避免对患者产生不利后果。"《医疗机构管理条例》规定："医疗机构实施手术，特殊检查或者特殊治疗时，必须征得患者同意，并应当取得其家属或者关系人同意并签字。"

由此可见，通过相关法律条款的规定，患者的知情同意权在医疗行为中更好地得到了保护。

（三）遵医行为

遵医行为是患者在预防、治疗疾病及保健康复过程中与医嘱要求保持一致的行为，也称患者对医嘱的依从性。理论上，医生是专业工作者，具有患者不具备的专业知识，患者就医是把健康、生命托付给了医务工作者，因此，患者在诊疗过程中就应当遵从医嘱，以达到康复目的。

医务人员和患者在医学知识上存在着信息不对称的现象。在诊疗过程中，患者基于对医务人员的信任，将健康托付给医务人员，医务人员则利用自己的专业知识和技能，在患者的配合下，为患者减轻痛苦，给予患者更多的人文关怀和帮助。在此行为中，遵医行为是建立在医患双方的信任之上的，医患双方只有相互尊重，相互信任，才能最大可能地在患者遵医行为这一基础之上，取得最好的治疗效果。因此，在实际情况中，遵医行为存在以下几方面伦理问题。

1. 遵医行为的认知　由于患者在患病及治疗过程中，情绪常常不稳定，一般较少考虑医务人员以及医学技术的实际状况和水平，往往会对医学科学抱有较高的期望，导致患者及家属常常出现不当认知。这种不当认知往往是影响患者遵医行为的主要因素，医务人员应当进行正确地引导，使患者正确地对待医学科学的发展水平、医务人员的医疗水平及患者自身的病情。只有医患双方在认知上达成共识，才能有利于遵医行为的顺利进行。

2. 遵医行为的情感　在诊疗过程中，医务人员往往会被患者视为康复过程中的精神支持力量，能得到医务人员情感上的支持和同情是大部分患者的情感需求。因此，适当的情感关怀能够形成良好的医患情感互动，对改善患者的心理状态，消除不良情绪能起到积极作用，对良好的遵医行为打下坚实的基础。

3. 遵医行为的意志　由于疾病和痛苦，患者往往容易表现为意志消沉，甚至表现为意志脆弱，特别是一些重病及疑难病患者，容易丧失与疾病作斗争的勇气。面对患者这种意志消沉的现象，医务人员应当适当激发患者意志，树立患者同疾病斗争的信心，从而协助医务人员一起战胜疾病，更加完善遵医行为，进而取得良好的治疗效果。

（四）转诊中的伦理问题

患者的转诊常指双向转诊，不仅是指急危重症患者从城乡基层医疗卫生服务机构及时上转到具备相应医疗条件的医疗单位，也指经过医院诊治病情稳定需要康复或被确诊需要长期治疗的慢性病患者及时下转到基层医疗机构。

全科医生是患者双向转诊的执行者和管理者，以其为核心的转诊服务体系对双向转诊制度的实施起着决定性作用。在双向转诊中，全科医生应当遵循以下准则。

1. 确立基层医院与综合医院的分工合作及优势互补关系　合理区分基层卫生服务机构与综合性医院的职能地位，全科医生在基层卫生服务机构中应利用自身服务方便可及的优势，将资源相对集中在基本临床服务和适宜技术上；而综合医院要尽快调整发展方向，集中精力克服疑难重症，形成基层卫生服务机构与综合性医院两者在医疗卫生服务提供方面的差异性和互补性。在此基础上，使全科医生和专科医生及基层卫生服务机构与综合性医院形成业务上的平等平行关系，从而奠定全科医生位于医疗服务网络中的中心地位，发挥对患者在不同专科服务提供者间流转的协调与整合作用。

2. 建立、完善双向转诊　建立基层首诊制，强调基层卫生服务机构发挥全科医生的作用，提供全科医疗服务模式，在患者首诊的同时，为转诊患者提供连续、综合、协调的转诊服务，使首诊患者获得增值服务。在转诊决策方面，逐步完善转诊指南、转诊标准，规定基层全科医生、专科医生和医院所提供的医疗服务内容，让医生的转诊决策有章可循。完善相关的药物制度，减少患者因基层机构药物限制而转诊的情况。在转诊促成因素上，全科医生应当发挥医保政策的导向作用，通过加大基层卫生服务机构与医院支付比例的差距，体现基层卫生服务在节约医疗费用，降低患者医疗负担的优势，形成经济上的激励约束机制，引导患者合理分流。针对转诊全过程，全科医生应当协助建立系统的转诊质量管理机制，促进双向转诊健康发展。

3. 健全转诊服务支持体系　一个健全有效的转诊体系既要包括对患者的约束，也要体现该体系为患者在医疗服务体系中不同服务提供者之间流转时所应具有的协调性和连续性服务。因此，需加强转诊对接的组织条件建设和转诊信息支撑的平台构建。在基层卫生服务机构和医院内设置转诊服务的专职人员或部门，为转诊患者提供转诊对接、信息传递与整合等协调性服务，开通转诊绿色通道，实现转诊过程的便捷性、无缝隙特点、建立基层卫生服务机构与医院之间合作信息化操作平台和信息数据库，实现全科医生可以追踪转诊患者的就诊情况，及时将获得的医疗信息记入健康档案，为社区居民提供以家庭为单位的连续性医疗服务；同时，医院可获得基层卫生服务机构对患者的反馈信息，提高治疗效率。

4. 加强信息引导和健康教育　患者作为分级医疗最真实感受者和受惠方，明显存在着选择优质医疗服务的倾向。而随着经济水平的提升，信息化时代的来临，患者在就医选择中体现得更加独立自主。全科医生作为健康守门人，一方面应当从系统层面，即医保制度阶梯化和医疗服务结构化等方面对患者进行就医引导；另一方面应当通过适当宣传、健康教育及优化就医体验等角度出发，改善患者的择医理念。

转诊制度的建立不仅有利于居民得到完善且持续的医疗服务，更能提高医疗资源的使用效率。

第三节　全科医疗中的法律问题

 案例讨论

[案例]　患者，28岁，因"发热5天"到某社区卫生服务中心就诊，初步诊断：大叶性肺炎。社区医生询问患者是否有药物过敏史，患者否认；故接诊过程中医生在未行皮试的情况，为患者输注头孢类抗菌药物，输注约5分钟后，患者出现严重过敏反应，社区卫生服务中心进行紧急抢救的同时，转诊上级医院，但因患者反应严重，最终抢救无效死亡。事后家属立即封存患者相关病历，并要求进行医疗事故鉴定。

[讨论]

1. 该案例是否为医疗事故？

2. 医疗工作中如何避免此类情况的发生？

一、卫生法律与法规

（一）卫生法

卫生法是一门新兴的法律科学，它运用法学的原理研究国家现行的医药卫生法律、法规，以及有关医药卫生实践和医学科学及卫生事业发展中的法律现象。它通过对人们在医学科学发展和医药卫生实践中各种权利义务的规定，调整、确认、保护和发展各种良好的卫生法律关系和正常的医疗卫生工作秩序，是国家进行卫生管理的重要工具，是由国家制定或认可，并由国家强制力保证实施的，在保护人体健康活动中具有普遍约束力的社会规范的总和。

在世界上几乎所有古代文明的国家在卫生方面都有立法的记载。早在公元前18世纪，古巴比伦颁布了《汉谟拉比法典》到公元前450年古罗马颁布《十二铜表法》，在中国古代社会，颁布有《周礼》《秦律》《大明会典》等。我国新中国成立以来，先后颁布了《中华人民共和国国境卫生检疫法》《中华人民共和国传染病防治法》《中华人民共和国药品管理法》《中华人民共和国红十字会法》《中华人民共和国母婴保健法》《中华人民共和国食品安全法》《中华人民共和国献血法》《中华人民共和国执业医师法》《中华人民共和国职业病防治法》《中华人民共和国精神卫生法》10 部卫生方面的法律；《医疗机构管理条例》《护士条例》《中医药条例》《突发公共卫生事件应急条例》等 30 多部卫生行政法规。我国的卫生法是根据宪法的原则制定，主要涉及：国家卫生管理体制，卫生机构设置，任职资格、职权范围，公民、法人及其他组织在卫生活动中的权力与义务，行政责任与行政处罚等，是卫生监督的主要依据。

（二）执业医师法及意义

《中华人民共和国执业医师法》（简称执业医师法）是为了加强医师队伍的建设，提高医师的职业道德和业务素质，保障医师的合法权益，保护人民健康，制定的法规。其规定国家实行医师资格考试制度。

1. 医师的考试和注册　医师资格考试是评价申请医师资格者是否具备执业所必需的专业知识与技能的考试。医师资格考试分为执业医师考试和执业助理医师考试。考试方式分为实践技能考试和医学综合笔试。医师资格考试成绩合格，取得执业医师资格或者执业助理医师资格。医师资格统一考试办法由国务院卫生行政部门制定；省级以上人民政府卫生行政部门组织实施。《执业医师法》规定，国家实行医师执业注册制度。卫生部负责全国医师执业注册监督管理工作。县级以上地方卫生行政部门是医师执业注册的主管部门，负责本行政区域内的医师执业注册监督管理工作。

2. 医师执业规则　包括医师实施医疗、预防、保健措施，签署有关医学证明文件，必须亲自诊查、调查，并按照规定及时填写医学文书，不得隐匿、伪造或者销毁医学文书及有关资料。医师不得出具与自己执业范围无关或者执业类别不相符的医学证明文件；对急危患者，医师应当采取紧急措施进行诊治，不得拒绝急救处置；医师应当使用经国家有关部门批准使用的药品、消毒药剂和医疗器械。除正当治疗外，不得使用麻醉药品、医疗用毒性药品、精神药品和放射性药品；医师应当如实向患者或者其家属介绍病情，但因注意避免对患者产生不利后果，医师进行实验性临床医疗，应当经医院批准并征得患者本人或者其家属同意；医师不得利用职务之便，索取、非法收受患者财务或者牟取其他不正当利益；医疗机构及其医务人员应当对患者的隐私保密，泄露患者隐私或者未经患者同意公开其病历资料，造成患者损害的，应当承担侵权责任；遇到有自然灾害、传染病流行、突发重大伤亡事故及其他严重威胁人民生命健康的紧急情况时，医师应当服从县级以上人民政府卫生行政部门的调遣；医师发生医疗事故，或发现传染病疫情，或发现患者涉嫌伤害事件，或发现非正常死亡时，都应当及时向所在机构或政府有关部门报告。

3. 医师考核和培训　《执业医师法》规定，县级以上人民政府卫生行政部门负责指导、检查和监督医师考核工作。考试应当按照医师执业标准，对医师的业务水平、工作成绩和职业道德状况进行定期考核。医师考核的结果，考核机构应当报告准予注册的卫生行政部门备案，并作为医师晋升相应技术职务的条件。对考核不合格的医师，县级以上人民政府卫生行政部门可以责令其暂停执业活动 3~6 个月，并接受培训和继续医学教育，经考核仍不合格的，则注销注册，收回医师执业证书。县级以上人民政府卫生行政部门应当制订医师培训计划，对医师进行多种形式的培训，为医师接受继续医学教育提供条件。

二、医疗事故及处理程序

（一）医疗事故的概念与等级

1. 医疗事故的概念　医疗事故是指医疗机构及其医务人员在医疗活动中，违反医疗卫生管理法律、行政法规、部门规章和诊疗护理规范、常规，过失造成患者人身损害的事故。

2. 医疗事故的等级 根据对患者人身造成的损害程度，医疗事故分为四级：一级医疗事故，造成患者死亡、重度残疾的；二级医疗事故，造成患者中度残疾、器官组织损伤导致严重功能障碍的；三级医疗事故，造成患者轻度残疾、器官组织损伤导致一般功能障碍的；四级医疗事故，造成患者明显人身损害的其他后果的。

（二）医疗事故的预防与处置

1. 病历书写、复印或复制 《侵权责任法》规定，医疗机构应当按照国务院卫生行政部门规定的要求，书写并妥善保管病历资料。《医疗事故处理条例》规定，因抢救急危患者，未能及时书写病历的，有关医务人员应当在抢救结束后 6 小时内据实补记，并加以注明。任何单位和个人都不得涂改、伪造、隐匿、销毁或抢夺病历资料。患者有权查阅、复印或复制自己的客观性病历资料，包括门诊病历、住院志、体温单、医嘱单、化验单（检验报告）、医学影像学检查资料、特殊检查同意书、手术同意书、手术及麻醉记录单、病理资料、护理记录以及国务院卫生行政部门规定的其他病历资料。患者依照前款规定要求复印或复制病历资料的，医疗机构应当提供复印或复制服务并在复印或复制的病历资料上加盖证明印记。复印或复制病历资料时，应当有患者在场。医疗机构应患者的要求，为其复印或复制病历资料，可以按照规定收取工本费。具体收费标准由省、自治区、直辖市人民政府价格主管部门与同级卫生行政部门规定。

2. 告知与报告 根据《医疗事故处理条例》规定，医务人员在医疗活动中发生或发现医疗事故、可能引起医疗事故的医疗过失行为或发生医疗事故争议的，应当立即向所在科室负责人报告，科室负责人应当及时向本医疗机构负责医疗服务质量监控的部门或专（兼）职人员报告。负责医疗服务质量监控的部门或专（兼）职人员接到报告后，应当立即进行调查、核实，将有关情况如实向本医疗机构负责人报告，并向患者通报、解释。发生医疗事故等医疗损害的医疗机构，应当按照规定向所在地卫生行政部门报告。发生重大医疗过错行为的，如导致患者死亡或可能造成患者中度以上残疾、器官组织损伤导致严重功能障碍的医疗事故等医疗损害，导致 3 人以上人身损害后果，国务院卫生行政部门和省、自治区、直辖市人民政府卫生行政部门规定的其他情形等。医疗机构应当在 12 小时内向所在地卫生行政部门报告。发生或发现医疗过错行为，医疗机构及其医务人员应当立即采取有效措施，避免或减轻对患者身体健康的损害，防止损害扩大。

3. 病历资料的封存与启封 发生医疗事故等医疗损害争议时，主观性病历资料，包括死亡病例讨论记录、疑难病例讨论记录、上级医师查房记录、会诊意见、病程记录等应当在医患双方在场的情况下封存和启封。封存的病历资料可以是复印件。封存的病历资料由医疗机构保管。

4. 尸检 患者死亡，医患双方当事人不能确定死因或者对死因有异议的，应当进行尸检。尸检必须在患者死亡后 48 小时内进行，但具备尸体冻存条件的可以延长至 7 日。尸检应当经死者近亲属同意并签字，由按照国家有关规定取得相应资格的机构和病理解剖专业技术人员进行。医疗事故等医疗损害争议双方当事人可以请法医病理学人员参加尸检，也可以委派代表观察尸检过程。拒绝或者拖延尸检，超过规定时间，影响对死因判断的，由拒绝或者拖延的一方承担责任。

（三）医疗事故的技术鉴定

1. 鉴定的提起　卫生行政部门接到医疗机构关于重大医疗过失行为的报告或者医疗事故争议当事人要求处理医疗事故争议的申请后，对需要进行医疗事故技术鉴定的，交由负责医疗事故技术鉴定工作的医学会组织鉴定；医患双方协商解决医疗事故争议，需要进行医疗事故技术鉴定的，由双方当事人共同委托负责医疗事故技术鉴定工作的医学会组织鉴定。当事人对首次医疗事故技术鉴定结论不服的，可以自收到首次鉴定结论之日15日内向医疗机构所在地卫生行政部门提出再次鉴定的申请。

2. 鉴定组织及其分工　医疗事故技术鉴定由医学会组织专家鉴定组进行，设区的市级地方医学会和省、自治区、直辖市直接管辖的县（市）地方医学会负责组织首次医疗事故技术鉴定工作。省、自治区、直辖市地方医学会负责组织再次鉴定工作。必要时，中华医学会可以组织疑难、复杂并在全国有重大影响的医疗事故争议的技术鉴定工作。

3. 鉴定专家组的产生和组成　负责组织医疗事故技术鉴定工作的医学会应当建立专家库。专家库由具备下列条件的医疗卫生专业技术人员组成：①有良好的业务素质和职业品德；②受聘于医疗卫生机构或者医学教学、科研机构并担任相应专业高级技术职务3年以上。有良好的业务素质和职业品德，并具备高级技术任职资格的法医可以受聘进入专家库。医学会依照规定聘请医疗卫生专业技术人员和法医进入专家库，可以不受行政区域的限制。符合规定条件的医疗卫生专业技术人员和法医有义务进入专家库，并承担医疗事故技术鉴定工作。

4. 鉴定原则和依据　据有关规定，医疗事故鉴定应坚持下列原则。

（1）依法鉴定原则　在实体上，应据相关法规和技术规范进行鉴定；在程序上，应遵守鉴定人员的资格、抽取、回避等规范。违反依法鉴定的，卫生行政部门应要求重新鉴定。

（2）科学鉴定原则　应根据医学科学原理和专业知识进行鉴定；在事实清楚、证据确凿基础上，综合分析患者的病情和个体差异，作出鉴定结论。做到事实清楚、定性准确、责任明确。

（3）独立鉴定原则　应以事实为根据，以法律为准绳，不受其他因素干扰地进行鉴定；鉴定人自己不得接受双方当事人的财产或其他利益。

（4）合议制原则　鉴定组人员应为单数，鉴定结论应当半数通过，且鉴定过程应如实记载。

（5）两鉴终鉴原则　医疗事故鉴定分为首次鉴定和再次鉴定。再次鉴定在行政处理上是终极鉴定，当事人不得再次申请卫生行政部门要求鉴定。但当事人可申请重新鉴定，或依法提起相关诉讼。

专家鉴定组依照医疗卫生管理法律、行政法规、部门规章和诊疗护理规范、常规，运用医学科学原理和专业知识，独立进行医疗事故技术鉴定，对医疗事故进行鉴别和判定，为处理医疗事故争议提供医学依据。

5. 鉴定程序和要求

（1）双方当事人提交进行医疗事故技术鉴定所需材料　医学会应当自受理医疗事故技术鉴定之日起5日内通知医疗事故争议双方当事人提交进行医疗事故技术鉴定所需的材料。当事人应当自收到医学会的通知之日起10日内提交有关医疗事故技术鉴定的材料、书面陈述及答辩。医疗机构无正当理由未依照规定如实提供相关材料，导致医疗事故技术鉴定不能进行的，应当承担责任。

（2）抽取参加医疗事故技术鉴定的相关专业专家　医患双方应当在医学会主持下从专家库中随机抽取参加医疗事故技术鉴定的相关专业专家。在特殊情况下，医学会根据医疗事故技术鉴定工作的需要，可以组织医患双方在其他医学会建立的专家库中随机抽取相关专业的专家参加鉴定或者函件咨询。专家鉴定组人数为单数，涉及的主要学科的专家一般不得少于鉴定组成员的二分之一；涉及死因、伤残等级鉴定的，并应当从专家库中随机抽取法医参加专家鉴定组。专家鉴定组成员有下列情形之一的，应当回避，当事人也可以以口头或者书面的方式申请其回避：是医疗事故争议当事人的近亲属的；与医疗事故争议有利害关系的；与医疗事故争议当事人有其他关系，可能影响公正鉴定的。

（3）调查取证、听取陈述及答辩并进行核实　医学会应当自接到当事人提交的有关医疗事故技术鉴定的材料、书面陈述及答辩之日起45日内组织鉴定并出具医疗事故技术鉴定书。专家鉴定组进行医疗事故技术鉴定，实行合议制。专家鉴定组应当认真审查双方当事人提交的材料，听取双方当事人的陈述及答辩并进行核实。双方当事人应当按照规定如实提交进行医疗事故技术鉴定所需的材料，并积极配合调查。必要时，医学会可以向双方当事人调查取证。当事人任何一方不予配合，影响医疗事故技术鉴定的，由不予配合的一方承担责任。

专家鉴定组独立进行医疗事故技术鉴定。任何单位或者个人不得干扰医疗事故技术鉴定工作，不得威胁、利诱、辱骂、殴打专家鉴定组成员。

6. 不属于医疗事故的有下列情形

①在紧急情况下为抢救垂危患者生命而采取紧急医学措施造成不良后果的；②在医疗活动中由于患者病情异常或患者体质特殊而发生医疗意外的；③在现有医学科学技术条件下，发生无法预料或不能防范的不良后果的；④无过错输血感染造成不良后果的；⑤因患方原因延误诊疗导致不良后果的；⑥因不可抗力造成不良后果的。

（四）医疗事故防范措施

医疗事故是影响医疗安全的重要因素，是关系到患者疾苦和生命安全的大事。随着医疗工作量的增加，医疗事故发生率呈上升趋势，医疗纠纷也随之递增。因此，加强医疗事故的管理，防止医疗事故的发生，在医院管理中显得尤为重要。医疗事故防范措施有以下几点。

1. 树立依法行医、依法办事的理念　医疗机构及其医务人员在医疗活动中必须严格遵守医疗卫生管理法律、行政法规、部门规章制度和诊疗护理规范、常规，恪守医疗服务职业道德，这对于保证医疗质量，保障医疗安全，防范医疗事故的发生等具有特别重要的意义。

2. 完善医疗机构各项规章制度　各级医疗机构实施系统化、标准化、制度化、规范化管理，提高医疗服务质量，提高医疗安全管理工作，增强制度约束力。同时各医疗单位要配备专职人员，监督管理医疗质量，接受患者对医疗质量的投诉，协调处理医疗争议。医疗单位应制定防范、处理医疗事故的预案，减轻医疗事故的损害。

3. 加强对医务人员的培训　医疗机构一方面要注重医务人员对法律法规的学习教育培训，学法、懂法、守法，增强侵害损害赔偿意识；另一方面，要注重医务人员的业务学习，不断提高医务人员的业务水平，除此之外还要加强对医务人员医德医风教育，使医务人员以高度认真负责的态度去对待医疗工作，全心全意为患者服务。

4. 重视病历的书写与保管　病历的书写不仅反映了医务人员的责任心与技术水平，也反映了医院的管理水平。在医疗事故争议中，病历往往是医患双方关注的焦点之一，也是判定责任的重要依据，是鉴定和判定的具有法律意义的文件。客观、完整、真实的病历对于公正判断医疗事故往往起着决定性作用。重视病历的书写与保管，加强对病历的管理与监督，不仅有利于医疗争议中举证，也是医疗机构现代化管理的一个标志。

三、社区卫生服务功能与全科医疗执业

（一）社区卫生服务功能

一般而言，社区卫生服务机构的服务对象为辖区内的常住居民、暂住居民及其他有关人员。社区公共卫生服务项目共 10 大类 25 项，10 大类包括社区卫生信息管理、社区健康教育、社区传染病预防控制与免疫接种、社区慢性病预防控制、社区精神卫生服务、社区妇女保健、社区儿童保健、社区老年保健、社区康复服务、社区计划生育技术服务与指导。具体包括以下几点。

（1）负责一般常见病、多发病的治疗，急性传染病、慢性传染病的预防、慢性病的预防治疗，建立居民健康档案，了解掌握居民健康状况，对家庭和居民进行医疗卫生指导、健康教育和管理，组织开展社区卫生活动，开展高危人群和重点慢性病筛查，实施高危人群和重点慢性病病例管理。

（2）负责围生期保健和儿童免疫计划，开展新生儿保健、婴幼儿及学龄前儿童保健，协助对辖区内托幼机构进行卫生保健指导。提供婚前保健、孕前保健、孕产期保健、更年期保健，开展妇女常见病预防和筛查。指导老年人进行疾病预防和自我保健，进行家庭访视，提供针对性的健康指导。

（3）向辖区居民提供医疗信息、家庭出诊、家庭护理、家庭病床等家庭医疗服务和转诊服务。

（4）提供社区现场应急救护，急性病住院治疗后家庭恢复期的康复服务、健康教育及精神卫生服务，普及卫生保健常识，实施重点人群及重点场所健康教育，帮助居民逐步形成利于维护和增进健康的行为方式；实施精神病社区管理，为社区居民提供心理健康指导。

（5）根据国家规定收集、报告辖区有关卫生信息，开展社区卫生诊断，建立和管理居民健康档案，向辖区街道办事处及有关单位和部门提出改进社区公共卫生状况的建议。

（6）协助处置辖区内的突发公共卫生事件及政府卫生行政部门规定的其他公共卫生服务。

（二）全科医疗的执业范围

1. 全科医疗科的执业范围　全科医疗是我国近 20 多年来发展起来的基层医疗保健体系，它综合了生物医学、行为科学和社会科学等领域的最新研究成果，是一种以个人为中心、家庭为单位、社区为范围的连续性、综合性及协调性的医疗保健服务。其执业范围包括：①一般常见病、多发病诊疗、护理和诊断明确的慢性病治疗。②社区现场应急救护。③家庭出诊、家庭护理、家庭病床等家庭医疗服务。④转诊服务。⑤康复医疗服务。⑥政府卫生行政部门批准的其他适宜医疗服务。

2. 全科医师的执业范围与执业地点

（1）全科医师的执业范围 全科医师可在预防保健科、康复医学科、老年医学科等相关科室执业。其主要工作内容为：建立并使用家庭、个人健康档案（病历）；社区常见病、多发病的诊疗及适宜的会诊、转诊；急、危、重患者的院前急救与转诊；社区健康人群与高危人群的健康管理、慢性病患者的系统管理；提供家庭病床及其他家庭服务；社区重点人群保健；人群与个人健康教育；提供基本的精髓卫生服务（包括初步的心理咨询与治疗）；开展医疗与伤残的社区康复；计划生育技术指导；通过社区全科医生团队合作提供基本医疗、家庭护理、公共卫生服务等。

（2）全科医师的执业地点 城市社区卫生服务机构和农村乡镇卫生院，同时可根据需要多点注册执业，可以在基层医疗卫生机构全职或兼职工作，也可以开办诊所。

本章小结

在全科医疗临床实践活动中，应重点解决如何通过沟通建立和维护和谐的医患关系，同时，通过对医学伦理学及医学临床实践中法律问题的理解，使临床医疗实践中的医疗行为更加规范。将医学人文相关知识熟练地运用到全科医学的医疗、预防、保健、康复等医疗卫生服务中。

重点提示：医患关系的概念、医患关系的模式、医患关系的基本原则、医学伦理学的概念、医学伦理学的基本原则、医疗事故的预防与处置、医疗事故的技术鉴定。

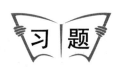

习题

一、选择题

【A1/A2 型题】

1. 全科医生在诊疗过程中应采取的医患关系模式是

    A. 主动-被动型　　B. 指导-合作型　　C. 共同参与型　　D. 信托性模式

    E. 合作型

2. 不属于医患沟通基本原则的是

    A. 真诚原则　　　　B. 同情原则　　　　C. 平等原则　　　　D. 尊重原则

    E. 不伤害原则

3. 医学伦理学的基本原则中，以下哪一项是医学界的传统原则

    A. 尊重原则　　　　B. 有利于原则　　　C. 知情同意原则　　D. 公正原则

    E. 保密原则

4. 据对患者人身造成的损害程度，医疗事故分为四级，其中造成患者轻度残疾、器官组织损伤导致一般功能障碍，属于哪一级医疗事故

    A. 一级　　　　　　B. 二级　　　　　　C. 三级　　　　　　D. 四级

    E. 五级

5. 因抢救急危患者，未能及时书写病历的，有关医务人员应当在抢救结束后几小时内据实补记

　　A. 2 小时　　　　　　B. 4 小时　　　　　C. 6 小时　　　　　D. 8 小时

　　E. 10 小时

二、思考题

1. 医患沟通的基本原则有哪些？

2. 全科医生执业的伦理原则是什么？

3. 全科医疗临床实践中应注意哪些法律问题？

（范腾阳）

扫码"练一练"

第十章　全科医疗质量、资源及安全管理

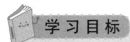
第一节　概　述

一、全科医疗质量的概念

（一）质量

质量是指产品或服务能够满足规定要求或人们需要的特征和特性的总和。越接近所规定的要求，则质量越高；越偏离所规定的要求，则质量越差。质量的特点是可分析、可鉴定。只有质量要素及管理因素所决定的质量才属质量范围，而科学技术无法控制因素所导致的所有不良后果，均不属于质量范畴。

（二）医疗质量

医疗质量是指医疗机构向社会所提供医疗服务的优劣程度，代表着医疗机构医疗服务的质量。医疗质量越高则诊疗效果越好；反之，诊疗效果越好，说明医疗质量越高。

（三）全科医疗质量

全科医疗质量是全科医疗服务机构向社区居民所提供的医疗服务效果的优劣程度。该质量可通过全科医疗服务过程中的安全性、有效性、积极性、患者满意度等多个方面得以表现。全科医疗服务是否全面、准确是评价全科医疗服务质量的一项重要标志。

二、全科医疗质量的特点

（一）学科的综合性

全科医疗服务涉及社会学、行为学、心理学、公共关系、社会医学、卫生管理、健康教育等多种人文科学技术。因此在人文科学技术方面，全科医疗质量较临床服务质量更加复杂。

（二）影响因素的复杂性

全科医疗质量受诸多因素综合作用的影响，这些因素不仅包括了临床医学、基础医学、预防医学等多个学科，还涵盖了社区的自然条件、社会条件以及经济、文化、心理因素等多个方面。

（三）医疗基础性

全科医疗服务属于基础医疗保健的一种，首次诊断与治疗、提供个体化医疗服务等是其

扫码"看一看"

主要内容和方式；必要时可将患者转至上级医疗机构诊治；对慢性病患者可进行连续性照顾，还可通过筛查、科普、咨询等方式预防疾病。全科医疗服务涵盖了医疗、预防、保健、康复、健康教育以及计划生育技术服务等诸多方面，包括了院内（社区卫生服务中心）与院外（社区卫生服务中心外）服务。虽然全科医疗范围广、内容多，但与专科医疗相比，服务范围却宽而相对浅，主要提供基础医疗保健服务，是全科医疗质量的主要组成部分。

（四）服务质量的相对性

全科医疗质量与经济文化水平、医学技术发展有关。既不能脱离现实追求理想化的服务质量，也不能以经济文化程度不高或卫生技术发展水平偏低为由而容忍低劣的服务质量。

（五）提供者及接受者的敏感性

全科医疗服务人员会因为发生医疗缺陷或造成不良后果而对质量敏感；而接受全科医疗服务的居民也会因担心自己健康受损而对质量敏感。这种敏感增加了全科医疗服务及其管理的难度。

三、全科医疗质量的组成要素

全科医疗质量的组成要素分为全科医疗基础质量、全科医疗环节质量以及全科医疗终末质量。

扫码"看一看"

（一）全科医疗基础质量

全科医疗基础质量是指形成、维持和支撑整个全科医疗质量的基础条件和决定力量，影响着全科医疗质量的优劣。包括下列 6 个要素。

1. 人力　实现全科医疗服务的人员的数量和结构，如全科医生、社区护理人员、医技人员、管理人员等的数量和结构及综合素质，在全科医疗质量管理中具有决定性作用。

2. 技术　开展全科医疗服务所需的技术，如临床诊疗技术、预防保健技术、社区康复技术、社区干预技术及全科医疗服务管理技术等。

3. 资金　全科医疗服务过程中需要的资金，是全科医疗服务得以开展的物质基础。

4. 设备和设施　开展全科医疗服务所需的建筑设施、医疗物质、药品、常用的器械、仪器、设备等。

5. 时间安排　包括排班、值班、日程及各种服务的时间要求，如家庭访视、家庭病床、出诊、门诊诊断的时间要求等。时间安排必须做到及时、准时、适时和高效，是全科医疗服务时效性的保障。

6. 制度标准　包括全科医疗服务活动的各项规章制度、技术标准和管理规定。

（二）全科医疗环节质量

环节质量又称为工序质量。全科医疗环节质量即指是在全科医疗活动过程中所产生的质量，具体是指全科医生在从事全科医疗活动过程中各个阶段、工作节点和有关步骤所表现出的服务效果。根据诊疗程序划分为 4 个方面。

1. 诊断质量　包括临床诊断、技术操作性诊断和仪器检查的质量。

2. 治疗质量　包括药物性治疗、技术操作性治疗和仪器治疗等的质量。

3. 护理质量　包括临床护理、生活护理、心理护理等方面的质量。

4. 保健质量　包括健康检查、疾病预防、健康教育、社区康复等方面的质量。

（三）全科医疗终末质量

全科医疗终末质量反映了整个全科医疗活动终结后的质量，是对全科医疗服务活动效果的评价。终末质量的评价指标大多采用国家及上级机关所规定的统计指标，如发病率、病死率、患病率、老年人生活质量水平的提升等。根据角度的不同，全科医疗终末质量可通过不同的指标来评价服务效果。

1. 根据评价的对象不同

（1）整体终末质量　针对所有的服务对象进行评价，包括正常人群、患者和特殊人群等，一般采用评分的方法如诊断符合率、治愈率等进行。

（2）病例终末质量　针对每个患者的服务效果进行评价，如慢性病患者的诊疗效果，老年人群、儿童和妇女保健系统管理质量等。

2. 根据服务的内容　疾病诊疗、预防保健、康复和健康教育等工作质量，常采取健康和疾病的统计学指标进行效果评价。

3. 根据服务的范围分　全科医疗机构内的质量、转诊和转院指标、家庭服务以及社区服务质量等指标。

第二节　全科医疗质量管理

全科医疗质量的管理对于全科医疗事业的发展至关重要。以下就全科医疗服务的管理内容、管理方法、评价指标进行介绍。

一、全科医疗质量管理内容

（一）疾病的诊断和治疗管理

全科医生需详细采集患者病史并分析、探寻疾病的原因、实施必要的检查，作出迅速、全面、准确的诊断。根据患者的实际情况提供有效治疗方案，并确保和监督治疗方案的实施，同时要根据病情变化调整方案，直至疾病好转或治愈。此外还要设立病历、检查、处方的监控，根据合格的病历比例、治愈率或好转率等评估诊疗效果。

（二）双向转诊质量管理

双向转诊是指全科医疗机构与上级医疗机构之间互转患者。这是全科医疗服务的重要环节。

> **知识链接**
>
> 澳大利亚的双向转诊渠道比较通畅。社区居民要经过全科医生转诊之后才可到专科医生处进行就诊。全科医生根据患者的病情和要求，通过已录入电脑中的专家和实验室的资料，来进行专科医生的选择。全科医生和专科医生通过点对点的联系进行沟通，在紧急情况下，可直接电话联系。由于转诊渠道和中间环节非常简单、灵活，澳大利亚的转诊效率很高，效果显著。此外，澳大利亚对医疗资源采用网络化管理，澳大利亚政府有专门的信息统计部门对各类信息进行标准化和规范化管理，该数据库存有社区居民的出生、死亡信息，同时还能根据患者就医配药情况了解社区居民疾病分布，并且各部门之间均可实现信息共享和协作，共同进行全科医疗质量管理，基本达到了资源共享。

1. 双向转诊质量管理上的要求

（1）建立双向转诊标准　要根据病情的严重程度建立严格的双向转诊标准。

（2）建立全科医疗机构转诊的管理制度　具体包括如何转诊，如何转送患者资料等。

（3）全科医疗机构与上级医疗机构双方签订双向转诊协议　转诊时，双方需签订双向转诊协议，明确各自的权利和责任；建立各种例会制度，如月末、季度末例会，加强信息沟通。

2. 双向转诊的意义

（1）对处于任何患病阶段的患者提供永久支持。

（2）减少不必要的检查和药物费用。

（3）执行双向转诊制度的医生需实施预约制度，从而缩短等候时间，减低就诊难度，提高患者满意度。

（4）增强了居民对全科服务信任度，增强了开展全科医疗服务、提升全科医疗质量的信心。

3. 双向转诊应遵循的指导原则　①患者自愿原则；②分级诊治原则；③就近转诊原则；④针对性和有效性原则；⑤资源共享原则；⑥连续管理原则。

（三）家庭病床质量管理

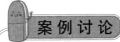
案例讨论

[案例] 2008 年 1 月，广东省中山市小榄镇镇政府对小榄医院所管辖的 8 家社区卫生服务站开设了家庭病床服务，并于 2009 年 1 月启动了医院专家驻站查床的管理模式。具体措施：小榄人民医院专门成立了家庭病床管理专家组，并制订了《小榄人民医院家庭病床管理实施细则》和家庭病床临床路径，并对社区的医护人员进行全员培训。2009 年 1 月，针对社区卫生服务站的技术不足的问题，医院指派 16 名专家通过"二对一"（即医院两名专家对应一家卫生服务站）的模式，对各卫生服务站的医生进行指导，并到站查体、了解患者情况、指导社区医生家庭病床临床路径的落实、评估患者病情严重程度等，根据患者实际情况制定出有针对性的个体化的治疗、管理方案。通过对家庭病床建床数、家庭病床临床路径效果、患方满意度等这三方面进行考核，发现专家驻站前的病床增加了 260.22%、家庭临床路径病历质量提高了 27.30%、患者满意度上升了 24.50%。

[讨论]

综合医院专家驻站指导社区卫生工作的管理模式是否合理有效？

家庭病床主要针对需要长期医疗照顾又适宜在社区治疗和康复的患者，是在个人居住场所设立类似医院病床的一种方式。家庭病床是全科医疗服务的重要形式。需建立家庭病床的设立标准；规范全科医生家庭病床的服务职责；建立家庭病床随访制度和病历档案的书写标准；需建立家庭病床服务的程序，完善服务质量的监测制度及服务效果的考核制度。

（四）健康档案质量管理

社区居民健康档案质量管理，首先要考虑档案的覆盖人群范围和家庭范围，尤其需要

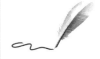

考虑重点人群的健康档案建立情况；其次要规范健康档案的内容和记录方式，内容上应针对不同的人群和疾病，记录上既要填写方便又能满足统计学和计算机管理的要求；此外还要建立健康档案的管理和利用制度，及时建立和更新档案，分类存档档案，建立相应的计算机管理制度等；最后还要对健康档案的质量进行定期的考核和评估。

（五）社区卫生服务管理

建立并健全社区卫生服务质量标准体系，如妇幼保健可考虑孕产妇系统管理率及其最低限的指标值；建立相应的专业体系质量管理方法，应依照全科医疗的工作特点，以质量管理基本方法作为依据，建立适合自身需要的质量管理方法；建立和完善相应的检查和评估制度，不光要检查工作的数量，更要检查知晓率等。

（六）全科医疗风险管理

社区卫生服务机构条件与全科医生医疗水平的限制，以及社区居民健康和疾病问题的复杂性，决定了全科医疗服务存在较大的风险，因而要加强全科医疗风险管理。

（1）要使全科医疗机构每位人员树立风险意识，如要有风险的概念，学习相关医疗事故法律知识，明确可能存在的风险及后果。

（2）要严格建立并执行双向转诊标准。

（3）要建立、健全并遵循各项规章制度，如岗位工作制度、卫生服务机构工作制度、差错和事故防范制度、废弃物无害化处理制度及药品管理制度等。

（4）要严格根据相关技术规范提供服务，如疾病诊断治疗、护理规范、家庭病床规范、社区康复规范等要求。

（5）要运用科学的管理办理对全科医疗服务进行管理，如全面质量管理、标准化管理等。

二、全科医疗质量管理方法

（一）全面质量管理办法

全面质量管理的基本步骤构成了一个封闭的循环，称为管理循环，是由美国质量管理专家戴明博士提出的一种工作程序：由计划（plan）、实施（do）、检查（check）和行动（action）所构成，简称 PDCA 循环，又称"戴明环"。

PDCA 循环能使一切管理活动有效进行，适用于全科医疗服务的各个方面，已成为医疗卫生机构质量管理的一种基本方法。

1. PDCA 循环管理的特点

（1）大循环套小循环　整个机构有一个大的 PDCA 循环，而根据科室、组、个人等层次，有更小的循环。下一层的 PDCA 循环是上一层次 PDCA 循环的组成部分和实现的前提。通过这样的循环，将整个机构的工作连接起来，相互协作、相互促进。

（2）按程序办事　PDCA 循环共分为 4 个阶段、8 个步骤，必须按要求进行，不可更改。

（3）螺旋式上升　PDCA 循环每循环一次，都应该解决一批问题，且每次循环都有新的计划和问题，如同上楼梯一样，呈螺旋式上升，不断提升。

2. PDCA 循环管理步骤

（1）找出问题　通过分析现有的质量状况，找出存在的问题。

（2）分析原因 通过调查和研究，分析问题产生的原因及其影响因素。

（3）制定目标 确定解决问题已经达到的程度与时间期限，制定相应的目标。

（4）制定计划 围绕目标制定可操作性的计划来解决问题。

（5）实施阶段 落实计划中要求的各项内容，提出时间、数量和质量方面的要求，并将目标落实到每个部门和成员。

（6）检查阶段 检查计划的执行情况，验证执行结果，记录和统计资料，分析进展情况，纠正偏差。

（7）巩固阶段 包括针对执行中发生的问题提出解决的办法，并提出防止类似问题发生的预防措施。

（8）遗留问题 转入下一个 PDCA 循环去解决。

（二）全科医疗服务标准化管理

标准作为实施科学管理的基础，是指衡量某项工作或者某一事物应该达到的水平、尺度和必须遵守的规定，是质量要求的一种具体体现。全科医疗服务的技术管理和服务活动离不开标准，也是在一定的标准约束下进行的活动。因而，全科医疗服务需要建立完整的合理的质量标准体系，实行质量标准化管理。

1. 全科医疗服务标准化体系

（1）总体质量标准 常用目标反映，包括近期目标、中期目标、远期目标。总体质量目标是质量管理的出发点，由居民卫生服务的需求、医疗机构的服务能力和居民的支付能力等决定。

（2）基础质量标准 包括人员的编制数量、质量和比例标准，业务范围、诊疗和护理技术操作流程等标准，诊疗、抢救设备及设备管理标准，建筑、通风取暖等环境标准，责任制、考勤、奖惩管理等基础管理标准等。

（3）环节质量标准 全科医疗中的各项环节都必须制定相应的质量标准，如健康档案质量标准、护理质量标准、诊疗质量标准、家庭病床标准、药剂工作质量标准等。

（4）终末标准 指的是确保质量目标实现的措施，也是评价医疗质量和工作人员质量的尺度，包括医疗质量标准、医疗缺陷标准、质量检查控制制度以及差错事故处理条例等。这些标准可用治愈率、病死率、一级护理合格率等指标表示。

2. 全科医疗标准化管理的质量控制方法 标准化管理可分为目标、标准、控制、奖惩这四个环节，其中关键环节在于控制。在实行全科医疗质量标准化管理中，关键在于质量控制。

（1）按时限进行质量控制的方法 ①事前控制：在治疗发生前采取相应措施进行质量控制，如对工作人员进行质量教育、对全科医生实施专业培训等。②事后控制：就是质量发生后，检查发现存在的问题，提出提高质量的方法并予以纠正，如全科医疗机构制定的月度、季度、年度质检制度等。

（2）按对象层次进行质量控制的方法 ①自我控制：运用自我管理办法，提升个人思想、业务、身体素质以达到质量指标要求。是最基本的质量管理手段。②逐级控制：根据质量控制系统从上而下逐级进行质量控制。是岗位职责制在全科医疗质量管理方面的体现。③平行控制：协调人与人、部门与部门间的关系，加强协作。④越级控制：不受质量管理系统原有逐级控制的限制，直接跨级进行质量管理控制。如卫生行政部门可越过社区卫生服务中心，对社区卫生服务站的全科医疗工作进行直接控制。

三、全科医疗质量评价指标

全科医疗质量评价指标反映了社区卫生的投入、过程及效果情况。评价指标必须要具备有效性、可靠性、敏感性和特异性等。一般来说，评价指标的资料可来源于现有资料和专项检查。前者包括病案记录、预防保健工作手册、健康档案等，后者是指直接现场观察、病员调查、社区卫生专题研究等。一般来讲，全科医疗质量指标可分为以下几方面。

（一）全科医疗资源指标

全科医疗资源指标常用来反映政府、单位和居民等对全科医疗服务的资源投入比重，包括人力、物力、财力、时间等方面的投入。

1. 人力指标　包括每千人口全科医生（或护士）数、全科医生（或护士）的学历构成和职称构成、全科医护人数比等。

2. 物力指标　包括每千人口占有的全科医疗设备额（万元）等。

3. 财力指标　包括医疗费用负担形式和构成、人均全科医疗服务费用等。

4. 时间指标　包括人均服务时间、人均就医等候时间等。

（二）全科医疗服务过程指标

全科医疗服务过程指标主要用来说明社区卫生机构在提供服务的各个环节、各项活动、各种服务项目的数目和质量。总的来说包括以下几方面。

1. 疾病诊断治疗　包括初诊准确率、误诊率、门诊和急诊抢救成功率、疾病好转率和治愈率、甲级病案率、抗菌药物使用率、静脉输液率等。

2. 会诊转诊　包括疑难病例会诊比例、全科医生人均转诊人次、上级医疗机构转诊到社区卫生机构人次占总转诊人次比例等。

3. 护理　包括护理优良率、护士人均家庭护理人次数等指标。

4. 连续性服务　包括利用非全科医疗资源患者比例、慢性病管理率及全科医生（或护士）人均随访人次数等。

5. 健康教育　包括健康教育普及率、保健知识知晓率、健康行为形成率等。

6. 健康档案　包括社区卫生服务机构进行卫生状况调查比例、家庭健康档案建档率、社区重点人群健康档案建档率等。

7. 预防保健　包括周期性预防筛查比例、儿童保健系统管理率、儿童计划免疫接种率、孕产妇保健系统管理率、慢性非传染性疾病系统管理率等指标。

8. 家庭病床　包括全科医生人均家庭病床建床数、提供规范服务的家庭病床比例等。

9. 保健合同　包括家庭保健合同签订率、医生人均签约家庭数、合同有效执行比例等。

（三）全科医疗服务利用指标

全科医疗服务利用指标反映了服务质量是否满足了社区居民的要求，也反映了医疗服务的效率。全科医疗服务利用可以用社区居民就诊情况来说明。

常用指标有平均每名全科医生年门诊人次数、两周就诊率、社区居民每人每年就诊次数、每千人口两周就诊人数、每千人口两周就诊次数、病床使用率等。

（四）健康状况指标

一些生命统计指标如婴儿死亡率、孕产妇死亡率等和一些疾病统计指标，如发病率、患病率、残疾率等在全科医疗服务工作尤其是城市全科医疗服务效果的评价方面存在局限性。原因之一在于城市社区的婴儿、孕产妇死亡率相对较低，另一方面由于上述指标适用于基数较大人群，而城市社区难以达到该要求。因此，评价社区，尤其是城市社区健康状况，使用生命质量指标、慢性病及老年病指标更适宜。

常用指标有常见慢性病患病率、疾病构成、法定报告传染病发病率、残疾率；总死亡率、死亡构成、平均期望寿命、婴儿死亡率、孕产妇死亡率；健康期望寿命、每人每年卧床日数或休工日数、每人每年休学日数、慢性病患者生活能力增加率、老年人生活能力增加率、精神病患者社区康复率等。

（五）满意度指标

满意度指标说明了居民、患者等社区的各种人群和部门对全科医疗服务的满意状况，是社区人群对全科医疗服务的综合反映。

常用指标有社区患者投诉率、患者不遵医嘱发生率、中止医疗保健合同比例、患者满意度、社区居民满意度、医务人员满意度等。

（六）全科医疗服务费用指标

全科医疗服务费用指标说明了全科医疗服务过程中的有关费用。该费用不仅能说明了全科医疗服务的效益，而且费用的高低与居民的承受能力有关，进一步影响全科医疗服务的利用。

常用指标有平均每张处方费用、平均每诊疗人次费用、平均每个家庭病床每天医疗费用、平均每个全科医生年业务收入、药费占业务收入的比例等。

第三节　全科医疗资源管理

全科医疗资源作为卫生资源的组成部分，指的是国家、社会和个人在一定条件下所提供的用于全科医疗服务的人力、物力、财力、技术、信息的总称。只有全科医疗资源得到合理利用才能使得有限的资源发挥出最大的优势。

一、全科医疗人力资源

（一）全科医生

全科医生是指提供医疗服务的掌握多学科有机结合的综合技术的专门人才，其所处工作环境主要是社区和家庭。在知识结构方面，全科医生应掌握临床医学、预防医学、流行病学、统计学、卫生管理学等多学科的知识；在技能方面，全科医生应具备常见疾病诊疗能力、基本检查操作能力、沟通能力、康复技能、健康档案管理分析能力、社区诊断能力等。

目前，我国的全科医生来源途径主要有两条。①全科医师岗位培训：就是将愿意从事全科医疗服务的临床医务人员经过一定时间的全科相关基本知识、基本技能的培训和考核，再进入全科医疗机构开展全科医疗服务。②全科医生规范化培训：即按卫生部规定，临床医学本科毕业生经过临床各科实践锻炼之后，再学习全科相关基本知识、基本技能的培训，并取得全科医生资格证书后方能从事全科医疗服务工作。

（二）社区护士

社区护士的作用是提供社区和家庭护理。社区护理人员除了需要具备护理学一般知识外，还要掌握心理学、老年学、行为学等相关学科的知识。其主要任务是：常见病的家庭护理、健康教育、健康咨询，孕产妇、儿童、老年人和残疾人等社区特殊人群的护理，社区慢性病患者护理和生活能力的康复，社区精神病的康复，协调家庭关系，营养、体育锻炼的指导，物质依赖的护理干预以及预防接种和危险因素的社区干预等。

（三）其他人员配备

一名合格称职的全科医生可负责约 500 个家庭的医疗保健服务，覆盖人口 1500~2000 人，而一个全科医生能生存下去至少需要 1000 服务人口。因而，全科医生应根据人口、面积、社区卫生资源进行合理分配，避免全科医生过多造成浪费，同时也不能过少影响到全科医疗服务质量。根据上述要求，一般 500 个家庭或 2000~3000 服务人口配备 1 名全科医生。社区护理人员以 12 倍于全科医生的数量配备。同时应考虑全科医疗服务人员的年龄结构和性别比例。此外，检验人员、药剂人员、财务人员、管理人员、其他卫生人员或勤杂人员等可按需要配备。在配备社区全科医生时，还需考虑服务人口、服务面积、社区中的卫生资源等因素。

1. 设置目标和原则　全科医疗机构设置的总目标是通过增加投入、深入改革来完善社区卫生服务机构的基本公共卫生服务和基本医疗服务的功能，从而满足居民的健康需求。有如下原则。

（1）功能完善　全科医疗机构要能提供基本公共卫生服务和基本医疗服务，而房屋建设与设备配置都应能满足这一需要。

（2）规模适度　应根据社区人口、服务半径及发展情况确定规模。

（3）经济适应　要因地制宜，在符合当前经济发展的前提下兼顾未来发展。

2. 社区卫生服务机构的命名　社区卫生服务中心命名原则：所在区名称+所在街道办事处名称+识别名+社区卫生服务中心。社区卫生服务站命名原则：所在街道办事处名称+所在社区名称+社区卫生服务站。

3. 空间设置　社区卫生服务机构的规模需要结合当地经济水平、卫生规划的要求，还要考虑人口数目、地理交通、服务半径等综合因素，此外还应兼顾未来发展需要。社区卫生服务中心建筑面积不低于 $1000m^2$，社区卫生服务站建筑面积不低于 $150m^2$，基本公共卫生服务用房和基本医疗服务用房面积比应为 $1：12$，社区卫生服务站的空间设置要根据实际情况确定。

4. 科室设置

（1）社区卫生服务中心　包括临床科室、预防保健科室、医技及其他科室。

（2）社区卫生服务站　至少包括全科诊室、治疗室、处置室、预防保健室和健康信息管理室。

5. 人员配备

（1）社区卫生服务中心　至少 6 名执业范围为全科医学专业的临床、中医类别执业医师，6 名注册护士；至少 1 名副高以上任职资格的执业医师；至少 1 名中级以上任职资格的中医类别执业医师；至少 1 名公共卫生执业医师；每名执业医师至少配备 1 名注册护士；其中至少有 1 名中级以上任职资格的注册护士；设有病床的，每 5 张病床至少增加配备 1 名执业医师和 1 名注册护士；其他人员按需分配。

（2）卫生服务站　至少 2 名执业范围为全科医学专业的临床、中医类别执业医师；至少 1 名中级以上任职资格的中医类别执业医师；至少 1 名可提供中医类服务的执业医师；每名执业医师至少配备 1 名注册护士；其他人员按需分配。

6. 设备设置　设备设置的特点是实用、方便、经济。有如下原则。

（1）以提高诊断水平，满足社区居民健康需求为目的。

（2）能够满足日常诊疗工作需要。

（3）操作简单，方便保养、维修。

（4）符合成本效益原则，不追求小而全、高精尖的设备。鼓励资源共享。

二、全科医疗机构的药品管理

全科医疗机构应根据医疗服务内容及当地居民疾病情况确定所需配备的药物，以常用药为主、减少高档药，合理选择同类药。全科医疗机构选择、配备基本药物的原则如下。

1. 安全　应选择不良反应小、过敏反应少的药品。

2. 有效　要注重疗效，选择效果确切、稳定的药品。

3. 价廉　要选价格在社区居民能承受范围内的药品。

4. 易存储　不宜选用有效期过短的药品。

5. 方便　所选药品的性能、适应证、用法和注意事项等应该是全科医生容易熟悉和掌握的。

6. 易得　供应渠道畅通，获得容易。其中中草药（包括中成药）也应占据一定比例。

三、全科医疗的管理制度

全科医疗要充分合理利用有限的资源，就必须建立和完善相关管理制度。社区卫生机构应包括以下内容。

（1）各项技术服务操作规程。

（2）国家基本公共卫生服务规范。

（3）全科诊室工作制度。

（4）服务差错、事故防范制度。

（5）转诊制度。

（6）转诊护送制度。

（7）财务、药品、设备管理制度。

（8）档案、信息管理制度。

（9）质量管理考核制度。

（10）出诊、巡诊制度。

（11）其他相关制度。

第四节　全科医疗安全管理

全科医疗安全是指在实施医疗服务过程中，患者不发生法律和法规允许范围以外的机体、心理、生理损害、障碍、缺陷或死亡。其核心是全科医疗质量。

全科医疗安全与医疗效果存在因果关系。不安全的医疗可导致患者诊疗过程延长和医疗效果不佳等后果，不但增加了医疗成本和经济负担，甚至还能导致医疗事故，影响医院的社会信誉和形象。

目前关于全科医疗安全的管理还缺乏统一的规范。本书在一般医疗安全管理的基础上进行总结，就全科医疗安全管理进行粗浅地分析与探讨。

一、全科医疗安全影响的主要因素

（一）医源性因素

在全科医疗诊疗过程中，全科医生和护理人员的职业道德、责任意识会对患者造成心理和生理上的后果，甚至会引发医疗纠纷，在全科医疗安全中起着种重要的作用。

（二）医疗技术因素

全科医疗医护人员医疗技术的优劣、临床经验的多寡关系到每一位患者的安全。

（三）患者因素

各种不遵医行为是全科医疗安全的影响因素，会给医患双方带来各种各样的矛盾。

（四）药源性因素

药物的正确使用对患者的生命安全至关重要。药品选择不当、药物疗程不适合以及药物配伍禁忌不重视会给患者的安全带来直接危害。

（五）设备因素

全科医疗设备器材的质量会影响医疗技术的水平。全科医疗设备不齐全、设备落后、质量欠缺等都是全科医疗的不安全因素，有时候甚至直接危害人体健康。

（六）制度因素

全科医疗服务制度不健全，这些制度包括社区卫生服务机构的岗位制度、服务机构工作制度、医疗废弃物处理制度、医疗差错和纠纷防范制度等，会造成各种医疗安全隐患。因此，必须建立健全并严格执行相关法律法规。

二、全科医疗安全的管理制度

（1）在医疗活动中，全科医疗医护人员要遵守职业道德，严格执行医疗卫生法律法规和部门规章制度等。

（2）恪守全科诊室工作、技术服务操作规程、双向转诊、出诊、巡诊、质量管理考核等制度和规定。

（3）全科医护人员需正确树立安全纠纷防范意识，不断学习职位职责，了解并熟悉岗位上可能存在的全科医疗风险。

（4）加强全科医护人员的业务能力和技术水平，提高疾病的诊治和患者的护理能力。

（5）尊重患者的知情同意权。对患者的病情、诊疗方案等情况要尽到充分的告知义务。

（6）学习科学的医疗质量管理方法对全科医疗服务进行管理，减少医疗安全隐患。

三、全科医疗安全管理的具体措施

根据 2016 年版的《社区卫生服务质量评价指南》，全科医疗安全管理的具体实施措施有以下几方面。

（一）规范执行相关诊疗规范

（1）严格执行临床诊疗规范。

（2）掌握常用诊疗技术。

（3）根据《国家基本公共卫生服务规范》和《国家基本公共卫生服务技术规范》的要

求开展公共卫生服务。

（二）合理用药

（1）按照《国家基本药物临床应用指南》和《国家基本药物处方集》等药品相关管理规定合理使用药物。

（2）规范抗菌药物使用。

（3）积极并规范上报药品不良反应或群体不良事件。

（4）利用例会等形式点评不合理用药情况。

（三）加强医院感染控制

（1）根据《医院感染管理办法》《医院感染诊断标准》等相关法规，健全医院感染管理制度，细化院感相关诊疗标准和法规，落实院感防控措施。

（2）严格遵守手卫生要求。

（3）制定院感重点部门如发热和肠道门诊、输液室、口腔科等部门的消毒隔离制度，为医务人员提供消毒和防护用品。

（4）加强医疗废物管理。

（四）提高医疗文书质量

（1）根据卫生部发布的《病历书写规范》《处方管理办法》等规定，规范填写病历、处方、检查报告单等医疗文书。

（2）规范填写居民健康档案。

（五）提升医技质量

（1）参与室间质控，覆盖实验室的所有检测项目和不同标本类型。

（2）严格执行危急值报告制度。

（3）医学影像科需符合《放射诊疗管理规定》、取得《放射诊疗许可证》。

（4）医学影像诊断报告要及时、规范，并有审核制度。

（5）医疗检验的设备需定期强检。

（六）健全护理质量管理

（1）严格执行查对制度。

（2）规范压疮诊疗与护理规范，制定压疮风险评估和报告制度。

（3）落实护理常规、操作流程。

（4）有统一、明确的护理岗位职责和工作标准等。

（七）重视医疗质量持续改进

（1）建立并健全医疗质量持续改进工作制度。

（2）制定改进年度计划。

（3）开展医疗质量督查、总结、反馈、改进工作。

本章小结

全科医疗服务是否全面、准确是评价全科医疗服务质量的一项重要标志。全科医疗质量取决于各组成要素的质量，科学的质量管理是提高全科医疗质量的关键，而适宜的管理方法可以大大提升全科医疗管理工作的效率。通过公正、客观的质量管理评价体系能够进一步提高全科医疗质量。全科医疗质量的管理对满足居民全科医疗卫生需求、促进全科医疗的发展具有重要的意义。优质的全科医疗资源是全科医疗质量的前提和保证。

重点提示：全科医疗服务质量组成的要素和评价指标，全科医疗服务质量的主要影响因素。

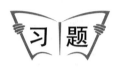

一、选择题

【A1/A2 型题】

1. 社区卫生服务质量主要是评价社区卫生服务机构的
   A. 医疗服务效果　　B. 医疗服务质量　　C. 医疗服务数量　　D. 医疗服务
   E. 签约服务

2. 医疗卫生服务质量管理的主要方法是
   A. 建立高质量的质量管理队伍　　　　B. 建立全面的管理条例
   C. 抓好医疗技术的管理　　　　　　　D. 全面质量管理
   E. 抓好药品管理

3. 全面质量管理采用的 PDCA 循环不包括
   A. 计划阶段　　　B. 执行阶段　　　C. 检查阶段　　　D. 信息反馈
   E. 人员反馈

4. 全科医疗服务管理水平不断提高的标志是
   A. 全科医疗队伍越来越壮大　　　　　B. 医患关系的改善
   C. 积极推行和扩大标准化管理　　　　D. 医疗技术越来越高
   E. 患者人数剧增

5. 满足质量要求，达到质量目标的基本条件是
   A. 医疗质量评价标准　　　　　　　　B. 基础质量标准
   C. 环节质量标准　　　　　　　　　　D. 总体质量标准
   E. 医疗安全质量标准

二、思考题

1. 全科医疗质量的概念及全科医疗资源的定义是什么？
2. 全科医疗质量的特点有哪些？
3. 全科医疗的组成要素包括哪些？
4. 全科医疗机构设置的目标和原则有哪些？

扫码"练一练"

（宋文春）

实　训

实训一　全科医疗服务

项目一　全科医疗服务模式及服务内容

一、实训目的

掌握国家基本公共卫生服务项目及服务规范，熟悉社区卫生服务机构规范化设置及各项设置具体服务功能；了解全科医疗的服务内容，全科医生的工作任务，全科医生与专科医生的区别与联系。

二、参考学时

4学时。

三、实训地点及带教人员

实训地点：社区卫生服务中心。

带教人员：社区卫生服务机构带教师资、全科医学教研室教师。

四、实训内容和形式

1. 实训内容

（1）通过参观、带教老师讲解，熟知基本公共卫生服务项目，了解各项服务规范。

（2）了解社区卫生机构的规范化设置，各种统一标志的含义，全科医疗、预防保健和中医服务功能划分，全科医学门诊布局及设施。

（3）社区全科带教老师展示全科医生的具体工作内容，学生分组讨论全科医生的工作与专科医生有何异同。

2. 实训形式　分组参观、体验、讨论。

五、实训流程

1. 参观　学生分为3~5组，由社区全科带教老师带领学生分组参观社区，并介绍社区卫生服务中心的规范化设置，中心的布局，全科医疗、预防保健和中医服务功能划分。

2. 讲座　社区带教老师向同学讲解11项基本公共卫生服务项目开展情况以及服务规范，特殊人群健康照顾方式。

3. 观摩　社区带教老师向学生展示全科医生具体的工作内容，介绍全科医学门诊布局及设施等。

4. 讨论　各组学生讨论全科医生为社区居民提供服务的种类，全科医生的工作与专科医生有何异同。

5. 作业　完成实训报告。

六、实训要求

（1）遵守社区卫生服务中心规章制度，不随意走动，不大声喧哗。

（2）遵照社区实践基地带教老师安排，分组参观、讨论。

（3）在实训中始终保持认真负责的态度、精益求精的精神，文明礼貌，同情、爱护和关心患者及家属，尊重老师，认真听讲，按时按要求完成实训报告。

七、实训报告

（1）讨论　①社区卫生服务机构的功能和意义；②全科医生为社区居民提供服务的种类；③社区卫生服务机构如何提供基本公共卫生服务。

（2）撰写《社区见习感受》（400～500字）。

项目二　家庭医生签约式服务

一、实训目的

熟悉家庭医生签约服务方式、服务内容及签约过程；了解国外家庭医生服务的情况及我国家庭医生签约服务的现状；了解家庭医生签约的注意事项；学会如何与居民进行签约。

二、参考学时

4学时。

三、实训地点及带教人员

实训地点：社区卫生服务中心、教室。

带教人员：社区卫生服务机构带教师资、全科医学教研室教师。

四、实训内容和形式

1. 实训内容

（1）通过参观、社区带教老师讲解，熟悉家庭医生签约服务方式、服务内容及签约过程。

（2）通过观摩社区带教老师与居民进行家庭医生签约的过程，了解家庭医生签约的注意事项；通过分组情景模拟，学会如何与居民进行家庭医生签约。

（3）了解国外家庭医生服务的情况，以及我国家庭医生签约服务的现状。

2. 实训形式　参观、分组观摩、讲座及情景模拟。

五、实训流程

1. 参观　社区带教老师向学生展示社区签约服务的成效（包括已成功签约的居民量，为签约家庭进行哪些健康照顾，签约协议书等），介绍家庭医生签约服务方式、服务内容，收费方式，签约的流程及注意事项。

2. 观摩　学生分为5~8组，观摩社区带教老师接诊新患者，与患者协商，向患者介绍家庭医生签约服务的必要性、对家庭成员健康的促进作用及签约后医疗服务的便捷等，再到最后与患者成功签约的全过程。

3. 讲座　全科教研室老师向学生介绍国外家庭医生服务的情况，以及我国家庭医生签约服务的现状。

4. 情景模拟　学生分为5~8组，组内模拟全科医生与患者进行家庭医生签约的过程，并讨论全科医生和患者在签约过程中分别会遇到哪些问题。

5. 作业　完成实训报告。

六、实训要求

（1）遵守社区卫生服务中心规章制度，不随意走动，不大声喧哗。

（2）遵照社区实践基地带教老师安排，分组参观、观摩。

（3）在分组情景模拟过程中，组内其他成员认真观看，并提出优点和不足，小组成员互相评价。

（4）在实训中始终保持认真负责的态度，精益求精的精神，要文明礼貌，同情、爱护和关心患者及家属，尊重老师，认真听讲，按时按要求完成实训报告。

七、实训报告

（1）讨论　①家庭医生签约服务方式、服务内容；②家庭医生签约过程中需要注意哪些方面。

（2）撰写《家庭医生签约服务见习感受》（400~500字）。

实训二　全科医生应诊模式见习

一、实训目的

掌握全科医生四项主要的应诊任务和应诊过程；熟悉以人为中心的问诊方法以及接诊步骤；了解全科医生的诊疗模式，患者遵医行为的影响因素，以及全科医生在应诊过程中如何改善患者的遵医行为。

二、参考学时

4学时。

三、实训地点及带教人员

实训地点：社区卫生服务中心、教室。

带教人员：社区卫生服务机构带教师资、全科医学教研室教师。

四、实训内容和形式

1. 实训内容

（1）通过观摩社区带教老师的接诊过程，熟悉以人为中心的问诊方式（BATHE问诊方法），熟悉全科医生的接诊步骤。

（2）通过案例分析讨论，掌握全科医生主要的应诊任务和应诊过程。

2. 实训形式　分组观摩、案例讨论。

五、实训流程

1. 观摩　学生分为5~8组，在社区带教老师指导下，观摩全科医生在门诊中接诊患者的过程。

2. 案例讨论　全科教研室老师组织指导学生，分为5~8组，对以人为中心的应诊任务和应诊过程中的案例进行讨论。

3. 作业 完成实训报告。

六、实训要求

（1）遵守社区卫生服务中心规章制度，不随意走动，不大声喧哗。

（2）遵照社区实践基地带教老师安排，分组参观、讨论。

（3）在实训中始终保持认真负责的态度，精益求精的精神，文明礼貌，同情、爱护和关心患者及家属，尊重老师，认真听讲，按时按要求完成实训报告。

七、实训报告

（1）完成案例讨论内容。

（2）撰写《全科医生应诊模式的见习感受》（100~200字）。

实训三　家庭访视

项目一　家庭访视与家庭评估

一、实训目的

掌握家庭访视的类型，家系图及家庭圈的画法；熟悉家庭访视的程序和技巧，家庭评估的方法，熟悉制定家庭健康计划的步骤和方法；了解家庭访视过程中遵循的原则；针对访视居民家庭健康问题，提出个性化的健康管理计划，并能够提供合适、有效的健康指导。

二、参考学时

4学时。

三、实训地点及带教人员

实训地点：社区卫生服务中心、社区某居民家中。

带教人员：社区卫生服务机构带教师资、全科医学教研室教师。

四、实训内容和形式

1. 实训内容

（1）家庭结构评估　包括家庭的外部结构（核心家庭、主干家庭、联合家庭、单亲家庭等），内部结构（家庭角色、权力结构、家庭沟通类型和家庭的价值观等）。

（2）家庭生活周期评估　确定该家庭处于家庭生活周期的哪一阶段。

（3）家庭评估方法运用　绘制家系图和家庭圈；学会采用家庭关怀度指数（APGAR量表）综合评估家庭功能。

（4）熟悉家庭访视的程序和技巧，了解家庭访视过程中遵循的原则及人际沟通技巧。

2. 实训形式　参观、实践、讨论等。

五、实训流程

1. 安排　学生分为5~8组，由社区带教老师带领进入居民家庭，实施入户访视。

2. 准备阶段　每组带教老师从其所服务的社区居民中抽取一户家庭，并从健康档案中查阅户主姓名和联系方式，电话预约访视的家庭成员（访视对象），确认家庭需要访视的原因及是否愿意接受家访等，获取家访的地址。

3. 前往探视阶段　从出发至到达家庭过程中，观察和评估家庭的邻里和社区情况。

4. 进入家庭阶段　努力与该家庭建立良好的人际关系，取得家庭成员的信任，并观察家庭内的基本情况。

5. 探视阶段　通过言语交流、现场观察和问卷调查等，进行家庭结构和功能评估、家庭周期评估、家庭成员居家环境安全评估等。

6. 结束阶段　在本次访视结束后，快速审视并分析结果，预计是否需要下一次家访，并做好预约准备，填写家庭访视记录。

7. 讨论　学生分组讨论该家庭的结构、功能，家庭的主要健康问题及可制定哪些健康计划。

8. 作业　完成实训报告。

六、实训要求

（1）入户访视时自备鞋套，注意文明语言、态度和蔼，尊重患者与家属，离开时表示感谢，留下服务电话。

（2）遵照社区实践基地带教老师安排，分组参观、实践、讨论。

（3）在实训中始终保持认真负责的态度，精益求精的精神，文明礼貌，尊重老师，认真听讲，按时按要求完成实训报告。

七、实训报告

（1）讨论访视家庭的结构、功能，家庭的主要健康问题及可制定哪些健康计划。

（2）绘制家系图和家庭圈。

（3）撰写《家庭访视与家庭评估实训感受》（100~200字）。

项目二　产后访视

一、实训目的

掌握产妇访视和新生儿访视的内容，学会评估产妇及新生儿的健康状况；熟悉家庭访视的程序和技巧；了解家庭访视过程中遵循的原则，了解产妇及新生儿照顾相关知识，及产后访视中发现问题的处理方法。

二、参考学时

2学时。

三、实训地点及带教人员

实训地点：社区卫生服务中心、社区某产妇家中。

带教人员：社区卫生服务机构带教师资、全科医学教研室教师。

四、实训内容和形式

1. 实训内容

（1）产妇访视　①了解一般情况：精神、睡眠、饮食、大小便、心理状态等；测量体温、脉搏，测血压；②检查：乳头有无皲裂，乳房有无红肿、硬结、乳汁分泌量、乳腺管是否通畅；子宫底高度、子宫硬度及压痛；会阴切口或剖宫产腹部切口愈合情况，有无红、肿、热、痛及感染情况，观察恶露量及性状；③对产妇进行产褥期保健指导，对母乳喂养困难、产后便秘、痔疮、会阴或腹部伤口等问题进行处理；④发现有产褥感染、产后出血、子宫复旧不良、妊娠合并症未恢复者以及产后抑郁等问题的产妇，应及时转至上级医疗机构进一步检查和诊疗；⑤宣传母乳喂养方法及科学育儿；⑥指导避孕方法。

（2）新生儿访视　①了解出生时情况、预防接种情况，新生儿疾病筛查情况等；②询问并观察新生儿面色、精神、呼吸、睡眠、哭声、吸吮和大小便等；③检查：测体温，体重（28天访视时注意新生儿增重是否超过600g），身长等；全身检查是否有畸形；注意皮肤黄疸出现时间及程度，有无感染；检查脐部有无出血，渗出物的性状，局部红肿及脐带脱落情况；听心肺；④指导计划免疫程序及疾病筛查补筛程序；⑤宣传指导新生儿护理，科学育儿知识（重点指导对新生儿皮肤、脐部、口腔护理，有关洗澡方法，喂养知识及新生儿所用物品的消毒），如发现异常及时处理指导；⑥对于低出生体重、早产、双多胎或有出生缺陷等具有高危因素的新生儿根据实际情况增加家庭访视次数。

（3）评估产妇和新生儿健康，了解产妇及新生儿照顾相关知识。

（4）学会填写产妇和新生儿访视评估表。

（5）培养学生关注生命、热爱妇幼保健工作、热爱全科医生照顾模式的良好职业道德。

2. 实训形式　参观、实践、讨论等。

五、实训流程

1. 教师讲解　社区带教老师介绍本次实训的目的和要求，讲解产妇和新生儿方式的重点内容，讲解产后家访的流程和注意事项。

2. 准备阶段　电话预约访视的家庭成员（访视对象），告知家庭访视的原因及是否愿意接受家访等，获取家访的地址。

3. 准备用具　产妇和新生儿访视包（包括皮尺、体温计、体重计、血压计、听诊器、血糖仪、访视记录单等）。

4. 入户访视　学生分为5~8组，由社区带教老师带领进入产妇家庭实施入户访视。

5. 探视阶段　分别对产妇和新生儿进行访视，评估产妇和新生儿健康，提供母乳喂养、产褥期护理、新生儿护理相关知识等。

6. 结束阶段　在本次访视结束后，预计是否需要下一次家访，并做好预约准备。

7. 讨论　针对访视发现的健康问题，提出健康照顾计划。

8. 作业　完成实训报告。

六、实训要求

（1）入户访视时自备鞋套，注意文明语言、态度和蔼，尊重患者与家属，离开时表示感谢，留下服务电话。

（2）遵照社区实践基地带教老师安排，分组参观、实践、讨论。

（3）在实训中始终保持认真负责的态度，精益求精的精神，文明礼貌，尊重老师，认真听讲，按时按要求完成实训报告。

七、实训报告

（1）讨论针对该产妇和新生儿及其家庭的健康问题，提出健康照顾计划。

（2）填写产后访视记录表和新生儿家庭访视记录表。

（3）撰写《产后访视实训感受》（100~200字）。

项目三 老年保健与家庭访视

一、实训目的

掌握老年人访视的内容；学会评估老年人的健康状况，评估其家庭和社会环境；熟悉家庭访视的程序和技巧，了解家庭访视过程中遵循的原则，了解老年人健康管理规范和流程。提高学生对老年人健康照顾的能力。

二、参考学时

2学时。

三、实训地点及带教人员

实训地点：社区卫生服务中心、社区某老人家中。

带教人员：社区卫生服务机构带教师资、全科医学教研室教师。

四、实训内容和形式

1. 实训内容

（1）访视内容 ①评估老人的一般情况，如面色、精神面貌、饮食、睡眠、大小便，了解老人饮食运动、吸烟饮酒、用药及身体康复情况等；②进行必要的健康体检：测量体温、血压、血糖、肺部及心脏听诊等；③了解老人对疾病有关知识了解的程度及对促进疾病康复、预防疾病复发的认知程度；④对家庭进行评估，如家庭人员、结构、功能及居住环境卫生状况等。

（2）评估老年人健康状况，评估其家庭和社会环境。

（3）学会填写老年人生活自理能力评估表。

（4）培养学生尊老、助老、敬老、爱老及热爱全科医生照顾模式的良好职业道德。

2. 实训形式 参观、实践、讨论等。

五、实训流程

1. 教师讲解 社区带教老师介绍本次实训的目的和要求，讲解老年人健康管理流程，讲解老年人家访的重点内容和注意事项。

2. 准备阶段 电话预约访视的家庭成员（访视对象为辖区内65岁及以上常住居民），告知家庭访视的原因及是否愿意接受家访等，获取家访的地址。

3. 准备用具 老年家庭访视包（包括皮尺、体温计、血压计、听诊器、血糖仪、访视记录单、健康教育处方等）。

3. 入户访视 学生分为5~8组，由社区带教老师带领进入老人家庭实施入户访视。

4. 探视阶段 评估老人的一般情况，进行必要的健康体检，了解老人对疾病有关知识了解的程度及对促进疾病康复、预防疾病复发的认知程度；对老年人家庭进行评估。

5. 结束阶段 在本次访视结束后，预计是否需要下一次家访，并做好预约准备。

6. 讨论 针对访视老人的健康问题，提出健康照顾计划。

7. 作业 完成实训报告。

六、实训要求

（1）入户访视时自备鞋套，注意文明语言、态度和蔼，尊重患者与家属，离开时表示感谢，留下服务电话。

（2）遵照社区实践基地带教老师安排，分组参观、实践、讨论。

（3）在实训中始终保持认真负责的态度，精益求精的精神，文明礼貌，尊重老师，认真听讲，按时按要求完成实训报告。

七、实训报告

（1）讨论针对该老人及其家庭的健康问题，提出健康照顾计划。

（2）填写老年人生活自理能力评估表。

（3）撰写《老年人访视实训感受》（100~200字）。

实训四 社区健康教育

一、实训目的

通过开展和观摩社区高血压病健康教育讲座，掌握群体健康教育计划设计、实施和评价方法；通过对高血压病患者进行健康教育，熟悉个体健康教育的方法和技巧；了解改善患者不良行为和生活方式的方法；了解健康教育内容及服务形式。

二、参考学时

4学时。

三、实训地点及带教人员

实训地点：社区卫生服务中心、居民区、教室。

带教人员：社区卫生服务机构带教师资、全科医学教研室教师。

四、实训内容和形式

1. 实训内容

（1）健康教育内容及服务形式 ①健康教育内容：宣传普及《中国公民健康素养—基本知识与技能（2015年版）》、重点人群的健康教育、健康生活方式和可干预危险因素的健康教育、重点传染性疾病的健康教育、公共卫生问题的健康教育、突发公共卫生事件应急处理、防灾减灾、家庭急救等健康教育，宣传普及医疗卫生法律法规及相关政策；②服务形式：提供健康教育资料，包括发放印刷资料、播放音像资料；设置健康教育宣传栏；开展公众健康咨询活动；举办健康知识讲座；开展个体化健康教育。

（2）个体健康教育 了解高血压患者的健康信念，对高血压知识的认识程度，对控制高血压病情及防治并发症的认识情况；了解患者对自身高血压的管理能力等；根据患者的具体情况进行个性化的健康教育，从而提高其对高血压的认识和对疾病的自我管理能力。

（3）群体健康教育 采用问卷调查等形式了解目标人群对高血压、并发症及如何有效控制高血压的知晓率等，根据调查情况确定健康教育的内容，制定健康教育实施计划，并动员社区资源实施高血压病健康教育计划，最终对健康教育效果进行评价。

2. 实训形式 分组收集资料、实践、观摩、角色扮演、讨论。

五、实训流程

1. 教师讲解 讲述健康教育服务对象、内容、要求以及服务流程。

2. 收集背景资料 学生分为 5~8 组,在社区全科带教老师指导下收集目标人群及高血压患者的背景资料。

3. 小组讨论 在社区全科带教老师的引导下,小组讨论,制定高血压健康教育计划:①明确教育目的;②确定目标人群和教育项目;③确定健康教育内容,包括高血压患者的饮食指导、用药指导、运动指导、生活方式指导等,以及高危人群不良行为习惯和不健康生活方式的矫正;④确定健康教育的方式与方法:群体教育、个体教育。

4. 社区高血压健康教育计划的实施 观摩社区带教老师对于高血压患者实施个体健康教育过程及对目标群体进行高血压病健康教育讲座。

5. 角色扮演 观摩结束后,各组分别进行患者健康教育的角色扮演,并选出代表走上讲台进行健康教育讲座,教师予以指导并进行现场点评和总结。

6. 讨论 社区群体健康教育的主要环节,患者个体健康教育的方法和技巧;探讨健康教育实施的效果如何评价。

7. 作业 完成实训报告。

六、实训要求

(1) 遵守社区卫生服务中心规章制度,不随意走动,不大声喧哗。

(2) 遵照社区实践基地带教老师安排,分组实践、观摩、讨论。

(3) 在实训中始终保持认真负责的态度,精益求精的精神,文明礼貌,同情、爱护和关心患者及家属,尊重老师,认真听讲,按时按要求完成实训报告。

七、实训报告

(1) 讨论 ①社区群体健康教育的主要环节,患者个体健康教育的方法和技巧;②探讨健康教育实施的效果如何评价。

(2) 撰写《社区健康教育实训感受》(200~300 字)。

(3) 完成健康教育活动记录表。

实训五 全科医疗健康档案的建立

项目一 个人和家庭健康档案的建立

一、实训目的

掌握健康档案建立的原则;熟悉居民个人健康档案的内容;了解社区居民个人、家庭、社区健康档案填写规范。能够按要求完成社区重点人群或慢性病患者健康档案的填写。

二、参考学时

2 学时。

三、实训地点及带教人员

实训地点:社区卫生服务中心。

带教人员：社区卫生服务机构带教师资、全科医学教研室教师。

四、实训内容和形式

1. 实训内容

（1）熟悉居民个人健康档案内容　①个人基本情况包括姓名、性别等基础信息，既往史及家族史等基本健康信息；②健康体检包括一般健康检查、生活方式、健康状况及其疾病用药情况、健康评价等；③重点人群健康管理记录包括0~6岁儿童、孕产妇、老年人及慢性病、严重精神障碍和肺结核患者等各类重点人群的健康管理记录；④其他医疗卫生服务记录包括上述记录之外的其他接诊、转诊、会诊记录等。

（2）了解社区居民个人、家庭、社区档案建立原则及要求。

（3）了解重点人群和慢性病患者的健康档案管理规范与流程。

（4）为重点人群或慢性病患者建立健康档案。

（5）了解计算机在档案管理中的功能与作用。

2. 实训形式　实践、讨论等。

五、实训流程

1. 教师讲解　社区带教老师介绍本次实训的目的和要求，展示居民个人健康档案，讲解居民个人、家庭、社区健康档案建立要求，以及健康档案建立和管理流程；演示电子健康档案管理功能模块操作步骤。

2. 准备用具　皮尺、体温计、听诊器、血压计、便携式体重计、血糖仪、重点人群或慢性病患者健康档案表格，提前电话与访视对象联系，征得访视对象及家属同意。

3. 入户访视　学生分为5~8组，随社区带教老师进入居民家庭进行访视。

4. 建档　为患者建立健康档案，提出该个人和家庭的主要问题和暂时问题（各不少于2个），针对主要问题按"SOAP"形式填写全科接诊记录。

5. 填写资料　填写并整理居民个人健康档案。

6. 讨论　访视对象及其家庭存在的健康问题。

7. 作业　完成实训报告。

六、实训要求

（1）入户访视时自备鞋套，注意文明语言、态度和蔼，尊重患者与家属，离开时表示感谢，留下服务电话。

（2）遵照社区实践基地带教老师安排，分组实践、讨论。

（3）在实训中始终保持认真负责的态度，精益求精的精神，文明礼貌，尊重老师，认真听讲，按时按要求完成实训报告。

七、实训报告

（1）讨论访视对象及其家庭存在的健康问题。

（2）完成居民个人健康档案。

（3）撰写《健康档案实训感受》（100~200字）。

项目二　SOAP 病历

一、实训目的

掌握以 S-O-A-P 形式记录问题的要点，能规范书写 SOAP 病历；了解 SOAP 病历与专科病历的区别；训练全科医生的全科临床思维。

二、参考学时

2 学时。

三、实训地点及带教人员

实训地点：社区卫生服务中心。

带教人员：社区卫生服务机构带教师资、全科医学教研室教师。

四、实训内容和形式

1. 实训内容

（1）通过社区全科带教老师的指导，完成对就诊患者病史采集、体格检查等，收集相关资料。

（2）讨论并书写 SOAP 病历，掌握以 S-O-A-P 形式记录问题的要点，了解 SOAP 病历与专科病历的区别。

2. 实训形式　分组见习、讨论、汇报展示。

五、实训流程

1. 见习　学生分为 5~8 组，与社区全科带教老师一起接诊患者，进行详细的病史采集、体格检查及相关辅助检查，收集患者的资料。

2. 讨论　各组讨论所接诊患者的 SOAP 病历如何书写，每一项内容包含哪些方面，以及编写该份 SOAP 病历的注意事项。

3. 编写 SOAP 病历　各组成员根据讨论的情况编写完成 SOAP 病历。

4. 汇报展示　每组成员选派一名代表展示自己小组完成的 SOAP 病历；汇报完毕后，各组相互评价 SOAP 病历的优缺点，教师进行点评。

5. 作业　完成实训报告。

六、实训要求

（1）遵守社区卫生服务中心规章制度，不随意走动，不大声喧哗。

（2）遵照社区实践基地带教老师安排，分组见习、讨论。

（3）在实训中始终保持认真负责的态度，精益求精的精神，文明礼貌，同情、爱护和关心患者及家属，尊重老师，认真听讲，按时按要求完成实训报告。

七、实训报告

（1）书写 SOAP 病历一份。

（2）撰写《实训感受》（200~300 字）。

实训六　社区高血压和糖尿病管理

一、实训目的

通过对高血压、糖尿病患者筛查、随访、评估、分类干预、健康体检、健康教育与健康管理，体会全科医生在预防为导向的照顾模式中的优势和工作特点。提高学生对高血压、糖尿病患者健康管理和危险因素干预的技能。

二、参考学时

4 学时。

三、实训地点及带教人员

实训地点：社区卫生服务中心。

带教人员：社区卫生服务机构带教师资、全科医学教研室教师。

四、实训内容和形式

1. 实训内容

（1）评估高血压、糖尿病患者健康状况及其家庭、社区环境，了解高血压、糖尿病的健康管理规范与流程（实训图 6-1，实训图 6-2，实训图 6-3）。

（2）针对社区高血压、糖尿病患者及所在家庭的健康问题和危险因素，提出健康干预计划。

（3）培养学生主动管理慢性病患者及社区健康居民的服务意识。

（4）为高血压、糖尿病患者建立健康档案。

2. 实训形式　分组实践、讨论。

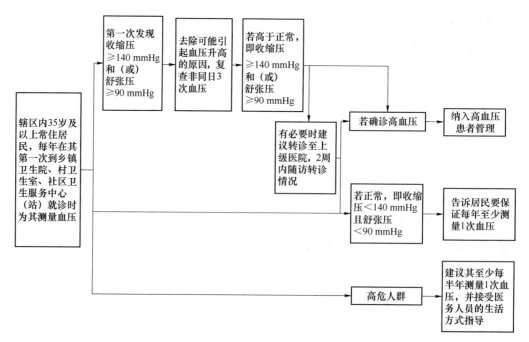

实训图 6-1　高血压筛查流程图

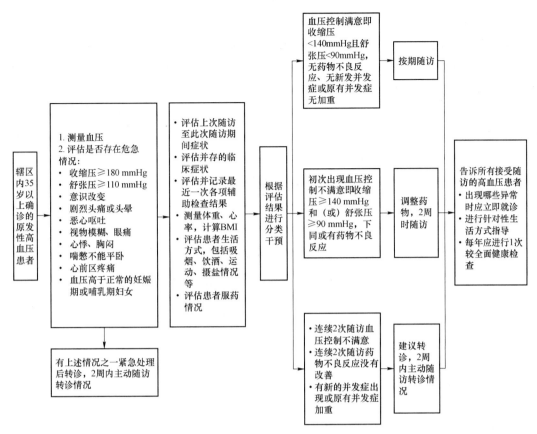

实训图 6-2　高血压患者随访流程图

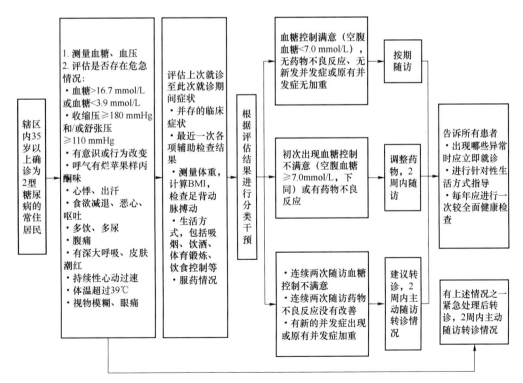

实训图 6-3　2型糖尿病患者管理流程图

五、实训流程

1. 教师讲解 教师介绍本次实训的目的要求，讲解高血压、糖尿病健康管理流程（筛查、随访、评估、分类干预、健康体检、健康教育与健康管理）与规范。

2. 准备阶段 选择社区中心有高血压、糖尿病等慢性病的老年人，电话预约并征得对方同意。

3. 准备用具 高血压、糖尿病家庭访视包（皮尺、血压计、体重称、血糖仪、听诊器、访视对象健康档案、随访记录表等）。

4. 入户随访 学生分为5~8组，随社区带教老师进入高血压、糖尿病患者家庭进行访视。出发前填写各小组成员和带教老师联系电话。

5. 记录 填写高血压、糖尿病随访记录表。

6. 健康教育及指导 进行高血压、糖尿病患者健康教育，并进行家庭健康指导。

7. 讨论 针对社区高血压、糖尿病患者及所在家庭的健康问题和危险因素，提出健康干预计划。

8. 作业 完成实训报告。

六、实训要求

（1）入户访视时自备鞋套，注意文明语言、态度和蔼，尊重患者与家属，离开时表示感谢，留下服务电话。

（2）遵照社区实践基地带教老师安排，分组实践、讨论。

（3）在实训中始终保持认真负责的态度，精益求精的精神，文明礼貌，尊重老师，认真听讲，按时按要求完成实训报告。

七、实训报告

（1）讨论 针对社区高血压、糖尿病患者及所在家庭的健康问题和危险因素，提出健康干预计划。

（2）填写高血压、糖尿病随访服务记录表。

（3）撰写《社区高血压和糖尿病管理实训感受》（200~300字）。

（许　兰）

参考答案

第一章

1. B 2. A 3. C 4. D 5. A 6. E 7. B 8. E

第二章

1. B 2. B 3. D 4. D 5. C 6. D 7. A 8. A

第三章

1. C 2. B 3. D 4. E 5. C 6. D 7. B 8. A 9. A 10. E

第四章

1. A 2. C 3. E 4. D 5. E 6. E 7. D 8. D 9. E 10. E

第五章

1. C 2. D 3. B 4. A 5. E 6. E 7. C

第六章

1. E 2. E 3. A 4. B 5. E 6. E

第七章

1. C 2. E 3. C 4. B 5. C

第八章

1. B 2. D 3. A 4. C 5. C

第九章

1. D 2. B 3. B 4. C 5. C

第十章

1. B 2. D 3. D 4. C 5. D

参考文献

［1］ 施榕，郭爱民. 全科医生科研方法［M］. 北京：人民卫生出版社，2013.

［2］ 梁万年. 医学科研方法学［M］. 北京：人民卫生出版社，2014.

［3］ 路孝琴，全科医学概论［M］. 北京：北京大学出版社，2013.

［4］ 于晓松，季国忠. 全科医学［M］. 北京：人民卫生出版社，2016.

［5］ 任菁菁. 全科常见未分化疾病诊疗手册［M］. 北京：人民卫生出版社，2016.

［6］ 梁万年，路孝琴. 全科医学［M］. 北京：人民卫生出版社，2013.

［7］ 于晓松. 全科医学理论与循证实践［M］. 北京：人民卫生出版社，2013.

［8］ 刘学政，周文敬. 全科医学概论［M］. 北京：人民军医出版社，2013.

［9］ 王家骥. 全科医学概论［M］. 北京：人民卫生出版社，2014.

［10］ 祝墡珠. 全科医学概论［M］. 北京：人民卫生出版社，2013.

［11］ 吕兆丰，郭爱民. 全科医学概论［M］. 北京：高等教育出版社，2010.

［12］ 洪倩. 社区健康风险干预与管理［M］. 北京：人民卫生出版社，2015.

［13］ 杨秉辉. 全科医学概论［M］. 北京：人民卫生出版社，2013.

［14］ 马晓. 健康教育学［M］. 2 版. 北京：人民卫生出版社，2014.

［15］ 葛均波，徐永健. 内科学［M］. 北京：人民卫生出版社，2013.

［16］ 黎东生，蔡维生. 卫生法学［M］. 北京：人民卫生出版社，2013.

［17］ 武留信. 零级预防与中医治未病健康管理. 2017 健康中国视角下"健康城市"暨
　　　 "治未病与健康管理"国际论坛. 杭州. 2017.

［18］ 胡伟，许亮文. 医院健康与健康促进. 北京：人民卫生出版社，2016.

［19］ Raket RE，Raket DP. 全科医学［M］. 北京：人民卫生出版社，2013.

［20］ 中国科学技术协会，2012—2013 全科医学学科发展报告［M］. 北京：中国科学技术
　　　 出版社，2014.

［21］ 张通. 中国脑卒中康复治疗指南（2011 完全版）［J］. 中国康复理论与实践，2012，
　　　 4：301-318.

［22］ 中华医学会糖尿病学分会. 中国 2 型糖尿病防治指南（基层版）2013［J］. 中华全科
　　　 医学杂志，2013，12：675-696.

［23］ 史周华. 预防医学［M］. 2 版. 北京：中国中医药出版社. 2016.

［24］ 赵淑英. 全科医学概论［M］. 北京：北京大学医学出版社. 2015.

［25］ 王明旭，曹永福. 医学伦理学［M］. 北京：协和医科大学出版社，2015.

［26］ 王柳行，颜景霞. 医学伦理学［M］. 2 版. 北京：人民卫生出版社，2014.

［27］ 樊立华，崔玉明. 卫生法学概论［M］. 北京：人民卫生出版社，2013.